现代环境监测新技术译丛

水中病原微生物微纳
检测技术

Detection of Pathogens in Water Using
Micro and Nano-Technology

[意]詹保罗·祖凯里　　[英]尼古劳斯·阿斯普如蒂斯　著
Giampaolo Zuccheri　　Nikolaos Asproulis

周小红　俞博凡　蔡　强　译

U0391582

中国建筑工业出版社

著作权合同登记图字：01-2013-8246 号

图书在版编目（CIP）数据

水中病原微生物微纳检测技术/（意）詹保罗·祖凯里，（英）尼古劳斯·阿斯普如蒂斯著；周小红，俞博凡，蔡强译.—北京：中国建筑工业出版社，2017.12

（现代环境监测新技术译丛）

ISBN 978-7-112-21222-4

Ⅰ.①水… Ⅱ.①詹… ②尼… ③周… ④俞… ⑤蔡… Ⅲ.①纳米技术—应用—病原微生物—医学检验—研究 Ⅳ.①R446.5

中国版本图书馆 CIP 数据核字(2017)第 223624 号

Detection of Pathogens in Water Using Micro and Nano-Technology/ Giampaolo Zuccheri and Nikolaos Asproulis, ISBN 9781780401089

Copyright ⓒ2012 IWA Publishing

This translation of *Detection of Pathogens in Water Using Micro and Nano-Technology* is published by arrangement with IWA Publishing of Alliance House，12 Caxton Street，London，SW1H 0QS，UK，www. iwapublishing. com

Chinese Translation Copyright ⓒ2017 China Architecture & Building Press

Through Vantage Copyright Agency of China

All rights reserved.

本书经广西万达版权代理中心代理，IWA Publishing 正式授权中国建筑工业出版社独家翻译、出版

责任编辑：姚荣华　董苏华　张文胜
责任校对：李美娜　张　颖

现代环境监测新技术译丛
水中病原微生物微纳检测技术
[意]詹保罗·祖凯里　　[英]尼古劳斯·阿斯普如蒂斯　著
周小红　俞博凡　蔡　强　译
＊
中国建筑工业出版社出版、发行（北京海淀三里河路 9 号）
各地新华书店、建筑书店经销
北京红光制版公司制版
北京建筑工业印刷厂印刷
＊
开本：787×960 毫米　1/16　印张：20　字数：365 千字
2018 年 1 月第一版　　2018 年 1 月第一次印刷
定价：**68.00** 元
ISBN 978-7-112-21222-4
　　　（30861）

译者的话

水是生命之源，病原微生物是水中常见的天然寄居者，对人群的健康风险不可避免。在饮用水供应的诸多环节中，种类繁多、生命力强的病原微生物无孔不入，以水为媒介的传染病也屡见报道，我国尤甚。

及时、准确地监测水中病原微生物，是保障饮用水安全的重要手段。然而，定性或定量检测病原微生物，困难且昂贵。即使是常规意义上的快速检测，也通常需要若干小时，往往也不能现场操作，不能满足复杂且庞大的供水系统的检测需求，不能起到预警、预防的作用。

为解决水中病原微生物的监测预警难题，本书在饮用水供应各环节风险分析的基础上，介绍了基于微纳技术的各种快速检测和在线监测技术，阐述了供水管网或龙头水等大体积水样自动采集、微生物自动浓缩、细胞裂解、核酸提取的微流控技术以及靶标核酸分子信号增强技术和多种病原微生物同时检测的生物传感器。同时，本书介绍了欧盟健康水项目从水样浓缩到微阵列检测的全套开发过程，水中分枝杆菌、嗜肺军团杆菌、病毒的定量检测新方法，也针对性地分析了细菌检测的PCR引物设计技术和纳米级流场的流体结构设计技术。因本书汇集了各国科研团队的最新研究成果，为饮用水微生物安全保障提供了更多、更新的替代手段，特此翻译出来，供国内同行参考。

本书的翻译过程得到了课题组研究生的大力协助，王若瑜、朱锡宇、刘金钏、周燕、岳慧慧、董骞、韩世同、唐云飞、王建淼、丁超、徐玮琦参与了本书第1、2、5、8~13、15章的初稿翻译工作。蔡强参与了本书第3、4、6、7、14章的初稿翻译工作。王程完成了本书第8章校对工作。周小红完成了第16、17章的翻译，与俞博凡一起完成了全书的统稿和第二稿校审。

限于译者的知识水平，在翻译中肯定存在一些不确切甚至讹误之处，诚请同行专家和广大读者不吝指出，译者不胜感激。

前　言

　　饮用水微生物安全风险控制是保障人体健康的重要因素之一。在过去的 150 年，确保饮用水水质达标一直是防控疾病传染的核心，也是介水传染病预防的基础。世界卫生组织（WHO）和联合国儿童基金会（UNICF）相关数据显示，目前全球每 8 人约有 1 人无法获得安全的饮用水。此外，20 世纪用水量的增长率是世界人口增长率的两倍之多，加剧了水资源短缺现状。

　　虽然发达国家的管网供水水质一直被认为是值得信赖的，但是也逐渐暴露出饮用水微生物安全隐患。不可否认，目前的水和废水处理技术取得了显著进展，尽管如此，介水传染病仍是全球公共卫生的主要威胁之一（WHO，2003）。据估计，介水传染病导致了全球人口 4% 的死亡率，5.7% 的疾病负担与其有关。传统水处理工艺的效力不足是引起介水传染病暴发的重要原因之一。美国（Cryptosporidium，Milwaukee，1993）、加拿大（Escherichia coli O157：H7，Walkerton，Ontario，2000）、英国以及欧洲其他发达国家均出现过相关疫情。仅 2007 年，欧洲八国报道的介水传染病疫情达到 17 次，且很可能存在漏报（European Food safety Authority，2009），患病人数达到 10912 人，其中 232 人需要住院接受治疗，主要的病原微生物为弯曲菌属、诺如病毒、贾弟虫属和隐孢子虫属。

　　不规律或一些极端降水事件会破坏水处理设施，使得隐孢子虫卵由泉水或湖水等天然水体渗透进入饮水蓄水池，并可在配水管网系统中留存很长一段时间，即便是剧烈、反复冲洗也无法将其去除，从而导致隐孢子虫病的暴发。来自英格兰和威尔士的一项研究表明，在 20 世纪，10% 的介水传染病的暴发与强降雨有关，20% 与持续低强度降雨有关。旱灾或干旱期的延长使得河水流量减小，从而增加水中病原微生物的浓度，这对水处理厂同样是一个考验。

　　除了英国、芬兰、捷克和瑞典的一些特殊案例外，欧洲的介水传染病暴发与洪水相关性较小。2010 年 11 月，瑞典北部（Östersund）的人体隐孢子虫感染事件暴发，波及 12700 余人，其中 174 人体内检测到隐孢子虫。该地的原水和饮用水中均检测出隐孢子虫，推测这起事件是由污水流入湖库型饮用水源地导致的。2011 年 2 月，该地的给水处理厂工艺升级，有效控制了隐孢子虫污染，此时有关饮水前先需对水进行煮沸的建议才得到取消（ECDC，2011）。

　　由于所需的生物制剂量大，对大型城市市政供水系统蓄意破坏是有难度的。然而，破坏小规模供水系统的处理效能是可能发生的。考虑到供水系统的复杂性，可能的蓄意投毒地点有很多。由此带来的供水安全故障可能导致大规模污染和疾病的暴发。其他一些低剂量反复污染可能导致重大的散发性疾病，非常遗憾的是，公共卫生监督部门常常忽略将其与饮用水源联系起来。

　　在食品加工和公共卫生领域，使用达不到饮用标准的水可能产生严重后果，当然也取决于水是否直接被饮用（食用）以及潜在污染物是否经过了后续处理。为了预防风险，用于食品工业的水必须确保水质全部达标。在食品生产中，水质管理不善可能导致重大的经济损失。目前还没有一种方法可以收集、处理和分析水样中所有的目标病原微生物。事实上，现今采用的低频次批量检测水质方式有可能错过突发性的水污染事件。开发通用检测方法所面临的困难包括：受关注风险病原微生物（病毒、细菌、原生动物）之间的生理差异、有效浓缩大体积水样实现对某些低浓度目标病原微生物的检测、去除样品中附带浓缩的微生物抑制剂以及建立不依赖于微生物培养为终点的标准检测方法。在公共卫生和涉水微生物分析领域，不同技术有效集成，形成一种单一、通用、简单的病原微生物检测方法和系统，这将代表该领域的显著进步。样品采集、在线处理和纯化以及 DNA 微阵列技术的最新进展是研发水中病原微生物通用检测方法的基础。除通用检测方法外，追踪病原微生物来源、判别水处理过程是否失效并确定新的质控流程等特定检测技术仍需得到发展。

　　供水系统的传统微生物检测技术耗时长，当得到结果时，很多人可能已经饮水且患病。WHO/UNICEF 技术工作组（Villié-Morgon，法国，2010 年 11 月 16～18 日）也表示，在饮用水微生物检测领域应该采用新的快速评估技术。此类迫切需求推动了相关分子生物传感器方法的开发和验证，该方法预计会比现行的细胞培养方法节省大量时间。尽管如此，该方法在走向实用化的过程中也必须克服一些技术挑战。在此过程中，快速和高性能的微电子技术，多功能化的微流控技术以及生物传感器表面修饰的纳米结构自组装技术，都可以发挥巨大作用。

　　在此背景下，欧盟第六轮框架计划支持的 DINAMICS 研究项目试图把大学、研究所和企业联合起来，开发面向应用需求的自动化、网络化微生物分析系统。最终希望开发出一套全自动化运行样机，可以采集供水管网或龙头水等大体积水样，对病原微生物进行浓缩、细胞裂解、核酸提取等步骤后，将其暴露于生物传感器表面，达到同步检测多种病原微生物的目的。在病原微生物检测结果为阳性时，整个分析过程数据可通过移动电话网络对外发送信息。

本书邀请 DINAMICS 项目参与者撰写相关章节，对该项目的核心成果和技术进行了介绍。Sabine Müller 和 Jonathan Loeffler（Steinbeis Europa Zentrum）概述了欧盟饮用水法规。Christian Mittermayr（Lambda，GmbH）论述了微生物风险评估的复杂性及用于风险管理决策的数学模型。Miloslava Prokšová 与其合作者（Slovak Water Research Institute）对水样采集的完整程序进行了详细介绍。Christoph Zeis（Provenión Engineering）对一种大体积水样病原微生物的自动浓缩系统进行了详细介绍。Hunor Santha 与其同事（University of Technology and Economy of Budapest）介绍了所研发的细胞裂解装置。Theo Veenstra（LioniX，BV）详细描述了具有特定功能的微流控装置，如 DNA 提取、PCR 芯片、混合器和阀门、带电极的 DNA 杂交室等。Daniele Gazzola 与其同事（University of Bologna）首先回顾了电化学传感器的一般特性，接着详细报道了 DINAMICS 项目中研发的该类传感器。Alessandra Vinelli 与其合作者（University of Bologna）针对病原微生物核酸靶标分子信号增强技术的发展现状进行了综述。Dimitris Mantzalis 与其合作者详细阐述了连续流分子体系下的水环境模型建模方法。Nikolaos Asproulis 对微纳流控装置中传输现象的各种数值模拟技术进行了综述。

为了使本书内容更加丰富，我们也邀请了部分未参与 DINAMICS 项目的研究者分享他们的观点和结论。Sophie Courtois（Suez Environment）介绍了欧盟健康水项目从水样浓缩到微阵列检测的全套开发过程。Joseph Faulkinham（Virginia Polytechnic Institute and State University）介绍了水生分枝杆菌的定量检测方法。Vicente Catalan 与其同事（LabAqua）介绍了水中嗜肺军团杆菌的检测新方法。Johan Nordgren 与其同事（Linköping University）讲述了水中病毒的检测新方法。Richard Christen 与其同事（Université de Nice）针对如何设计水生细菌检测的 PCR 引物进行了介绍。Nikolai Priezjev 分享了他在纳米级流场的流体结构与壁面滑移方面的丰富见解。Theodoros Karakasidis 和 Antonios Liakopoulos 介绍了在微纳流控装置中观察到的滑移现象及其影响因素。

我们清楚地认识到，仅凭本书介绍的知识和技能不足以彻底改变饮用水微生物安全风险检测的现状。尽管如此，我们仍然相信，微纳技术的迅速发展能将病原微生物分子水平的检测带入一个成熟的技术驱动型领域。与化学分析技术充分利用自动化相类似的优势，在未来，借助微纳技术的病原微生物检测可能帮助地球上的城市和家庭免于受到介水传染病的感染。本书以及本书的作者们一直致力于该目标的快速实现。

詹保罗·祖凯里（Giampaolo Zuccheri）
（博洛尼亚，意大利）
尼古劳斯·阿斯普如蒂斯（Nikolaos Asproulis）
（克兰菲尔德，英国）

撰 稿 者

第 1 章

Sabine Müller
Jonathan Loeffler
Steinbeis-Europa-Zentrum der Steinbeis
Innovation gGmbH
Haus der Wirtschaft
Erbprinzenstrasse 4-12
D-76133 Karlsruhe
Germany

第 2 章

Christian Mittermayr
Lambda GmbH
Gewerbepark 2
Rainbach
Austria, A-4261

第 3 章

Miloslava Prokšová
Marianna Cíchová
Lívia Tóthová
Water Research Institute
Slovak National Water Reference
Laboratory
Arm.gen.L.Svobodu 5
812 49 Bratislava – Slovak Republic

第 4 章

Christoph Zeis
Provenion GmbH

Spannleitenberg 1
85614 Kirchseeon
Germany

第 5 章

Hunor Sántha
Budapest University of Technology and
Economics
Department of Electronics Technology
H-1521, Hungary
P.O. box: 91

第 6 章

Theo T. Veenstra
LioniX BV
PO Box 456
7500 AL Enschede
The Netherlands

第 7 章

Daniele Gazzola
Università degli Studi di Bologna
Centro Interdipartimentale di Ricerca
Industriale Scienze della Vita e
Tecnologie per la Salute
Via Tolara di Sopra
50 – Ozzano Emilia
Bologna
Italy 40064

Simone Bonetti
Università degli Studi di Bologna
Dipartimento di Biochimica "G.Moruzzi"

Via Irnerio
48 – Bologna
Italy 40126

Giampaolo Zuccheri
Università degli Studi di Bologna
Dipartimento di Biochimica"G.Moruzzi"
(currently: Università degli Studi di
Bologna, Department of Pharmacy and
Biotechnology)
Via Irnerio
48 – Bologna
Italy 40126

第 8 章

Alessandra Vinelli
Università degli Studi di Bologna
Dipartimento di Biochimica"G.Moruzzi"
Via Irnerio
48 – Bologna
Italy 40126

Manuele Onofri
Università degli Studi di Bologna
Centro Interdipartimentale di Ricerca
Industriale Scienze della
Vita e Tecnologie per la Salute
Via Tolara di Sopra
50 – Ozzano Emilia
Bologna
Italy 40064

Giampaolo Zuccheri
Università degli Studi di Bologna
Dipartimento di Biochimica"G.Moruzzi"
(currently: Università degli Studi di
Bologna Department of Pharmacy and
Biotechnology)
Via Irnerio
48 – Bologna
Italy 40126

第 9 章

Dimitrios Mantzalis
Konstantinos Karantonis

Nicolaos Asproulis
László Könözsy
Dimitris Drikakis
Dept. of Fluid Mechanics and
Computational Sciences
Cranfield University
Bld. 83
Cranfield University
Cranfield
Beds MK43 0A

第 10 章

Nicolaos Asproulis
Dept. of Fluid Mechanics and
Computational Sciences
Cranfield University
Bld. 83, Cranfield University
Cranfield, Beds MK43 0A

第 11 章

Sophie Courtois
Anne Cajon
Aurore Romey
Fanny Poyet
Claude Mabilat
SUEZ ENVIRONNEMENT
38, Rue du President Wilson
78230 Le Pecq – France

第 12 章

Joseph O. Falkinham III
Department of Biological Sciences
Virginia Polytechnic Institute and State
University
Derring Hall
Blacksburg, VA, 24061-0406, U.S.A.

第 13 章

Elena Soria
M. Adela Yáñez
Raquel Múrtula
Vicente Catalán

Labaqua
C/Dracma, 16-18
Polígono Industrial Las Atalayas
03114 Alicante, Spain

第 14 章

Johan Nordgren
Div. Molecular Virology
Linkoping University
581 85 Linköping, Sweden
Lennart Svensson
Div. Molecular Virology
Linkoping University
580 85 Linköping, Sweden

第 15 章

Julien Gardès
Institute of Signaling
Developmental Biology and Cancer
Centre de Biochimie
Faculté des Sciences
Université de Nice, France
6109 Nice cedex 2, France

Richard Christen
Institute of Signaling, Developmental
Biology and Cancer Centre de Biochimie
Faculté des Sciences
Université de Nice, France
06108 Nice cedex 2, France

第 16 章

Nikolai V. Priezjev
Dept. of Mechanical Engineering,
Michigan State University
2465 Engineering Building
East Lansing, MI 48824-1226

第 17 章

Theodoros E. Karakasidis
Athanassios Liakopoulos
Department of Civil Engineering
School of Engineering
University of Thessaly
Pedion Areos, 38334 Volos, Greece

目　　录

第1章

欧洲微生物水质分析法律及标准概述

Sabine Müller，Jonathan Loeffler

1.1 引言

目前，在微生物水质分析领域，欧盟对其成员国有三个指定的既成指标：98/83/EC 生活饮用水指令（供人生活的饮水和生活用水水质标准）；2006/7/EC 沐浴水质指令（沐浴水质管理标准）以及 2008/105/EC 指令（有关水政策领域的环境质量标准）。所有标准均直接引自有关采样、检测和验证方法及系统的欧洲/国际的特定质量标准（EN ISO 标准），以及世界卫生组织（WHO）特定的准则。

1.2 欧洲有关生活饮用水微生物分析的法规

98/83/EC 理事会指令，也称为生活饮用水指标，是迄今为止有关人类饮用水（微生物）质量评估的主要法律文件。

该法规于 1998 年发布，为确保消费者健康安全，它设定了一般性义务，要求饮用水及食品生产行业用水必须健康和清洁。鉴于此，文件中规定了几项水质质量标准（微生物、化学和感官性能参数），这些标准在很大程度上是以世界卫生组织准则（World Health Organization，2008）为依据的。尽管指令中列出了超过 25 种化学指标，只有三种微生物参数用于饮用水水质分析，即大肠杆菌（ $E.\ coli$ ）、肠球菌和铜绿假单胞菌（ $P.\ aeruginosa$ ），所有的对应值均规定：不得检出/100 mL 水样（瓶装水标准为不得检出/250 mL）。另外一个普遍适用的微生物参数是关于细菌菌落计数，在 22℃和 37℃条件下数值分别为 100 细菌量/mL 和 20 细菌量/mL。除此之外，大概有 20 个指标性参数，这些数值仅在有监测需要或者满足预先设定的参数值失败时需要加以确定。比如说，上述参数包括感官性能参数或者放射性参数、电导率、浊度以及产气荚膜梭菌数量（产气荚膜梭菌）（包括孢子）和大肠菌群（设定值为每 100mL 或 250mL 水样不得检出）。

该指令中已对用于这些参数的分析方法提供了说明，并直接参照 CEN /ISO 标准方法（产气荚膜梭菌除外）。因此，必须通过分别在 EN ISO 9308-1，EN ISO 7899-2 和 EN ISO 16266 中详细说明的特定膜过滤技术来进行大肠杆菌、大肠菌群、肠球菌和绿脓杆菌的检测和计数，必须通过在营养琼脂培养基上接种来进行细菌菌落计数（如 EN ISO 6222 中所述）。

就生活饮用水标准而言，欧盟成员国必须定期监测饮用水水质。欧洲理事会建议设立具体监测方案以检查水质是否达标。目前已知的监测方法有两种：检查监控和审计监控（向委员会报告）。指令中规定了采样规格（采样点、采样频率和采样体积）。这些都取决于供水的水量以及供水的目的。之前列举的微生物参数都与监测要求有关。

当欧盟各成员国将饮用水指令翻译成本国法规时，可在其境内纳入相关的额外要求和参数（对新的分析方法应设定附加参数和规范的数值），也可根据需要采用更严格的标准，或者加以补充。但成员国不得降低标准，因为对于人类健康保障的水平应在整个欧盟范围内保持相同。在某些特定情况下，如存在污染的可能性，可在监测方案中将附加参数作为法规规定下来。在任何时候，由各成员国开发的分析方法都应保证其结果的可靠性、可重复性以及可比性。

该指令最近的一个重要议题是：每个成员国都有义务向消费者提供充分的和最新的饮用水水质信息。必须三年一次向欧盟委员会报告饮用水水质，以定期向消费者提供补充信息。

自2009 年以来，欧盟委员会启动对饮用水指令的修订。依据 2008 年外部顾问团针对修订开展的一项影响评估研究以及参与修订筹备工作的利益相关方的建议，修订后的指令于 2012 年出版。欧盟委员会将修改参数及规格列表，同时在指令中引入应对风险的方法。其他内容变化将考虑指令的应用条件和基于供水量大小向欧盟委员会汇报的义务有关。

为了保证欧洲法律规范未来与最新技术及科学发展保持一致，欧盟委员会在过去几年中特别征集（特别是在 FP7 框架计划中）与微生物水质分析标准方法研究直接相关的项目建议书。因此，未来该领域将会引入更多具体和合理的技术作为本领域的标准。

1.3　有关娱乐设施用水微生物学分析的欧洲法规

1.3.1　未经处理的娱乐设施用水案例（海洋、河流、沿海水等）

为了确保水上娱乐活动中公众的健康，欧洲议会和欧盟理事会根据2006/7/EC 指令规范管理沐浴水水质。该指令只涉及地表水，即许多人会用来洗澡，但并不适用于处理过的地表水，譬如游泳池、温泉池以及以治疗为目的的封闭性水域。

同饮用水标准一样，沐浴用水设定微生物参数标准来规范水质，并根据结果来划分水质类别。有两个微生物指标与此相关：肠球菌和大肠杆菌，分析这两个指标的标准方法已经提出：肠球菌应参照 ISO 7899-1 或 ISO 7899-2 的方法分析，大肠杆菌应参照 ISO 9308-3 或 ISO 9308-1 的方法分析。在两种情况下，标准一方面指的是一种地表水和废水分析的小型化方法，另一方面指的是一种膜过滤方法。如果主管部门做出示范并得出与标准方法相似的结果，那么也允许使用其他方法。此外，随着科技的进步，一些更好的新方法也在专家的建议之下开发出来。另外，严格的取样要求（每个泳季采样数量、采样地点）也以成文的形式得以具体说明。如前所述，若发生水质异常污染危及人类健康时，必须告知公众。

2006/7/EC 指令对 2000/60/EC 指令进行了补充，而 2008/105/EC 指令又进一步进行了修订，这为水政策领域的团体活动建立了框架，同时也表明，对于一些生物性指标应当进行分析。

关于监测和质量评估该种沐浴水的其他建议，可参见 WHO（World Health Organization，2003）颁布的准则。

1.3.2　娱乐设施用水处理案例（游泳池及温泉池等）

在欧盟法律中没有直接对游泳浴场、温泉池和水疗池水中微生物学指标的质量提出管控，但每个水池管理者都必须保证雇员和使用者的健康和安全。鉴于此，世界卫生组织就游泳池及相关娱乐设施中的水环境安全颁布了国际准则，包括最大限度地减少生物性和化学性危害的标准（World Health Organization，2006）。该准则的第三章涉及在该种水环境中导致水源性疾病的主要生物性危害（六种类型的病毒，7 种不同的细菌，包括 *E. coli*、*P. aeruginosa* 和 *S. aureus*，也包括原生动物和真菌）。本书第 5 章涉及水质监测过程中有关每一种微生物的采样要求和参数值。

1.4　微生物水质分析的欧洲和国际标准

除了如前所述欧洲指令中直接指定的标准，大量标准明确指定分析方法（通常一个标准针对一种细菌、病毒或其他微生物），或者为采样方法和样品处理提供指导。这些标准或者具有通用性（不局限于某一种水），或者针对特定种类的水系统（如饮用水、沐浴用水、沿海水、海水、游泳池等）和样品特性（如污泥）。大部分标准都由技术委员会 TC 147 的"水质"或 SC 4 小组委员会的"微生物方法"，以及技术委员会 TC 34 的"食品"或 SC 9 小组委员会的"微生物学"发布。相关示例如表 1.1 所示。

水质微生物学指标分析的相关标准概述　　　　　　　表 1.1

参考标准	题　目
用于水中微生物学指标分析的标准	
ISO 15839：2003	Water quality-On-line sensors/analysing equipment for water - Specifications and performance tests 水质-水环境在线传感器/分析设备-规范和性能试验
EN ISO 17994：2004	Water quality-Criteria for establishing equivalence between microbiological methods 水质-微生物测定法之间等效性的确定标准
ENV ISO 13843：2001	Water quality-Guidance on validation of microbiological methods 水质-微生物法的有效使用指南
ENV ISO 13530：1998	Water quality-Guide to analytical quality control for water analysis 水质-水质分析的质量控制指南
EN ISO 8199：2007	Water quality - General guidance on the enumeration of micro-organisms byculture 水质-培养的微生物计数方法通用指南
EN ISO 10705-1：2001	Water quality -Detection and enumeration of bacteriophages - Part 1：Enumeration of F-specific RNA bacteriophages 水质-噬菌体的检测和计数—第 1 部分：F-特异性 RNA 噬菌体的计数
EN ISO 10705-2：2001	Water quality - Detection and enumeration ofbacteriophages - Part 2：Enumeration of somatic coliphages 水质-噬菌体的检测和计数-第 2 部分：大肠杆菌噬菌体的计数

续表

参考标准	题　目
EN ISO 11731-2：2008	Water quality - Detection and enumeration of Legionella - Part 2：Direct membrane filtration method for waters with low bacterial counts 水质-军团藻属的检测和计数—第 2 部分：对含低量细菌的水进行直接膜过滤的方法
EN ISO 16266：2008	Water quality - Detection and enumeration of Pseudomonas aeruginosa - Method by membrane filtration 水质-绿脓杆菌的检测及计数—膜滤法
ISO 19250：2010	Water quality - Detection of *Salmonella spp.* 水质-沙门氏菌的检测
EN ISO 6222：1999	Water quality - Enumeration of culturable micro-organisms -Colony count by inoculation in a nutrient agar culture medium 水质-可培养微生物的计数—营养琼脂培养基中接种的计群法
EN ISO 7899-1：1998/AC 2000	Water quality - Detection and enumeration of intestinalenterococci in surface and wastewater - Part 1：Miniaturized method (Most Probable Number) by inoculation in liquid medium 水质-表面水和废水中肠球菌的检测和计数—第 1 部分：通过液体介质接种的微型法（最大概率数）
EN ISO 7899-2：2000	Water quality - Detection and enumeration of Escherichia coli and coliform bacteria - Part 1：Membrane filtration method 水质-大肠杆菌和大肠细菌类的检测和计数—第 1 部分：膜过滤法
EN ISO 9308-3：1998/AC 2000	Water quality - Detection and enumeration of Escherichia coli and coliform bacteria in surface and wastewater - Part 3：Miniaturized method (Most Probable Number) by inoculation in liquid medium 水质-大肠杆菌和大肠细菌类的检测和计数—第 3 部分：通过液体介质接种的微型法（最大概率数）
prEN ISO 9308-1 _ 2012-12	Water quality - Detection and enumeration of Escherichia coli and coliform bacteria - Part 1：Membrane filtration method 水质-大肠杆菌及大肠细菌类的检测和计数—第 1 部分：膜过滤法
ISO 6461-2：1986	Water quality - Detection and enumeration of the spores of sulfite-reducing anaerobes (clostridia) - Part 2：Method by membrane filtration 水质-亚硫酸盐还原厌氧细菌（梭状芽胞杆菌）孢子的检测和计数—第 2 部分：滤膜过滤法

参考标准	题目
EN ISO 19458：2006	Water quality - Sampling for microbiological analysis 水质-微生物分析的采样
EN ISO 5667-1：2006/ AC：2007	Water quality - Sampling - Part 1：Guidance on the design of sampling programmes and sampling techniques 水质-采样—第1部分：采样方案和采样技术的设计指南
EN ISO 5667-16：1998	Water quality - Sampling - Part 16：Guidance onbiotesting of Samples 水质-采样—第16部分：样品生物分析指南
EN ISO 5667-19：2004	Water quality - Sampling - Part 19：Guidance on sampling in marine Sediments 水质-采样—第19部分：海底沉积物的采样指南
EN ISO 5667-23：2011	Water quality - Sampling - Part 23：Guidance on passive sampling in surface waters 水质-采样—第23部分：地表水被动采样指南
EN ISO 5667-3：2003/ AC：2007	Water quality - Sampling - Part 3：Guidance on the preservation and handling of water samples 水质-采样—第3部分：水样保存和处理指南
ISO 7704：1985	Water quality - Evaluation of membrane filters used for microbiological analyses 水质-用于微生物学指标分析的膜过滤器评估
污泥表征及采样的特殊标准	
CEN/TR 15175：2006	Characterization ofsludges - Protocol for organizing and conducting inter-laboratory tests of methods for chemical and microbiological analysis of sludges 污泥特性表征-组织和开展实验室间污泥化学和微生物学指标测试分析方法的协议
CEN/TR 15214-1：2006	Characterization ofsludges - Detection and enumeration of Escherichia coli in sludges，soils，soil improvers，growing media and bio-wastes - Part 1：Membrane filtration method for quantification 污泥特性表征-污泥、土壤、土壤改良剂、生长介质和生物废弃物中大肠杆菌的检测和计数—第1部分：膜过滤定量法

续表

参考标准	题　目
CEN/TR 15214-2：2006	Characterization of sludges - Detection and enumeration of Escherichia coli in sludges, soils, soil improvers, growing media and biowastes - Part 2：Miniaturized method (Most Probable Number) by inoculation in liquid medium 污泥特性表征-污泥、土壤、土壤改良剂、生长介质和生物废弃物中大肠杆菌的检测和计数—第 2 部分：通过液体介质接种的微型法（最大概率数）
CEN/TR 15214-3：2006	Characterization ofsludges - Detection and enumeration of Escherichia coli in sludges, soils, soil improvers, growing media and biowastes - Part 3：Macromethod (Most Probable Number) in liquid medium 污泥特性表征-污泥、土壤、土壤改良剂、生长介质和生物废弃物中大肠杆菌的检测和计数—第 3 部分：液体介质中的宏观方法（最大概率数）
CEN/TR 15215-2：2006	Characterization of sludges - Detection and enumeration of Salmonella spp. in sludges, soils, soil improvers, growing media and biowastes - Part 2：Liquid enrichment method in selenite-cystine medium followed by Rapport-Vassiliadis for semi-quantitative M 污泥特性表征-污泥、土壤、土壤改良剂、生长介质和生物废弃物中沙门氏菌的检测和计数—第 2 部分：亚硒酸钠-胱氨酸培养基中的液体富集方法，即后来使用的 Rapport-Vassiliadis 半定量法
EN ISO 5667-13：1997	Water quality - Sampling - Part 13：Guidance on sampling of sludges from sewage and water treatment works 水质-采样—第 13 部分：污水及自来水处理工程中的污泥采样指南
EN ISO 5667-15：2009	Water quality - Sampling - Part 15：Guidance on the preservation and handling of sludge and sediment samples 水质-采样—第 15 部分：污泥和沉积物样品的保存和处理指南
游泳池设计的安全要求	
EN 15288-2：2008	Swimming pools - Part 2 Safety requirements for operation 游泳池—第 2 部分：操作安全要求

除此之外，还有另外三个标准（ISO 13843，ISO 17994，ISO 7704）已出台，专注于指导和定义用以验证和/或比较几种微生物方法的程序；还有另一个特定标准（ISO 15839），用以说明水体在线传感器/分析设备的性能测试方法。此标准适用于大多数传感器/分析设备，但也应认识到，

对某些传感器/分析设备而言，这种性能测试方法并不适用。该国际标准对在线水质测量传感器/分析设备进行了定义，也为在线传感器/分析设备的性能特性描述术语进行了定义，同时对用于评估在线传感器/分析设备性能特性的实验室和现场测试程序进行了具体说明。

最后，建议具有生活饮用水分析资质的实验室应依据 EN ISO 17025 完成认证程序要求。

缩写词

CEN：欧洲标准化委员会

CEN TC ：CEN 技术委员会

DWD：饮用水指标

EC：欧盟委员会

EN/prEN：欧洲标准/欧洲标准草案

ISO：国际标准化组织

WHO：世界卫生组织

本章参考文献

Europa.eu, http://europa.eu/legislation_summaries/index_en.htm (last accessed January 2012).

European Committee for Standardization, http://www.cen.eu/cen/Members/Pages/default.aspx (last accessed January 2012).

World Health Organization, http://www.who.int/en (last accessed January 2012).

World Health Organization (2008). Guidelines for Drinking Water Quality [electronic resource]: incorporating 1st and 2nd addenda, Vol. 1, Recommendations – 3rd ed. Geneva, ISBN 978 92 4 154761 1 (WEB version) (NLM classification: WA 675).

World Health Organization (2003). Guidelines for Safe Recreational Water Environments, Volume 1, Coastal and Fresh Waters. Geneva, ISBN 92 4 154580 1 (NLM classification: WA 820).

World Health Organization (2006). Guidelines for Safe Recreational Water Environments, Volume 2, Swimming Pools and Similar Environments. Geneva, ISBN 92 4 154680 8 (NLM classifi cation: WA 820).

第 2 章

饮用水系统遭受生物恐怖主义袭击的风险分析

Christian Mittermayr

2.1 引言

风险评估最早作为一种工具出现于 20 世纪七八十年代，当时应用于美国联邦政府机构，特别是美国环保署。随后，美国国家科学院于 1983 年发表了有关风险评估（以人类健康风险评估为主要方向）的文章（National Academy of Sciences，1983），此举具有里程碑意义。

从简单的水源化学污染模型开始，微生物定量风险评估技术（QM-RA）得到不断发展。剂量-反应模型用于微生物定量风险评估的建模过程，同时，在 20 世纪 80 年代，微生物定量风险评估流程与美国国家研究委员会的风险评估架构进行了对接。1983 年，Haas 对水源性细菌和病毒进行了风险评估，并发表了关于微生物定量风险评估之剂量-反应模型的首份报告。之后，随着可用数据的不断出现，微生物定量风险评估范围扩展至更多微生物，微生物定量风险评估模型数据也更加准确可靠。目前，在食品和饮用水领域中，微生物定量风险评估已成为评估病原微生物对人体健康危害的常规工具。

针对故意而非意外释放有害物质的情况，如恐怖主义攻击，传统风险评估方法将无法满足要求（Fedra，2008）。与传统风险评估方法相比，其主要区别在于：最初事件概率不再是偶然事件，包含以下相关概念：

- 人为失误概率；
- 技术单元的平均故障间隔时间；
- 水源水中病原微生物的爆发。

恐怖主义攻击通过以下方式改变风险评估方程（Fedra，2008）：

● 为"规划的"最大影响选择信息来源，往往是对目标进行象征性的选择；

● 通过故意触发其他概率事件影响事件发生的概率；

● 对应急措施的潜在干扰（如同步攻击），可将紧急服务的有效性限定在公开宣传的最大范围内。

对攻击的先验概率信息显然属于军事情报、警察和特工范畴，而非工程范畴。

本章试图通过指出这些模型相互依存的关系来将恐怖主义风险评估引入 QMRA，同时也试图通过引入供水系统的实际结构以及脆弱性分析，指出如何建立更加复杂的 QMRA 模型。本书首次尝试对风险评估方法学中使用的术语进行定义（第 2.2 节），并且简单回顾了恐怖主义风险评估方法（第 2.3 节），包括临界性、威胁和脆弱性评估步骤。对饮用水系统遭受生物恐怖主义袭击的风险分析部分（第 2.4 节）将重点进行威胁评估，特别是生物制剂对饮用水系统的威胁评估。最后是风险评估部分（第 2.5 节），描述了一个风险评估的分级流程，包括在不同级别风险之间的相互依存关系、QMRA 模型以及必要的数据来源。

2.2　定义

目前很多领域都已开发了风险评估工具，其术语运用于各领域时有所不同。即使在所引用文献中使用了其他不同术语，本章中仍然使用下列定义：

风险。ISO 31000（2009）/ISO 指南 73：2002 中对风险的定义为"不确定性对目标的影响"。如果将这个相对抽象的定义说得更通俗易懂一些，风险即为一个危害事件或选择的行为或活动（包括不作为的选择）导致不良结果（损失）的可能性。就公众健康而言，不良结果是对人体健康所产生的有害影响，甚至死亡。其他定义还包括：风险是事故、事件或偶然事件导致意外结果的潜在性，由风险的可能性及其相关联的结果决定。风险可能体现在战略、运作和策略方面（Department of Homeland Security，2008）。

场景（风险）。场景由危害、该危害影响的实体以及包括相关后果的关联条件组成的假设情况。一个已经发生或正在发生的场景就是一个事件。

危害。危害是导致伤害或困境的自然或人为的源头或原因；或者，也可定义为潜在危害源或是不利条件。偶然的危害是由疏忽、差错或是意外失败造成的。故意危害是由故意的行为或是有计划的行动造成的。自然灾害是由气象、环境或地质现象或这些因素综合形成的现象造成的（Department of Homeland Security，2008）。

威胁。威胁指对生命、信息、操作、环境或财产具有或显示存在潜在威胁的自然形成或人为发生的事件、个体、实体或行为。为计算风险，故意危害的威胁通常视为敌对方企图实施攻击的可能性；对于其他危害，威胁通常视为出现危害的可能性。威胁评估是在自然或人为条件下确定或评估实体、行为或事件发生的过程，对生命、信息、操作、环境或财产具有或显示存在潜在威胁（Department of Homeland Security，2008）。

危害与威胁。危害与威胁的区别在于：威胁会导向一个实体、资产、系统、网络或地理区域，而危害不是。危害可以是真实存在的或潜在的。

风险分析与风险评估。恐怖事件风险认识中大量涉及情报分析和风险与决策分析两个领域，不巧的是，风险分析与风险评估两个步骤在这两个领域中的运用存在不一致的情况：在情报分析领域，习惯上先收集对手意图和能力等相关信息，然后使用这些信息呈交当前情况报表。第一步通常称为"分析"，第二步称为情况"评估"。而在风险与决策领域，定义正好相反：第一步，收集信息，通常称为"评估"；第二步，使用、合并信息并使决策者做出更好决策的过程，通常称为"分析"。

风险评估。ISO/IEC 指南 73 中将风险评估定义为风险分析及风险评估的整个过程。风险评估显示风险有别于威胁或危害的性质及风险程度。风险评估是对于某具体情况下及存在公认威胁（或危害）时风险的定量或定性数值的确定。就公众健康范畴而言，风险评估是在对特定人类活动中的个人或群体产生有害影响的可能性或危害事件进行量化的过程。

风险分析。风险分析即系统运用现有信息识别危害，并估量风险对个人、群体、财产或环境的影响。根据 ISO 31000，风险分析包括五个步骤：

○ 风险识别：识别某个组织的不确定性风险。

○ 风险描述：风险描述的目标是用结构化格式显示已识别的风险。

○ 风险评估能够对不确定事件发生的概率以及后果进行定量、半定量或是定性的估计。风险评估是分析和确定风险水平的过程。

○ 风险分析方法和技术：可以用来分析风险的一系列技术。

○ 风险概述：是风险分析过程的输出信息之一，为每个风险提供重要性评级，同时提供了根据风险的优先级别处理风险的工具。它能够对每个已识别风险进行排序以提示各级别风险的重要程度。

风险途径。风险的途径是指威胁源实施威胁所经历的潜在环节。对这些环节进行推导和描述对于风险评估是必不可少的。

风险评价。风险分析过程完成之后，有必要将估算的风险和组织已建立的风险标准（将社会经济和环境等因素考虑进去）进行对比。风险评价可用于对每个具体风险进行决策，包括是否应该接受或处理风险（Fowle & Dearfield，2000；Hokstad *et al.* 2009；Rosén *et al.* 2007）。

风险管理。风险管理是有关管理政策以及分析、评估和控制风险任务的程序和实践的系统应用。风险评估提供有关潜在风险的"信息"，风险管理是基于对此及其他信息的考虑而采取的"行动"。

2.3　恐怖主义攻击风险分析

虽然针对影响人类健康的食物和饮用水安全风险评估的很多方法已由诸多专家和机构提出，如 Benford（2001），Dawson（2003），Dufour *et al.* （2003），Koopmans and Duizer（2003），Thoey *et al.* （2003），Larson *et al.* （2006），Dechesne and Soyeux（2007），Schroeder *et al.* （2007），ILSI（2008），Parkin（2008），Riha（2009），USDA & EPA（2011）；但其中很少关注恐怖分子对饮用水的蓄意污染。在过去十年中，大量涉及恐怖主义攻击的风险分析文献得到出版，此举为任意特定危害情境的研究奠定了理论基础。相关材料可以参见 IRM（2002），Tuduk（2004），FEMA（2005），Willis *et al.* （2005），Masse *et al.* （2007）。

本报告中使用的风险分析方法参考 Leson（2005）的文章，采用如下步骤，依次为：

（1）关键基础设施和关键资产清查（考虑可能的威胁对象及必须保护的对象）。

（2）临界性分析（对资产赋值，该值最终决定了资产的重要性）。

（3）威胁分析。

（4）脆弱性分析（识别易损点）。

（5）风险评价（如上述定义），Leson（2005）也将其定义为"风险计算"。

Leson（2005）定义步骤（2）～（4）为评估过程。然而，基于上述含义，本书将步骤（2）～（4）定义为分析过程。根据临界性、威胁和脆弱性三个参数的定义，步骤（1）～（4）从不同方面涵盖了风险识别和风险描述的过程。

2.3.1　关键基础设施和关键资产清查

该步骤考虑可能的威胁对象及必须保护的对象，通常在某个国家、地区或组织范畴内完成。一般情况下，资产内容必须加以限定，但是在专业文献中，资产内容假定为已知的。例如 EPA（2009）的微生物风险分析方法中没有明确要求资产评估，因为默认为与周边饮用水系统相关。本书侧重于考虑饮用水系统，其他因素将不予以考虑。

2.3.2　临界性评估

临界性评估需要考虑对资产造成的损失或损害。对临界性或资产价值的测量最终决定了资产的重要性。上述提及的损失包括经济损失或者是丧失生命，而资产价值还取决于它的受关注程度及其象征意义。

在临界性评估中还必须考虑震动（Shock）这一因素。参照 Catlin 和 Kautter（2007）的解释，当实现了一次对目标系统的成功袭击时，震动是将由此带来的健康、心理和附带的国民经济方面的影响相综合。如果袭击过程中存在大量死亡或者目标具有历史、文化、宗教或其他象征意义，攻击带来的心理震动将会增强。如果受害者是儿童或老人等易感人群，这种心理影响将进一步增强。

2.3.3　威胁评估

根据上述定义，大多数民用领域针对的是危害而不是威胁，如美国环保署的微生物风险评估（EPA，2009）或世界卫生组织的水安全计划（Bartram *et al*. 2009）已确认这一点，该步称为危害识别。如考虑到安全问题，则使用威胁这种说法更合适，因为它包含了意图和人为危害的导向。

在风险模拟过程中，这两个概念的区别会变得更容易理解。偶然性危害通常是随机的，即便它包含了人为因素造成的错误或人造产物。人们通常利用分布函数对发生偶然性危害的频率进行统计学描述。另外，威胁可用对手试图实施攻击的可能性来估量。有意图的危害则应区别对待，在评估过程中应该纳入心理、社会和政治等多种因素。大多数情况下应使用定性的评估方法。

对于恐怖主义攻击的威胁评估应当考虑对手及其战术和所选武器。

对手

首先应列出所有对手，然后列出几个特征参数：

- 对手类型：恐怖分子、激进分子、雇员及其他。
- 对手类别：国外或国内、恐怖分子或犯罪分子、组织内幕人员或局外人员。
- 威胁记录。在过去潜在威胁因素都起了什么作用？多少次？该威胁是地方性、区域性、国家性还是国际性的？最近事件的发生是在何时、何地、针对什么目标？

- 对手的目的：盗窃、蓄意破坏、大规模杀伤（最大伤亡）、发表社会政治主张或其他。
- 对手计数：特工或恐怖分子个人、小组或基层组织、黑帮及其他。
- 对手战术的范围：秘密行动、武力、骗术、攻守同盟及其他。
- 对手能力特长：知识、动机、技能、武器和工具。一般性技能训练结合了武器制造能力和针对系统受到攻击时所需的技术知识。通过监控、开放资源研究、专业培训或同行业多年实践可以获得知识和专业技能。

1. 恐怖主义手段

恐怖分子以合理的行事方式达到破坏目的。他们遵循人类行为准则，可以通过社会心理学、博弈论和网络分析（Leson，2005；Rios，2010）的方法对他们进行分析。Woo（2008）描述了恐怖分子对武器的选择，以及以极易获得武器为主要特征的攻击模式。恐怖分子通常选择成功完成任务所需的技术、后勤和安全屏障最少的武器模式和目标。

Woo（2008）通过以下方式模拟恐怖分子的目标流程选择：

- 根据目标的相对安全性，恐怖分子可能会用一个目标代替另一个目标。
- 通过转移威胁所处位置增强本地安全。
- 恐怖主义攻击常集中于某些地理位置，对下行目标层攻击的可能性呈对数减少。

Fedra（2008）通常根据以下方面将恐怖主义攻击模式进行分类：

- 直接攻击：辅助军事，炸药，自杀式攻击，供水，食物链，生物制剂。
- 人为事故：交通运输系统（航空，铁路）。
- 间接攻击：水坝，化学装置，核设施。
- 拒绝服务（DOS）：水，能量，通信。

2. 武器

国土战略基础设施风险评估（SHIRA）（DHS & FBI，2008）的分析是基于15个已确认的恐怖主义攻击方法定义组，该定义组包含了武器类型（生物攻击类，传统类，等）、已选目标（人数，建筑，牲畜，等）及策略（直接的，间接的，等）等攻击方法，其中有4种都包括生物制剂：

- 生物攻击：接触传染性人类疾病；
- 生物攻击：非接触传染性人类疾病；
- 生物攻击：牲畜和农作物病害；

● 食物或水污染。

更多与水污染有关的威胁鉴定的详细分析参见下文，主要涉及武器的选择，特指病原微生物武器。

2.3.4　脆弱性评估

脆弱性评估主要识别可能被攻击者利用的脆弱点，针对已识别威胁评估资产的潜在脆弱性。这些脆弱性可通过完成攻击的容易程度来测定。其中也会考虑已经存在的有可能阻碍攻击的干扰措施的可能性，并为消除或削弱这些脆弱点提供可能的建议。

在确定脆弱性时，脆弱点位置的可达性及可辨认性也是重要的考虑因素。

位置：潜在目标的地理位置，进出路线；涉及公共领域的目标位置、运输路线或易攻破区域。

可达性：可达性是指目标对威胁的开放程度。可达性是描述目标对于对手而言的可接近程度，以及进入、操作、收集信息和避开应对力量的容易程度。

可达性还决定了：

○ 对攻击的检测能力；

○ 可注入而无需过分担心被发觉的污染物的体积；

○ 与目标相关的可用信息的数量。

可辨识性：攻击者可轻松识别目标而不会和其他目标混淆的难易程度。

2.3.5　风险评价

为了将获得的信息整合在每个评估步骤中，几乎每一个可用的风险评价技术都要阐明下述三个问题：

● 已鉴定资产丢失或受损所产生的可能影响是什么？（临界性）

● 对手攻击的可能性有多大？（威胁）

● 最可能被对手利用并对已鉴定资产实施攻击的系统脆弱点是什么？（脆弱性）

在"故障模式和效应分析"（FMEA，一种安全工程方法）中，风险评估的三个重要因素是严重程度、出现频率和发觉概率，这种描述有时更容易让人理解。因此，风险评价将临界性、威胁和脆弱性评估结合起来，通常使用下列简易风险方程生成资产的风险概述：风险＝临界性×威胁×脆弱性。

2.4　饮用水系统遭受生物袭击的风险分析

2.4.1　威胁评估

食品和水的蓄意污染目前仍是恐怖分子散布生物制剂（微生物和生物毒素）最简单的方法。因为生物制剂常常很容易获取、发货渠道隐秘、运输方便、有很强的毒效并且很难判定。因此，存在恐怖分子利用它们获取政治利益的风险。

通常在市区只有数量很少的大型饮水设施给一个国家的大多数居民供水。这些少量的大型设施会成为恐怖分子攻击的最大目标，而大量的小型设施不太可能被恐怖分子视为重点目标，这些恐怖分子伺机破坏的是供水基础设施（Stephenson，2004；Copeland，2010）。

决定生物制剂选择原则的关键因素是对手的类别及其所寻求的影响的类型。例如，对于非国家实体，可达性可能是选择生物制剂的主要标准，而不是生物制剂的整体攻击性和储存稳定性。因此，公共卫生机构对不同制剂的威胁等级进行排序，这种排序有可能因军事机构不同而不同（WHO，2004；DHS & FBI，2008）。

世界卫生组织将病原微生物的选择标准分为两类：

- 污染物的获取、生产和传播；
- 病原微生物污染物的生物属性及其和宿主的交互作用。

这两者必须结合考虑，因为这些标准中存在相互之间的关联性。

1. 使用上的技术限制

使用传染性制剂实施攻击需要繁殖力足量强的致病细菌才能造成传染性疾病。采集、生产和传播的特征取决于以下因素：

- 生物制剂的获取途径；
- 育菌的容易程度；
- 储存安全性；
- 操作和储存的稳定性；
- 传播方式；
- 场剂量的确定；
- 接触途径。

2. 制剂/制剂来源的获取途径

获得生物制剂从未成为一个重要的限制因素。实际上，获取生物制剂常常被公认是相对容易的。在少数情况下，病原微生物可以合法地在菌种培育机构获取，但有时也未必，比如当犯罪分子生产毒素时。

生物制剂的有效性在很大程度上依赖于菌群中的特殊菌株，依赖自然资源很难获取毒性更强的菌株。尽管政府已尽力限制生物制剂的非法获得，但是恐怖分子和犯罪分子在需要时仍能够得到想要的制剂。如果无法从合法的菌种培育机构或供药公司获得，他们可能从实验室窃取。如果无法窃取，具有相关专业技能的专家组仍可以从自然界获取的样品中合成制剂。许多生物制剂具有传染性，而对于微生物学家而言，通过周边环境培养特定菌株并制成生物制剂不是件太困难的事情（Carus，2001）。

3. 育菌的容易程度

一些病原微生物很容易被培育出来，然而另一些却很难。一些制剂需要进一步加工才能用于攻击。尤其是病毒，很难大量培育，而细菌在简式容器中就能大量培育，所以专业技能对于大规模培育生物制剂而言是最重要的参数之一。

4. 储存安全性

从技术角度而言，高传染性疾病可能是最容易导致大量伤亡的。而一些专家组冒险使用这些生物制剂，有可能会对人群产生甚至超过犯罪分子本意的有害影响（carus，2001）。

操作和储存的稳定性

一些生物制剂一旦释出，便会丧失毒性。生物制剂的这些变量特性会随着生物体和环境条件的差异而有所不同。犯罪分子为成功启动攻击必须拥有足够的有关这些因素的知识（Carus，2001）。

5. 传播方式

世界卫生组织公布了下列有关生物制剂传播的方式：

- 空气传播（吸入）；
- 饮用水传播（摄入）；
- 食物（摄入）；
- 节肢动物载体；
- 直接传播。

麦克乔治根据对于过去 200 起生化攻击事件的研究分析，于 1986 得出如下结论："传播病原微生物的装置或方式的设计或流程一直非常简单，导致传播效率较低。"根据 purver（1995）的研究，最为普遍的传播途径有三条：

（1）受污染的食物或饮料（43%）；

（2）受污染的消费品（13%）；

（3）受污染的供水水源（12%）。

如果使用的是简单的传播技术，那么对专业技能的依赖相对少些。例如，如果攻击者能够直接将制剂注入受害者体内或伺机污染食物，那么就只需要简单的专业技能。许多对人类生活具有极大影响的病原微生物，如霍乱弧菌和沙门氏菌，是通过水传播的。因此，通过市政供水系统传播病原微生物可能对攻击者有利，但是另一方面，蓄意污染的水源却很难对一个人数众多的群体奏效（Carus，2001）。

6. 场剂量的确定

必须评估针对可预测区域形成生物制剂最小浓度的能力。

7. 接触途径

病原微生物进入人体的几种方法：

● 通过呼吸系统；

● 通过皮肤；

● 通过鼻黏膜组织和结膜；

● 通过消化系统。

生物制剂可以通过受到污染的食物和水进入消化系统，如接触过污染源后的手口接触，或者大量的悬浮颗粒堆积在鼻腔、喉咙及呼吸道中之后通过呼吸道黏液进入消化系统。在所有接触途径中，通过消化系统进入体内的生物制剂是最容易得到控制的，但前提是污染源是已知的（或至少被怀疑），常规卫生措施以及控制食物或饮用水的供给源，都能够有效降低被污染的风险（WHO，2004）。

8. 生物制剂的特点

生物制剂的主要特征是其在寄主体内强大的繁殖能力，从而具有潜在的侵略性。疾病的感染取决于生物制剂、寄主（包括寄主的免疫力、营养条件和健康状况）以及环境（如环境卫生、温度、水质、人口密度等）之间的相互影响。

WHO（2004）列出了下列相关的生物特征：

＊感染剂量-剂量反应曲线；

＊致死性；

＊毒性；

＊潜伏周期（药性发作的迅速程度）；

＊传播性（传染性）和传播机理；

＊储存的稳定性（在处理和储存中抗降解能力）；

＊对环境和水处理的抗性（氯，氯胺等）；

＊对患者药物治疗的抗性。

9. 感染性剂量/剂量-反应曲线

　　剂量-反应模型可评估注入一定剂量已知病原微生物后发生感染的概率。按照一次击中原则，单个病原微生物也可能导致感染和患病，这一原则正取代已发表的文献中经常使用的（最低）感染剂量的概念。

　　剂量-反应曲线主要通过对健康的成年志愿者的研究获得，但目前尚缺乏儿童、老年人以及免疫力低下人群的数据，这些人更容易受到严重疾病的困扰。需要注意的是，很大程度上，任何模型都取决于菌株，尤其是致病因子的存在，以及寄主个体的健康状况（Carus, 2001）。

　　会产生感染的剂量与受害者体重无关，因为病原微生物在寄主体内会繁殖。因此，以重量为考虑因素，病原微生物的效价超过毒性最强的化学物质。在很多情况下，只需要几个或几千个具有繁殖能力的病原微生物就能够产生感染（Purver, 1995）。

　　10. 致死性

　　致死性体现了生物制剂能够使感染人群致死的能力。病死率是指临床上公认患有某种特定疾病的群体在特定时间（如急性疾病的爆发期）内死亡的概率（WHO, 2004）。

　　11. 毒性

　　毒性是指微生物引发疾病的严重程度。同种微生物的不同菌株可能引发具有不同毒性的疾病。例如，一些土拉杆菌（*Francisella tularensis*）菌株的毒性远远高于其他菌株（WHO, 2004）。

　　潜伏期

　　潜伏期是指从接触感染制剂到第一次出现与感染相关的病兆之间所经历的时间，这个参数受很多变量的影响，包括生物制剂种类、进入路径、剂量以及寄主的具体特征等（WHO, 2004）。

　　12. 传染性

　　对于那些传染性疾病，对传染性的衡量是在规定的情况下自接触原发病例起出现的次生病例的数量。与此相关的传播机理可能是直接或间接的。例如，传播可能源于一个受到感染的和一个未被感染的人的直接接触，也可能通过被制剂污染的无生命材料，如土壤、血液、寝具、衣服、手术仪器、水、食物或牛奶等（WHO, 2004）。

　　13. 储存稳定性

　　储存稳定性决定了在何种情况下生物制剂可以保存和运输多久（WHO, 2004）。

　　对环境和水处理的耐受性

　　生物制剂应当对下列环境因素具有抵抗力：水温、饮用水的贫营养条件、表面张力、残留消毒剂浓度等。如果污染发生在进入给水处理厂之前，微生物应当对氯消毒或其他水处理方法具有耐受性。另一方面，病原微生物浓度激增会使给水处理厂不堪重负，从而使处理过程失效（Clark，1980；Purver，1995）。

14. 对患者药物治疗的耐受性

恐怖分子也可能在考虑感染一经发现并确诊便被治疗的容易程度。如果公众获悉尚无有效的办法可以治疗已经接触感染源的人，这种震撼力是可想而知的。大多数细菌感染可以使用抗生素加以治疗，但如果恐怖分子选择或设计出经基因改造的病原微生物，对很多抗生素具有耐药性，情况则会有所不同。通常没有针对病毒的有效药物，只有极少数针对真核寄生虫的药物，但都伴随着严重的副作用。

15. 病原微生物的选择

目前，基于 WHO（2004）提出的两步法流程鉴别出的供水系统潜在污染物的研究资料已经修订、编纂成册，并添加了新的标准。该流程第一次尝试将尽可能涵盖广泛的内容编入清单。在大多数情况下，这个清单没有考虑传播方法或区分空气传播的优先次序。在第二步流程中，该清单仅仅列出了那些对供水系统有污染之虞的生物制剂。

Field（2004）和 Schmid et al.（2008）对有害病原微生物清单及其极为丰富的相关资料进行了编辑，其中使用了以下原始数据：

- 生物武器在条约中的广义定义。
- 为促进条约实施而进行相关磋商或提议的生物制剂清单。
- 有关生物制剂的下列历史数据：
  ○ 目前已改装成武器或作为战备物资贮存的生物制剂；
  ○ 已公开作为武器使用的生物制剂；
  ○ 已应用于非国家实体或生物犯罪的生物制剂。
- 有关自然发生的饮用水和食物污染的流行病学数据。

一些出版物已经对病原微生物污染供水系统的可能性进行了评估（US Army，1998；Burrows & Renner，1999；Hickmann，1999；Khan et al. 2001；Field，2004；Shea & Gottron，2004；Ottaviani et al. 2005；Gleick，2006；Nuzzo，2006；EPA，2007；Winston & Leventhal，2008；Clark，2010；Burrows & Birkmire，2011）。新增了有关天然饮用水污染的流行病学数据之后，饮用水系统中潜在生物污染物的最终版清单便全部编辑完毕（表 2.1）。奥地利健康与食品安全署（AGES）也做了相似的工作，该机构已经找到共计 180 种公认具有潜质的生物恐怖制剂（Schmid et al. 2008）。表 2.1 中列出了 55 种病原微生物，但未进一步研究这些病原微生物是否可用于污染饮用水系统。

16. 国际条约

所关注的生物制剂的广泛集水区以及流程选择的起点，构成非法持有生化武器的，应在条约中指明。生化武器公约（BWC）是法律文件，其中包含已经在 BWC 协议中列明的清单。这些清单的目的是对通用标准进行例证而非定义（WHO，2004）。

17. 生物制剂清单

世界卫生组织将已列入各类条约里的生物制剂全面收集并列入一个清单。该清单显示了不同生物制剂的差异程度（WHO，2004）。另一个生物恐怖制剂清单已由美国疾病防治中心（CDC）于 2012 完成编辑，并按照其危害对这些生物制剂进行了分类。美国疾病防治中心提出的 A 类生物制剂主要为空气传播，当考虑水污染时需要包括美国疾病防治中心提出的 B 类生物制剂。

美国健康、人类服务部和农业部将"生物制剂和毒性物质备选清单"编辑成册，清单中列明了对人类和动物健康、植物健康或对动植物产品有可能构成严重威胁的生物制剂和毒性物质（HHS & USDA，2008）。

18. 历史数据

Purver（1995）总结了目前已改装为武器或作为战备物资或已公开作为武器使用的生物制剂的历史数据。McGeorge（1986）和 Carus（2001）将用于非国家实体或生物犯罪的生物制剂资料编辑成册。

由于前生化武器拥有国尚未开放所有相关资料，所以历史记录并不完整。不过 WHO（2004）已编辑了一张包含大量具有杀伤力的生物制剂的清单。相比于改装成武器或作为战备物资方面的信息，出于敌对目的而实际使用的有毒和传染性生物制剂的资料有可能更加缺乏，而其中这些生物制剂在秘密冲突中起到作用的情况还不在少数。而有关这些秘密冲突的官方记录却很少。

19. 生物犯罪

恐怖分子和犯罪分子有可能不会使用与军方生物武器计划中挑选的相同的生物制剂（Carus，2001）。尽管恐怖分子与犯罪分子使用的生物制剂之间存在差异，生物犯罪分子面临着很多与生物恐怖主义相同的障碍。两者都必须获取、开发并使用生物武器，所以刑事案件中出现的技术限制条件有可能同样适用于恐怖事件。此外，刑事案件有可能成为考察恐怖分子对生物制剂是否产生兴趣的主要指标。然而，恐怖分子和犯罪分子之间的差异表明，通过与犯罪分子相关的经验推断恐怖分子的行为这一过程不可大意。

Carus（2001）分析了 180 个非法使用生物制剂的案件，其中刑事案件的数量高于恐怖案件的数量。

对饮用水系统存在威胁的病原微生物简表　　表 2.1

病原微生物	水安全威胁	在水中的稳定性	感染剂量	暴露方式	对氯的耐受性
细菌					
炭疽杆菌	是	两年孢子	6000	吸入	孢子耐受性
空肠弯曲杆菌	是		400~500		
大肠杆菌-致肠病的（EPEC）	是		对于婴儿，很少剂量即可致感染。对于成年人，需总剂量$>10^6$		
大肠杆菌-产肠毒素的（ETEC）	是		$10^8 \sim 10^{10}$		
土拉弗氏菌病	是	少于90天	100000000	摄入	灭活，1ppm，5min
沙门氏菌（伤寒）	是	8天，新鲜水	(15~20)/10000	摄入	灭活
志贺氏菌（痢疾，福氏志贺菌）	是	2~3天	10/10000	摄入	灭活，0.05ppm，10min
霍乱弧菌	是	"生存状态良好"	1000	摄入	容易死亡
霍乱弧菌01	是		10^6		
鼠疫杆菌	是	16天	500	吸入	未知
邻单胞菌属	是		$>10^6$		
布鲁氏菌（布鲁氏病原微生物）	很有可能	20~72天	10000	未指明	未知
嗜水气单胞菌及其他种类	有可能		即使在高剂量下也可能不感染		
鹦鹉热衣原体	有可能	18~24h，海水	未知		未知
伯纳特氏立克次氏体	有可能	未知	25	未指明	未知

续表

病原微生物	水安全威胁	在水中的稳定性	感染剂量	暴露方式	对氯的耐受性
大肠杆菌-肠侵入的 (EIEC)	有可能		有可能≥10		
大肠杆菌 0157：H7 肠出血性大肠杆菌 (EHEC)	有可能		有可能≥10		
单核细胞增多性李斯特氏菌	有可能		$<10^3$		
霍乱弧菌 non-O1	有可能		$>10^6$		
小肠结肠炎耶尔森氏菌及假结核耶尔森菌	有可能		未知		
其他肠溶菌	有可能		未知		
产气荚膜梭菌	否/很有可能	污水中常见	5×10^5 (10^8)	摄入	具有耐受性
原生动物					
隐孢子虫	是	稳定数天	1/130	摄入	卵囊耐受性
痢疾变形虫	是		一个活性囊肿		
兰伯氏贾第虫	是		一个或多个囊肿		
病毒					
肠溶病毒	是	8～32 天	6	摄入	容易灭活（轮状病毒）
甲型肝炎	是	未知	30/10～100 病毒颗粒		灭活，0.4ppm，30min
戊型肝炎病毒	是		未知		
诺沃克病毒群	是		假定很低		
轮状病毒	有可能		感染性病毒颗粒		
痘疮	有可能	未知	10	uns.	未知

数据来源：Burrows and Renner (1999)；FDA (2011) 及 CDC (2012)．

确认使用、确认持有以及可能使用的生物制剂

表 2.2 是对犯罪分子以前用过或发现持有的生物制剂进行编辑形成的清单。

细菌制剂：注意只有 3 个病例涉及对炭疽病原微生物株的持有。

鼠疫杆菌、伤寒和痢疾杆菌株出现过几次，但其他 7 种病原微生物最多只出现过一次。

病毒制剂：犯罪分子很少会考虑使用病毒制剂，除非这些制剂能在自然状态下使用。HIV 出现在几宗案件中，其中至少 4 宗为凶杀案。

其他病原微生物：只有一个案件中使用了寄生虫。在该案件中，犯罪分子用猪蛔虫污染食物，这种蛔虫会感染猪但通常不会感染人类。

确认使用、确认拥有和很可能使用的生物制剂　　　　　　表 2.2

生物制剂（人类病原微生物）	确认使用次数	威胁性的使用（确认持有）	很有可能或可能会使用	合计
伤寒杆菌	5	1	6	12
炭疽杆菌	3	2	2	7
艾滋病病毒	3		4	7
霍乱菌	1		3	4
鼠疫杆菌	1	1		2
志贺氏杆菌	2			2
沙门氏菌鼠伤寒菌	1			1
甲型副伤寒菌	1			1
牛结核分枝杆菌	1			1
小肠结肠炎耶尔森菌		1		1
肉毒菌，破伤风菌		1		1
黄热病病毒			1	1
甲肝病毒			1	1
贾第虫			1	1

数据来源：Carus（2001）。

自然发生的水体生物性污染

自然存在的微生物是一类潜在的生物制剂，可能会被恐怖分子用来蓄意污染饮用水系统（Asford et al. 2003）。美国国家饮用水标准，如美国 EPA 制定的标准（2012c），已指明了公认的对大众健康有特殊威胁的微生物。它们的出现通常已受到监管和控制。

美国环保署编制了饮用水《污染物候选清单》（EPA，2012 a）。清单上的污染物是已知的或预计会出现在公共供水系统中。然而，现行主要的国家饮用水管理条例尚未对这些污染物进行监管。额外信息来源于各类由水及食物传播引起传染病暴发的流行病数据。美国 EPA 于 2006 年 7～8 月出版了一期《水与健康》特刊，其中包括与饮用水微生物暴露相关的地方性胃肠道疾病的一系列综述性文章（2006）。

其他相关法律框架包括食源性微生物污染物的国家规范以及由政府机构提供的具有潜在危害的微生物信息。美国食品和药品管理局编制了《美国食品和药品管理局害虫书》（FDA，2011）。这本书列表说明并描述了对食物及供水系统有危害作用的微生物。Monroe（2006）将该表重新编排并创建了评级方法，评估每种病原微生物可能经水传播的倾向。

与饮用水系统攻击有关的生物制剂评估

有些出版物可评估何种生物制剂可能用来污染饮用水供给系统（Burrows & Renner，1999；Hickmann，1999；Khan *et al.*，2001；Field，2004；Shea & Gottron，2004；Ottaviani *et al.* 2005；Gleick，2006；Nuzzo，2006；EPA，2007；Winston & Leventhal，2008；Clark，2010；Burrows & Birkmire，2011）。

Burrows and Renner（1999）将对饮用水系统构成生物威胁的调查结果编辑成册，也是目前最全面的资料之一，其中对临床注意事项、感染中毒剂量、环境稳定性、杀菌功效、通过水处理系统的去除情况等内容进行了有效概括。

2.4.2　临界性评估

尽管与其他很多日常危害相比，由生物恐怖主义和犯罪活动带来的受害者及死亡者的已知实际数量极少，然而生物制剂存在污染或危害食物和供水安全的潜在性，会严重地损害经济发展，并引起大量人员伤亡，其中最大的危害可能是在公众生理和心理层面上造成社会混乱。

2001 年 7 月，在以色列特拉维夫市发生了一起非人为事故造成的饮用水污染事件。由此可知，污染事件再小、饮用水安全供给的中断时间再短，污染事件对公众心理、医疗及公众健康都会造成重大影响（Winston & Leventhal，2008）。

因此，许多国家政府部门将供水系统纳入国家安全的重要范畴。

攻击的严重性取决于受感染人群的数量、个体暴露程度以及污染物的剂量反应函数关系。

2.4.3　脆弱性评估

以往自然发生的食物和水源性微生物污染爆发事件说明供水及公众健康对于饮用水生物性污染的脆弱性。类似经验表明，对于供水和配水系统的生物攻击，甚至是攻击构成的置信威胁，都代表着恐怖活动的潜在攻击目标。

系统脆弱性的特点是一旦到达目标，可以很轻松地大量引入具有威胁性的生物制剂，数量足以达到攻击者的目的。

决定脆弱性的因素（Stephenson，2004；Nuzzo，2006；EPA，2002）包括：

- 可达性：进入、操作、收集信息及避开应对力量的容易程度；
- 与目标相关的信息的可用性；
- 检测能力：生物制剂发挥作用时的隐匿能力；
- 引入生物制剂的容易程度：不包括将生物制剂改装成武器的复杂步骤；
- 能够被引入的生物制剂污染物体积；
- 将生物制剂均匀混入目标的能力；
- 可用于引入生物制剂的时间；
- 稀释和处理过程（例如：加氯消毒）会削弱水污染的效果。

检测能力

当传感器安装就绪可用于检测饮用水供给中的风险污染物时，可认为应对攻击的检测能力已得到提高。在 DINAMICS 欧盟合作研究项目中开展了一项工作，旨在发明一种自动、灵敏的检测器，用于监测与微生物相关的生物恐怖主义袭击。美国土木工程学会发布了"污染物在线监控系统设计指南"（ASCE，2004）。此外，一些公司已经开始运作其他项目（Hindson *et al*. 2005）或尝试为此提供商业解决方案（例如 Early Warning，Inc.）。

发生在饮用水处理之前的水源地（湖泊、水库、河流和水井）污染：污染物会沿着传输管线多点引入，特别是在开放的渡槽情况下或者当沟渠位于地面以上时，污染物更加容易进入。污染物也可能在运输之前通过抽水泵直接打入水源地或给水处理厂的取水口。比较幸运的是，由当地水质管理部门对水质进行监测，或者通过氟化或氯化作用以及地表水过滤，都能对潜在污染物所造成的影响有一定的限制作用。

发生在饮用水处理之后的配水系统或储水池污染：污染物能够被水泵直接输入地上储水池或敞开式水库，也可由接入点（如消防栓以及大多数商住和住宅区的连接处）引入饮用水配水系统。

回流污染：污染物可能通过输出水源（如卫生间下水道、抽水马桶或水箱）重新进入配水系统，因为这些出流物有可能会污染当地的水系统。

破坏供水系统或使其失效：恐怖分子通过网络或物理攻击达到篡改给水处理设施或使其瘫痪的目的，以此来加重污染物的负面影响。如果设施受损，原水不能得到合理地处理，进入到原水中的污染物就可能通过终端的储水池继续进入到配水系统。

2.5　风险评估

2.5.1　分级风险评估

对饮用水系统的生物恐怖主义袭击的最佳风险评估应涵盖威胁的所有方面。对不同类型的信息及其确定性分阶段地使用不同的评估方法，这是唯一能够合理实现目标的途径。一种新的分级风险评估方法应运而生，并在政治层面上开始萌芽，其中列举并描述了实际和潜在的对手。下一阶段将使用这些信息来获取对各种威胁更准确的特征描述。尤其需要刻画出对手、攻击模式和生物危害之间的关系。绘制出来的流程图，无论是否正式，都将有助于阐明各因素之间的相关性。近期一些文献提出了一些更为复杂的模型，试图捕捉参与风险分析的诸多因素的相互依存关系（Hudson *et al*. 2001；NRC，2002；Latourrette & Willis，2007；Benett，2008；Lindhe，2008；Ezell *et al*. 2010）。

最后阶段可以应用改进型微生物定量风险评估方法（QMRA）。这种分阶段式的评估方法具有如图 2.1 所述的优点，即在每个阶段都需要不同的专家组并能够使用不同的评估方法。

当饮用水系统存在生物恐怖主义袭击时，"威胁本质"指的是生物制剂。生物制剂的选择受到对手的技能和可用资源的影响，并且决定了损失能到什么程度以及实际发生袭击的可能性。该流程图有助于更为详细的分析并决定选择何种病原微生物。

图 2.2 显示了各种影响因子之间可能存在的相互作用，进而影响到一个特定的威胁情景的风险。这些影响因子可按下列标准进行分组：

- 攻击点（某特定配水系统的脆弱性和技术参数）；
- 所选择的病原微生物的生物特性；
- 特定对手的特性。

培育病原微生物并使其数量大幅增加这一能力很大程度上受限于对手

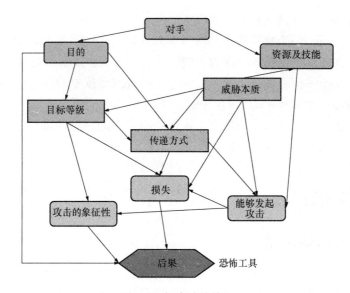

图 2.1　概率威胁特征

该图参照了 Paté-Cornell 和 Guikema（2002）所提出的模型。

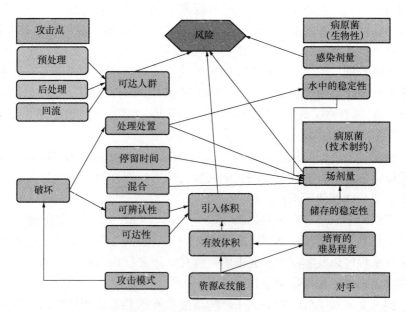

图 2.2　显示不同影响因子之间相关性的风险评估模型

注：带有尖角的矩形框仅表示影响因子的种类。

的技能，也取决于所涉及的病原微生物种类。一些病原微生物很容易培育
（如细菌），也有些病原微生物的培育非常困难（如病毒）。对对手技能的
评估目前是在更高等级的风险评估体系中开展。对手的目标决定了病原微

生物所需的数量。从历史经验来看，当犯罪分子需要大量生物制剂攻击目标时通常会选择容易培育的生物制剂（Carus，2001；McGeorge，1986；Purver，1995）。

风险计算中最重要的因素之一是有效场剂量，它取决于很多其他的因素，比如储存稳定性、引入体积、混合方式、停留时间以及释放后在水中的处理及稳定性。

城市给水系统通过各种处理方式去除水中的杂质，特别是病原微生物。作为这个过程的一部分，社区使用过滤器去除水中的颗粒物并加入氯以杀死残留的微生物。因此，攻击点设定在给水处理厂之前还是之后，对病原微生物的有效场剂量影响很大。恐怖分子可能直接将致病微生物注入主干区域，并绕过处理厂和水质监测站。饮用水系统的精确拓扑结构和攻击点决定了会有多少人可能受到污染的影响。另一方面，水中的余氯有可能还能够减轻攻击的危害性。因此也应考虑恐怖分子可能会使用对氯具有耐受性的生物制剂。

当下游有给水处理厂时，对于恐怖分子而言攻击水库可能不是最有效的策略，但是当攻击与破坏行动相结合使水体净化过程瘫痪时（Hickmann，1999），通常会使病原微生物最大限度地在人群中大量传播。

一个破坏被检测到的可能性通常高于对水污染事件的可检测能力，因此，恐怖分子有可能采取的策略是通过过量使用来抵抗水系统中的抗菌剂（Clark，1980）。然而，城市供水中仅有一小部分水被人群摄入，这一点也应当考虑到。到目前为止，用水最多的集中在个人卫生、浇灌草地、洗衣服、洗车以及冲洗厕所等。

2.5.2　微生物定量风险评估

美国国家科学院的报告（NAS，1983）将微生物定量风险评估（QMRA）具体分为四个步骤：

- 危害识别：包括疾病本质或对健康的不利影响；
- 剂量反应评估：包括定量研究，通常来源于动物毒物学实验，用于评估不良反应发生频率与有毒物剂量之间的关系；
- 接触评估：评价所关注的受体人群中可能接触的毒物剂量；
- 风险表征：将实验获得的剂量-反应模型定量预测结果与接触剂量相关联，来定量预测对目标人群不利影响的风险。如何确定剂量标准以及种间和种内的敏感性差异等因素通常都需要予以考虑。

微生物定量风险评估方法是基于众多专家后续研究的结晶（Haas，1999；Armstrong，2005；EPA，2007；Parkin，2008；EPA，2009；Schijven *et al*. 2011；USDA & EPA，2011；Camrawiki，2012）。

对于饮用水供给系统的特定病原微生物以及特定人群开展可靠的 QM-RA 研究，需要了解源水中的病原微生物浓度、水处理过程对病原微生物的去除或灭活效率以及饮用水消耗情况。通过运用数学模型，可以评估饮用水中低剂量病原微生物对人体健康的影响。

QMRA 方法能够量化风险的可能性、后果以及特定情景的影响范围（Teunis *et al*. 2000；Hunter *et al*. 2003；Hörman，2005；WHO，2011）。

问题的陈述和危害识别。对于饮用水系统的每种成分，所有可以导致微生物病原微生物出现的潜在危害、来源与事件（即会发生什么和怎样发生）都应鉴定并备有说明文件。

接触评估。针对饮用水消耗的接触评估包括个体接触的病原微生物（原则上是通过摄入）个数的估算。接触取决于饮用水中病原微生物浓度及所消耗的水的体积。接触评估的主要内容对所有病原微生物都是相同的，即人群消耗的未煮开的水的体积，包括了在消耗行为方面人与人的差异，尤其是易感人群的消耗行为。对于微生物危害，在风险评估中非常重要的一点是使用未煮开的饮用水的体积（无论是直接消耗的还是在食物准备中使用的），因为加热会使病原微生物很快灭活。接触评估必须考虑病原微生物浓度随着时间及摄入体积的变化而发生改变等因素。饮用水消耗的地域性差异也应考虑进去。接触可以表示为用户在某个特定时间点摄入的病原微生物单一剂量，或在某个特定时间段（如一年以上）内多次接触的总量。

剂量-反应评估。接触一个或多个病原微生物之后对健康产生不利影响的概率可由剂量-反应模型推导出。目前可获取的剂量-反应数据主要来源于对健康成年志愿者的研究。然而，仍缺少对易感人群的足够数据，易感人群包括孩子、老人以及免疫力低下者，他们可能会遭受更严重的疾病影响。剂量-反应模型是基于特定剂量感染概率的估计。感染是一种假设性事件，感染发生的前提是：一个或多个活菌已经被摄入并且被摄入的这些病原微生物已经在宿主体内存活。一发即中原则的概念（既单个病原微生物也可能引发感染及疾病）目前取代了旧文献中常用的（最低）感染剂量的概念。对于自然界分散良好的水污染事件，病原微生物可假定为泊松分布。剂量-反应关系可简化为指数函数，此时可以假定任何病原微生物个体存活概率与开始感染的概率相同。更多复杂的模型中使用贝塔-泊松剂量-反应关系。在发生蓄意污染的情况下，泊松分布的假设可能不为真，病原微生物的分布将取决于体积、浓度以及病原微生物进入点的系统分布函数，该点是病原微生物引入饮用水系统的初始位置。

风险表征。风险表征将收集到的有关接触病原微生物、剂量-反应、发病率和疾病严重程度的数据相结合。感染概率可以大致估算为通过饮用水接触到的病原微生物与接触一种病原微生物将导致感染发生的概率之间的乘积。不是所有被感染的个人都会发展成为临床病例。对于大多数病原微生物，无症状感染是很常见的。会发展成为临床病例的感染人数的百分比取决于病原微生物，同时也取决于其他因素，如宿主的免疫状态以及是否存在一部分人会形成对这种病原微生物的免疫力。

数据要求。数据收集和记录通常是任何风险评估中最为耗时的部分。关于风险评估的质量和数据关联的一般性问题已发表在 FAO/WHO（2003，2008）发布的风险评估指南中。风险评估需要两种基本类型的数据，即：

○ 用于描述风险路径以构建模型框架的数据；

○ 用于估算模型输入参数的数据。所有模型输入参数都必须是数值形式，以便进行定量风险评估。缺少数值数据时，需要量化专家意见或替代数据以填补缺口。此外，模型中必须体现参数估值过程中存在的不确定或发生变化的情况，通常通过各类分布图可以实现这一点。

2.5.3　数据来源

促进微生物风险评估中心（Center for Advancing Microbial Risk Assessment，CAMRA）开展了 CAMRA Wiki 项目（Camrawiki，2012），成为 QMRA 信息数据中心，可供科学家用于进行风险分析。该中心旨在对每种病原微生物都建立病原微生物安全数据表（Pathogen Safety Data Sheet，PSDS），对其危害及其相关风险进行概述，并对每种病原微生物提供全套的剂量-反应模型。在本书编写的同时，数据库已经列出了 8 种病毒、12 种细菌及 4 种原生动物。

病原微生物安全数据表（Pathogen Safety Data Sheet，PSDS）为所有生物制剂提供发病率、死亡率、培育时间、推荐的最适剂量反应参数以及生存率等信息。加拿大公共卫生署（PHAC，2012）为病原微生物安全数据表建立了在线资源库（之前的标题为"针对传染性物质的材料安全数据表"）。病原微生物安全数据表是技术文档，描述人类病原微生物的危害特性以及涉及这些生物制剂的实验室环境的工作建议。

美国环保署水污染信息工具（EPA Water Contaminant Information Tool，WCIT）包括对这些传染性物质的描述、在水环境中的行为以及对健康的潜在影响等详细信息。WCIT 资料中还包括病原微生物特性、可获取性、环境归趋和运移、药性和毒性信息以及所涉及的相关饮用水和污水处理。

VITAL FP7 项目（ViTAL，2007）对相关文献进行了概述，试图找到 QMRA 中对病毒感染风险进行定量评估的研究，目前已经找到了 10 项相关研究。

一些出版物和报告研究并描述了加氯过程及其他水处理方法对饮用水中病原微生物的灭活和/或去除效果（LeChevallier *et al.* 1981；Hoeger *et al.* 2002；Stanfield *et al.* 2003；Rose *et al.* 2004；WHO，2004；LeChevallier & Au，2005；Hörman，2005；Rose & O' Connell，2009）。

欧盟第五轮框架研究计划（FP5）中的微风险项目（Mons *et al.* 2005）提出了一些有趣的报告，包括《微生物风险评估中冷自来水消耗量的估算》、《水处理工艺的效能》、《饮用水源水中的病原微生物》以及《病原微生物的持久性》。

Dembek（1997）在《生化战中的医学问题》中列举了食源性及水源性病原微生物，其中包括传染剂量、死亡率及其他医学细节等信息。除了流行病学方面的评估，书中的很多章节还阐述了病原微生物个体的医学及生物学特性。

EPA（2009）起草了《微生物风险评估草案》，概述了水传播病原微生物的剂量反应关系，该草案改编自 McBride *et al.*（2002）的著作。

Sinclair *et al.*（2008）发表了有关水中 A 类待选生物制剂持久性的成果。

EPA（2007）在相关调研工作之后将相关文献汇编为《微生物风险评估新旧方法概要》。

《世界卫生组织饮用水水质指南》（WHO，2011）中也列举了确认可通过饮用水传播的病原微生物清单，以及可能通过饮用水传播但是尚无确切证据的生物体清单。

上述指南中还提供了微生物情况说明书，其中包括对人类健康的影响、来源和发生，传播途径及饮用水成为感染源的意义等信息。附件中包括处理方法及性能的描述。

美国环保署出版的《微生物风险评估中使用的术语分类辞典》（EPA，2012b）是对美国环保署内部及外部获得的资料来源中各类术语定义的汇编。

美国 NRC（2004）中列举了"新发和再发水传播病原微生物"，并描述了其健康影响及每种病原微生物的传播方式。

本章参考文献

Armstrong T. W. (2005). A Quantitative Microbial Risk Assessment Model for Human Inhalation Exposure to Legionella. Ph.D. thesis, Drexel University, USA.

ASCE (2004). Interim Voluntary Guidelines for Designing an Online Contaminant Monitoring System. American Society of Civil Engineers, USA.

Ashford D. A., Kaiser R. M., Bales M. E., Shutt K., Patrawall A., McShan A., Tappero J. W., Perkins B. A. and Dannenberg A. L. (2003). Planning against biological terrorism: lessons from outbreak investigations. *Emerging Infectious Diseases*, **9**(5), 515–519.

Bartram J., Corrales L., Davison A., Deere D., Drury D., Gordon B., Howard G., Rinehold A. and Stevens M. (2009). Water Safety Plan Manual: Step-by-Step Risk Management for Drinking-Water Suppliers. WHO, Geneva.

Benett S. (2008). WMD Terrorism Risk Assessment in the Department of Homeland Security, Presentation, S&T Stakeholder Conference, June 2–5 2008, USA. Www.dtic.mil/ndia/2008homest/benn.pdf (accessed 31 January 2012)

Benford D. J. (2001). Principles of Risk Assessment of Food and Drinking Water Related to Human Health. International Life Sciences Institute, Europe.

Burrows W. D. and Birkmire S. E. (2011). Water supply, vulnerability, and attack specifics In: Encyclopedia of Bioterrorism Defense, Katz Rebecca and A. Raymond, Zilinskas (eds), Hoboken, NJ, USA.

Burrows W. D. and Renner S. E. (1999). Environmental Health Perspectives. Biological warfare against as threats to potable water. U.S. Army Center for Health Promotion and Preventive Medicine, Aberdeen Proving Ground, MD 21010-5403, USA. http://ehp03.niehs.nih.gov/article/fetchArticle.action?articleURI=info:doi/10.1289/ehp.99107975 (accessed 31January 2012)

CAMRA Microbial Risk Assessment Wiki (CAMRAwiki), Center for Advancing Microbial Risk Assessment (CAMRA), jointly at Michigan State University (MSU) and Drexel University, USA. http://wiki.camra.msu.edu. (accessed 31 January 2012)

Carus S. (2001). Bioterrorism and Biocrimes: The Illicit Use of Biological Agents Since 1900, Center for Counterproliferation Research, National Defense University, Washington, D.C., USA. http://www.fas.org/irp/threat/cbw/carus.pdf (accessed 31 January 2012)

Catlin M. and Kautter D. (2007). Carver Plus Shock Method for Food Sector Vulnerability Assessments. FDA, USA.

CDC (2012). Bioterrorism Agents/Diseases by Category, Center of Disease Control, Department of Health and Human Services, USA. http://emergency.cdc.gov/agent/agentlist-category.asp (accessed 31 January 2012)

Clark R. C. (1980). Technological Terrorism. Devin–Adair, Old Greenwich, CT.

Clark R. M. 2010. Potential contamination agents of interest. In: Wiley Handbook of Science and Technology for Homeland Security, John G. (ed), Voeller Wiley-Blackwell, Hoboken, NJ, USA. pp. 1–18.

Copeland C. (2010). Terrorism and Security Issues Facing the Water Infrastructure Sector, Report RL32189, CRS Report for Congress, Congressional Research Service, The Library of Congress, USA. http://www.fas.org/sgp/crs/terror/RL32189.pdf (accessed 31 January 2012)

Dawson D. (2003). Foodborne Protozoan Parasites. ILSI Europe Emerging Pathogen Task Force, International Life Sciences Institute, Brussels, Belgium.

Dechesne M. and Soyeux E. (2007). Assessment of source water pathogen contamination. *Journal of Water and Health*, **5**(Suppl 1), 39–50 .

Dembek Z. F. (1997). Medical Aspects of Biological Warfare, Series: Textbooks of Military Medicine, Office of The Surgeon General. US Army Medical Department Center and School Borden Institute, Washington, DC, USA.

Department of Homeland Security (2008). DHS Risk Lexicon, Risk Steering Committee. US Department of Homeland Security, USA.

DHS and FBI (2008). Potential Terrorist Attack Methods. Homeland Security, Federal Bureau of Investigation, USA. http://publicintelligence.net/dhsfbi-ufouo-potential-terrorist-attack-methods (accessed 31 January 2012).

Dufour S. M., Koster W., Bartram J., Ronchi E. and Fewtrell L. (2003). Assessing Microbial Safety of Drinking Water – Improving Approaches and Methods. WHO Water Quality Series OECD. London, UK.

EPA (2002). Vulnerability Assessment Factsheet, Report EPA 816-F-02-025, Office of Water (4601M), Environmental Protection Agency, USA.

EPA (2006). Waterborne disease research summaries, *Journal of Water and Health*, **4**(Suppl 2). http://www.epa.gov/nheerl/articles/2006/waterborne_disease.html (accessed 31 January 2012)

EPA (2007). A Compendium of Prior and Current Microbial Risk Assessment Methods, Report EPA/600/R-07/129, Threat and Consequence Assessment Division National Homeland Security Research Center United States Environmental Protection Agency, USA.

EPA (2009). Protocol for Microbial Risk Assessment. Report EPA-SAB-10-008, Office of Science and Technology, Office of Water, Washington, DC, and Environmental Protection Agency, USA.

EPA (2012). National Primary Drinking Water Regulations. Environmental Protection Agency, USA. http://water.epa.gov/drink/contaminants/index.cfm#Microorganisms (accessed 31 January 2012)

EPA (2012a). Third Contaminant Candidate List, Environmental Protection Agency, USA. http://water.epa.gov/scitech/drinkingwater/dws/ccl/ (accessed 31 January 2012)

EPA (2012b). EPA's Thesaurus of Terms Used in Microbial Risk Assessment. http://water.epa.gov/scitech/swguidance/standards/criteria/health/microbial/thesaurus_index.cfm (accessed 31 January 2012)

Ezell B. C., Bennett S. P., von Winterfeldt D., Sokolowski J. and Collins A. J. (2010). Probabilistic risk analysis and terrorism risk. *Risk Analysis*, **30**(4), 575–589.

FAO and WHO (2003). Hazard characterization for pathogens in food and water. In: Guidelines. Microbiological Risk Assessment, Jean-Louis Jouve, Jørgen Schlundt (eds), Series No 3. p. 61, Food and Agriculture Organization of the United Nations and World Health Organization, Geneva, Switzerland.

FAO and WHO (2008). Exposure Assessment of Microbiological Hazards in Food. In: Guidelines. Microbiological Risk Assessment, Ezzeddine Boutrif, Jørgen Schlundt (eds.), Series No 7. p. 61, Food and Agriculture Organization of the United Nations and World Health Organization, Geneva, Switzerland.

FDA (2011). Foodborne Pathogenic Microorganisms and Natural Toxins Handbook, The "Bad Bug Book", Food and Drug Adminstration, USA. http://www.fda.gov/food/foodsafety/foodborneillness/foodborneillnessfoodbornepathogensnaturaltoxins/badbugbook/default.htm (accessed 31 January 2012)

Fedra K. (2008). Technological risk assessment and management: can we integrate terrorist attacks? In: Integration of Information for Environmental Security. NATO Science for Peace and Security Series C: Environmental Security, H. G. Coskun, H. K. Cigizoglu and D. Maktav, (eds), Springer, Dordrecht, pp. 353–373, 498.

FEMA (2005). Risk Assessment, A How-To Guide to Mitigate Potential Terrorist Attacks Against Buildings, Report FEMA 452, Federal Emergency Management Agency U.S. Department of Homeland security, USA.

Field M. S. (2004). Assessing the risks to drinking-water supplies from terrorists attacks. In: Water Supply Systems Security, W. M. Larry (ed.), 1st edn, From Water Supply Systems Security, McGraw-Hill Professional, New York, NY, USA.

Fowle J. R. and Dearfield K. L. (2000). Risk Characterization Handbook. Environmental Protection Agency 100-B-00-002, Washington, DC, USA, p. 1–57.

Gleick P. H. (2006). Water and terrorism. *Water Policy*, **8**, 481–503.

Haas C. N. (1983). Estimation of risk due to low doses of microorganisms: a comparison of alternative methodologies. *American Journal of Epidemiology*, **118**(4), 573–582.

Haas C. N., Rose J. B. and Gerba C. P. (1999). Quantitative Microbial Risk Assessment, John Wiley & Sons. Hoboken, NJ, USA.

HHS and USDA (2008). List of Select Agents and Toxins, 7 CFR Part 331, 9 CFR Part 121, and 42 CFR Part 73, U.S. Department of Agriculture's Food Safety and HHS USA. http://www.selectagents.gov/select agents and Toxins list.html (accessed 31 January 2012)

Hickman D. C. (1999). A Chemical and Biological Warfare Threat: USAF Water Systems At Risk, Counterproliferation Paper No. 3, USAF Counterproliferation Center, Air War College, Air University, AL, USA. http://www.au.af.mil/au/awc/awcgate/cpc-pubs/hickman.htm (accessed 31 January 2012)

Hindson B. J., Makarewicz A. J., Setlur U. S., Henderer B. D., McBride M. T. and Dzenitis J. M. (2005). APDS: the autonomous pathogen detection system. *Biosensors and Bioelectronics*, **20**(10), S1925–S1931.

Hoeger S. J., Dietrich D. R. and Hitzfeld B. C. (2002). Effect of ozonation on the removal of cyanobacterial toxins during drinking water treatment. *Environ. Health Perspect*, **110**(11), 1127–1132.

Hokstad P., Røstum J., Sklet S., Rosén L., Pettersson T., Linde A., Sturm S., Beuken R., Kirchner D. and Niewersch C. (2009). Methods for risk analysis of drinking water systems from source to tap, Report TECHNEAU D4.2.4, TECHNEAU is an Integrated Project Funded by the European Commission under the Sixth Framework Programme (contractnumber 018320).

Hörman A. (2005). Assessment of the Microbial Safety of Drinking Water Produced from Surface Water Under Field Conditions, PhD thesis, Department of Food and Environmental Hygiene, University of Helsinki, Helsinki, Finland.

Hudson L. D., Ware B. S., Laskey K. B. and Mahoney S. M. (2001). An Application of Bayesian Network to Antiterrorism Risk Management for Military Planners. Technical Report, Department of Systems an Engineering and Operation Research, George Mason University. http://www.dsbox.com/docs/UAI Antiterrorism_Paper.pdf (accessed 31 January 2012)

Hunter P. R., Payment P., Ashbolt N. and Bartram J. (2003). Assessment of risk. In: Assessing Microbial Safety o Drinking Water – Improving Approaches and Methods, Chapter 3, WSH/DOC 2003, Water Quality Serie OECD, A. Dufour, M. Snozzi, W. Koster, J. Bartram, E. Ronchi and L. Fewtrell (eds.), IWA Publishing London, UK, pp. 79–109.

ILSI (2008). Considering water quality for use in the food industry. Report ILSI Europe Environment and Health Tas Force, ILSI, Europe.

IRM (2002). A Structured Approach to Enterprise Risk Management (ERM) and the Requirements of ISO 3100C Institute of Risk Management, UK. http://www.theirm.org/publications/documents/ARMS_2002_IRM.pd (accessed 31 January 2012)

Khan A. S., Swerdlow D. L. and Juranek D. D. (2001). Precautions against Biological and Chemical Terrorism Directed at Food and Water Supplies. Public Health Reports, Volume 16.

Koopmans M. and Duizer E. (2003). Foodborne viruses: an emerging problem. *International Journal of Food Microbiology*, **90**(2004), 23–41.

Larson E., Aiello A. E. and Arbor A. (2006). Systematic risk assessment methods for the infection control professional. *AJIC Practice Forum*, **34**, 323–326.

Latourrette T. and Willis H. H. (2007). Using probabilistic terrorism risk modeling for regulatory benefit-cost analysis. *RAND*, Report WR-487-IEC, Working Paper, http://www.rand.org/content/dam/rand/pubs/working_papers/2007/RAND_WR487.pdf, 1–46.

LeChevallier M. W. and Au K. 2004. Water Treatment and Pathogen Control: Process Efficiency in Achieving Safe Drinking Water. IWA Publishing, London, UK.

LeChevallier M. W., Evans T. M. and Seidler R. J. (1981). Effect of turbidity on chlorination efficiency and bacterial persistence in drinking water. *Applied and Environmental Microbiology*, July 1981, 159–167.

Leson J. (2005). Assessing and Managing the Terrorism Threat, Report NCJ 210680, Bureau of Justice Assistance, Office of Justice Programs, USA.

Lindhe A. (2008). Integrated and Probabilistic Risk Analysis of Drinking Water Systems. PhD thesis. Department of Civil and Environmental Engineering, Chalmers University, Göteborg, Sweden 1–241.

Masse T., O'Neil S. and Rollins J. (2007). The Department of Homeland Security's Risk Assessment Methodology: Evolution, Issues and Options for Congress. CRS Web, Washington, DC, USA, pp. 1–33.

McBride G., Till D., Ryan T., Ball A., Lewis G., Palmer S. and Weinstein P. (2002). Pathogen Occurrence and Human Health Risk Assessment Analysis, Microbiology Research Programme Technical Report TR122, Ministry for the Environment, NZ. http://www.mfe.govt.nz/publications/water/freshwater-microbiology-nov02/freshwater-microbiology-nov02.pdf (accessed 31 January 2012)

McGeorge H. J. II (1986). The deadly mixture: bugs, gas, and terrorists. *NBC Defense & Technology International*, **1**(2), 56–61.

Monroe W.-S. (2004), Waterborne rating, Civil and Environmental Engineering, Cornell University, USA. http://ceeserver.cee.cornell.edu/mw24/cee454/Readings/badbugs.htm (accessed 31 January 2012)

Mons M., Blokker M., van der Wielen J., Medema G., Sinclair M., Hulshof K., Dangendorf F. and Hunter P. R. (2005). Estimation of the consumption of cold tap water for microbiological risk assessment. FP5 MICRORISK Project Nr. CG020114. http://www.microrisk.com/uploads/microrisk_tap_water_consumption.pdf (accessed 31 January 2012)

National Academy of Sciences (1983). Risk Assessment in the Federal Government: Managing the Process. National Academy Press, Washington, DC, USA.

National Research Council (2002). Making the Nation Safer: The Role of Science and Technology in Countering Terrorism. The National Academies Press, Washington, DC, 2002. 1. Print. http://www.nap.edu/openbook.php?record_id=10415 (accessed 31 January 2012)

National Research Council (2004). Indicators for Waterborne Pathogens. The National Academies Press, Washington, DC, 2004. 1. Print. http://www.nap.edu/openbook.php?record_id=11010 (accessed 31 January 2012)

Nuzzo J. B. (2006). The biological threat to U.S. water supplies: toward a National Water Security Policy. *Biosecurity and Bioterrorism*, **4**(2), 147–159.

Ottaviani M., Drusiani R., Lucentini L., Ferretti E. and Bonadonna L. (2005). Misure di prevenzione e di sicurezza dei sistemi acquedottistici nei confronti di possibili atti terroristici (Preventive and Security Measures Towards Potential Terrorist Attacks to Water Systems.). Rapporti ISTISAN 05/4, Ministero della Salute, Istituto Superiore di Sanità and Federgasacqua, Italy.

Parkin R. T. (2008). Foundations and Frameworks for Human Microbial Risk Assessment. Center for Risk Science and Public Health, School of Public Health and Health Services, The George Washington University Medical Center, Washington, DC, 1–129.

Paté-Cornell E. and Guikema S. (2002). Probabilistic modeling of terrorist threats: a systems analysis approach to setting priorities among countermeasures. *Military Operations Research*, **7**(4), 1–42.

Public Health Agency of Canada (2012). Pathogen Safety Data Sheets and Risk Assessment. CA. http://www.phac-aspc.gc.ca/lab-bio/res/psds-ftss/index-eng.php (accessed 31 January 2012)

Purver R. (1995). Chemical and Biological Terrorism: The Threat According to the Open Literature. http://www.csis-scrs.gc.ca/pblctns/thr/cbtrrrsm01-eng.asp (accessed 31 January 2012)

Riha J. (2009), Semi-quantitative risk assessment of water structures. International Symposium on Water Management and Hydraulic Engineering, Ohrid, Macedonia, Paper: A28, pp. 81–88.

Rios J. (2010). Adverserial risk analysis for counterterrorism modelling, Workshop on Adverserial Decision Making, DIMACS 2010, Piscataway, NJ, USA.

Rose L. J. and O'Connell H. (2009). UV light inactivation of bacterial biothreat agents. *Applied and Environmental Microbiology*, **75**(9), 2987–2990.

Rose L. J., Rice E. W., Jensen B., Murga R., Peterson A., Donlan R. M. and Arduino M. J. (2005). Chlorine inactivation of bacterial bioterrorism agents. *Applied and Environmental Microbiology*, **71**(1), 566–568.

Rosén L., Hokstad P., Lindhe A., Sklet S. and Røstum J. (2007). Generic Framework and Methods for Integrated Risk Management in Water Safety Plans, Report TECHNEAU D4.1.3, TECHNEAU is an Integrated Project Funded by the European Commission under the Sixth Framework Programme (contractnumber 018320).

Schijven J. F., Teunis P. F. M., Rutjes S. A., Bouwknegt M. and de Roda Husman A. M. (2011). QMRAspot: a tool for quantitative microbial risk assessment from surface water to potable water. *Water Research*, **45**, 5564–5576.

Schmid D., Stüger H.-P., Pet D., Pongratz P., Brüller W. and Allerberger F. (2008). Bioterrorism: A review of Potential Bioterrorism Agents. Austrian Agency for Health and Food Safety (Ages), Austria. http://www.ages.at/uploads/media/Bioterrorism_110509_07.pdf (accessed 31 January 2012)

Schroeder C. M., Jensen E., Miliotis M. D., Dennis S. B. and Morgan K. M. (2007). Microbial risk assessment. In: Infectious Disease: Foodborne Diseases, S. Simjee (ed.), Humana Press, Totowa NJ, USA, pp. 435–455.

Shea D. A. and Gottron F. (2004). Small-scale Terrorist Attacks Using Chemical and Biological Agents: An Assessment Framework and Preliminary Comparisons. CRS Web, Washington, DC, USA, pp. 1–81.

Sinclair R., Boone S. A., Greenberg D., Keim P. and Gerba C. P. (2008). Persistence of category a select agents in the environment. *Applied and Environmental Microbiology*, **74**(3), 555–563.

Stanfield G., LeChevallier M. and Snozzi M. (2003). Treatment efficiency. In: Assessing Microbial Safety of Drinking Water: Improving Approaches and Methods, A. Dufour, M. Snozzi, W. Koster, J. Bartram, E. Ronchi and L. Fewtrell, (eds), IWA Publishing, London, UK, pp. 159–178.

Stephenson J. B. (2004). Experts' views on how future federal funding can best be spent to improve security. Report GAO-04-1098T, United States General Accounting Office, USA.

Teunis P. F. and Havelaar A. H. (2000). The Beta Poisson dose-response model is not a single-hit model. *Risk Analysis*, **20**(4), 513–520.

Thoeye C., Eyck K. V., Bixio D., Weemaes M. and Gueldre G. D. (2003). Methods used for health risk assessment. In: State of the Art Report Health Risks in Aquifer Recharge Using Reclaimed Water, R. Aertgeerts and A. Angelakis (eds), World Health Organization, Copenhagen, Denmark, 123–152.

Tuduk T. (2004). Homeland security quantitative risk analysis. *The ISSA Journal*, **2**(1), 14–18.

US Army (1998). Biological Warfare Agents as Potable Water Threats, Medical issues Information paper No. IP-31-017, US Army Center for Health Promotion and Preventive Medicine, Aberdeen Providing Ground, MD, USA. https://www.ncjrs.gov/App/Publications/abstract.aspx?ID=191802 (accessed 31 January 2012)

USDA and EPA (2011). Microbial Risk Assessment Guideline: Pathogenic Microorganisms with Focus on Food and Water, Report DRAFT Version 5.3, Interagency Microbiological Risk Assessment Guideline Workgroup, U.S. Department of Agriculture's Food Safety and U.S. Environmental Protection Agency, USA.

ViTAL (2007). Integrated Monitoring and Control of Foodborne Viruses in European Food Supply Chains), FP projekt KBBE-2007-2-4-03. www.eurovital.org (accessed 31 January 2012)

WHO (2004). Public Health Response to Biological and Chemical Weapons: WHO guidance. 2nd edn, World Health Organization, Geneva, Switzerland. http://www.who.int/csr/delibepidemics/biochemguide/en/ (accessed 31 January 2012).

WHO (2011). Guidelines for Drinking-Water Quality. 4th edn, World Health Organization, Geneva, Switzerland.

Willis H. H., Morral A. R., Kelly T. K. and Medby J. J. (2005). Estimating Terrorism Risk. RAND, Santa Monica, CA, USA, pp. 1–66.

Winston G. and Leventhal A. J. (2008). Unintentional drinking-water contamination events of unknown origin: surrogate for terrorism preparedness. *Water Health*, **6**(Suppl 1), 11–9.

Woo G. (2008). Terrorism risk. In: Wiley Handbook of Science and Technology for Homeland Security, John G. Voeller (ed.). Wiley-Blackwell, Hoboken, NJ, USA, 1–17.

第 3 章

在线污染物监测系统的样本采集程序

Miloslava Prokšová，Marianna Cichová，
Livia Tóthová

3.1 引言

    安全可靠地供应优质饮用水是社会经济发展和百姓生活安康的必要条件。保障供水系统不受蓄意破坏或事故性干预，是水务工作的一项重点。由于上述事件的不可预测性，供水公司很难预防或采取适当措施消除其影响。为应对此类事故，有必要收集与危害识别及事后补救措施相关的一切有用信息。

    生物恐怖袭击即故意释放病毒、细菌或其他病原微生物，常造成人群、动物或植物的患病或死亡。这些物质虽然存在于自然界，但它们可能被强化，造成致病能力、抗药性或环境传播能力的增强。生物制剂可以通过空气、水或食物摄入来传播。生物制剂很难被检测出来，感染初期数小时或数天都不会发病，因此更有利于恐怖分子的使用。一些生物恐怖制剂（如天花病毒）可以人传人，而炭疽病毒则不能（http：//www.cdc.gov/；Khan *et al.* 2001；Arendt，2003）。

    水控制技术对生产安全的饮用水必不可少，其应用可以监控源水水质，检测水中生物和化学危险品，为意外污染事件的预警及后续处理确定边界条件。无论对整个处理过程还是单个处理步骤，这些技术都是强制性和永久性的，这保证了出厂水的水质。

    微生物污染的监测方法依赖于定期的水样采集和分析，其过程通常需要数小时或数天。这些方法对于合规性监测已经足够了，但对于预警系统来说是不充分的，因为需要消耗大量的污染水样以得出结果。供水系统的管理者需要更快获取污染类型及污染程度的相关信息，以采取适当的保护行动。因此应对类似事件时，需要能够及时可靠识别生物威胁的设备。

3.2　饮用水的微生物监测

供水设施有责任向人们供应安全优质、无不良健康影响的饮用水。一旦发生恐怖袭击，供水设施的操作人员需要迅速了解污染类型及程度的相关信息，以便采取适当的保护行动。因此需要一种支持系统来完成耗时的微生物鉴定过程，立刻显示供水系统物理完整性受水质变化的干扰（替代性参数的在线监测）。

评估水质的微生物状况，对供水者和监管机构都是至关重要的。微生物状况是主要关注点，因为饮用水中的病毒、细菌、原生动物和寄生虫会造成急性健康风险（Burrows and Renner，1999）。因此，监测和评估饮用水安全是一项保障优质供水、维护公众健康的根本措施。

为保障供给社区的饮用水安全，了解其水质是重要的。根据1998年颁布的欧洲理事会指令（98/83/EC）对人群用水的水质要求，成员国应采取必要措施保证饮用水卫生干净。按照该指令的最低要求，人群用水的水质应该：

（a）不存在对人体健康造成潜在危害的微生物、寄生虫及其他物质；

（b）达到表3.1中微生物指标的最低要求。

微生物指标及其限值（Anon，1998）　　　　　　　　　　　表3.1

指　　标	限值（个/100mL）
大肠杆菌（*E. coli*）	0
肠球菌	0

采集的水样要能代表一整年消耗水的水质。如果有理由怀疑它们达到一定数量或浓度时会对人体健康造成潜在危害，成员国应对尚未规定限值的微生物（作为个案）进行额外监测。

供水者必须在水处理之前意识到可能存在于水源中的污染物。在处理过程中和处理后对水质进行监测，可以提供处理措施有效性的相关信息。监测水质同时也反映其是否满足饮用水标准。

微生物是活的生物体。此外，当它们进入水体后不会形成完全溶解的溶液，而是形成悬浊液并有一定程度的可变性。因此，合适的采样措施是保证实验室分析样品有效性的关键。采样方法由采样目的和样本特性决定。

ISO 19458国际标准提供了水样采集的导则，包括采样点的选取，样品如何收集，针对微生物分析的采样流程，以及样本分析前的运输、处理和保存。该导则的重点是针对微生物调查的采样。有效地监测饮用水水质，需要采样计划制定者、水处理厂和供水系统操作者、采样人员、实验室分析人员与数据使用者之间的良好合作。由于目的和分析方法的不同，采样方案可能有很大差异。

采样目的包括：

（a）检测饮用水，确保其水质符合国家/国际管理规定（例如：WHO饮用水水质导则和欧盟饮用水指令）；

（b）确定饮用水处理厂或其组成单元（例如消毒单元）的效率；

（c）监测水厂出水的水质；

（d）监测输配水系统（包括大型建筑物内的）的水质；

（e）寻找输配水系统污染的原因（例如对客户投诉的回应）；

（f）监测饮用水管道的腐蚀；

（g）评价与水接触的材料对水质的影响（化学或生物的）；

（h）监测食品或饮料加工厂的进水、不同工艺过程以及必要的水处理步骤的水质。

用于监测的采样点是由主管部门决定的。成员国应该在指定地点采样，以保证人群用水满足指令98/83/EC的要求。然而，在输配水网络中，如果所关注参数的测量值没有不利变化，成员国可以在供水区或者处理厂采集水样对特殊参数进行监测。

微生物样本采集的数量和频次是根据资源与人口规模而变化的，不过应尽可能做到供水者至少每季度一次，监测机构至少每年一次。样本数量很大程度上取决于服务区人口数量、可用时间、分析资源和输配水网络的类型。样品数量越多，结果越有代表性。表3.2是一个确定最少样本数的粗略导则。

输配水网、储水罐或食品工业用水的采样和分析最低频次（Anon，1998）

表3.2

供应区的每日供水量①②（m³）	每年检查的监测样本数③④⑤	每年审计的监测样本数③⑤
≤100	⑥	⑥
100～1000	4	1
1001～10000		1+1（每3300m³/d及其总量的一部分）
10001～100000	4+3（每1000m³/d及其总量的一部分）	3+1（每10000m³/d及其总量的一部分）

续表

供应区的每日供水量①② （m³）	每年检查的监测样本数③④⑤	每年审计的监测样本数③⑤
>100000		10+1（每25000m³/d及其总量的一部分）

注：① 供应区是一个地理区域，在此区域内人群用水都来自于一个或多个水源，其水质可以近似认为是相同的。

② 用水量根据年度均值计算。成员国也可以根据供应区内居民数量而不是供水量来决定最低采样频次，假设人均耗水量200L/d。

③ 如遇间歇性短期供水情况，由储水罐配送饮用水的监测频次由相关成员国自行决定。

④ 对于欧洲理事会指令981831EC附录1中的不同指标，成员国可根据如下情况减少采样数量：

(a) 连续两年采集水样的监测值是恒定不变的，且明显优于欧洲理事会指令981831EC附录1中的限值；

(b) 没有导致水质恶化的要素存在。

最低监测频次不得少于表中样本数量的50%，除非遇到⑥中的情形。

⑤ 样本数量应该尽可能在时间和空间上平均分布。

⑥ 相关成员国自行决定监测频次。

3.3 采样方案

采样方案是监测计划的重要环节。采样之前明确采样目的是很重要的，因为这是决定采样位置、采样频次和采样持续时间、采样流程、样本处理方法和分析需求的重要因素。水质浓度测算的准确度和精确度也有必须考虑在内。采样计划应能估算相关误差，包括统计上的采样误差和分析误差。

对于以前具有相同采样点或者类似采样点的采样计划的所有相关数据和信息，有必要认真考虑。以前类似计划或者情景的个人经验对于制定新的采样计划有参考价值，而新计划通常是首次制定或者用于应急处理。

采样方案也依赖于分析方法。如果在实验室使用常规分析方法或使用在线监测系统，则需要另外制定采样方案。

如果使用生物危害传感器监测替代性指标，仪器类型和布点位置则由具体的监测指标、检测限和所需数据的准确度决定。其他必须考虑的重要问题有：安装及操作需求（定期还是连续采样、数据采集、通信、维护需求等），仪器与现有水质监测系统的集成，可能安装的仪器数量等。

采样点条件和供水系统也应该认真考虑。这种条件包括授权者可否方便到达采样点，因为仪器设备需要定期维护，这与操作、维护和系统升级直接相关。同时，采样点应具有一定的安全性，防止非授权者使用。采样点还应该有足够空间容纳仪器和辅助设备。还应该考虑采样点上仪器设备或者采样方法的适用性，包括废水排放、电力供应、数据传输和远程通信设备、防止非法使用或篡改的物理安全措施等。采样点水利条件是安装仪器的最重要因素，因为水管内的湍流会影响采样和测量。在采样点安装额外采样设备进行基础性或合规性监测，是比较好的选择。

针对所有采样方法，方案都应包含以下内容：

● 供水系统的简明描述，包括水源、处理、存储、输配水系统维护、承压区、节点数量、供水区人口数量等。

● 输配水系统的地图，地图上应标示出常规和重复性采样点、管路分布、入口等。

● 采样方案还包括采样地址、最小采样数、采样周期、余氯监测、联系人姓名和电话、采样流程等。对于常规检测样本中病原微生物呈阳性的情况，方案应列出进行重复测试的点位，以及对供水系统的具体调查流程。

对于传感器布设点位的选择，还有几个系统尺度和拓扑学方面的重要影响因素：

● 污染容易进入的高风险区（如水库、排放阀、泵站），缺乏物理安全设施，污染物容易进入；

● 最有可能发生的污染类型（根据风险分析和有根据的推测）；

● 污染物传输时间和浓度，这影响到传感器的布设位置和数量。高风险污染物在水网中的传输速率（归因于流量、稀释、降解），由于水体性质变化导致的污染物性质变化，壁效应（管材、湍流、生物膜）和混合，这些都影响污染最终到达消费者的时间；

● 仪器准确度和检测限；

● 供水网络中的敏感人群（如老人、病人或儿童）；

● 由供水网络时间和物理特性带来的相对用水需求及关联流动特征，时间因素考虑白天（如上午还是中午）、每天（如工作日还是周末）以及季节（如夏天还是冬天）的变化，物理因素包括管长、尺寸、使用环境、材料、配件、弯头、三通等；

● 采样频率（定期还是连续）以及采集、分析的数据量。

调查污染原因的采样计划，应能确定未知排放源的特征。这类计划通常基于自然环境和污染物特性的相关知识，以及污染发生周期与采样周期的一致性。与水质管理和水质表征不同，标准要求采样频次与污染频次相关联。选取大量不同点位进行采样，对发现尚未登记在案的污染源常常是有效的。

准备采样方案之前，需要了解整个输配水网络的相关信息。这包括水处理条件、饮用水源、水处理设施。从生物恐怖袭击的角度看，流动条件在这些信息中是很重要的。

1. 以保证水质为目的的流量测定

没有流量测定，无法评估污染负荷。制定采样计划时，一些流体力学原理应考虑在内。

需要测量以下五方面的流动条件：

（a）流向；

（b）流速；

（c）排放速率；

（d）流动结构；

（e）断面面积。

（1）流向

内陆水源的流向是无需说明的，但运河和排水渠不是这样。流向可能随着时间变化，可能出现反向或逆流的情况。遇到涡流或其他情形，自然河流也会出现逆流现象。了解地下蓄水层的水流模式对于评估蓄水层污染影响以及选择钻孔采样点是很重要的。蓄水池的水流模式也影响着处理过程中物质的混合和悬浮物的沉淀，应考虑这个因素以保证样品的代表性。

（2）流速

流速对如下过程很重要：

● 计算排放速率；

● 计算平均速度或水流过时间，即特定水体流过特定距离所需要的时间（为保证水质）；

● 评估流速产生的湍流和水体混合作用。

（3）排放速率

排放速率是指单位时间内流过某点的液体体积。平均和极端排放速率对于水处理厂的设计和运行至关重要。

（4）流动结构

流动结构强烈影响垂直及横向混合的速率。应注意评估水流存在于一个单封闭河道，还是存在于多个交叉河道，以及是否存在涡流。理想情况下，样品应当从充分混合的单一河道中收集，从多重河道和涡流中采集到的样本可能不具有代表性。

（5）断面面积

采样断面可以是近似矩形，也可以一侧是很深的河道，可以浅而宽，也可以深而窄。无论是自然河流还是人造沟渠，这些特性能够影响水体的混合和侵蚀作用，并随时间的推移而变化。

2. 采样点

采样地点应能代表垂直、水平和时间上的变化特征，应能符合 ISO 5667—1 和 ISO 5667—5 标准中的一般建议，并考虑到针对微生物的一些情形。采样点应充分覆盖输配水网络和承压区。选择采样点的位置时，对水样带来的负面影响应尽可能小。许多供水系统在输配水管网中设置专门用于采样的站点，消除了许多外部因素对水样的潜在影响。

应避免在条件不稳定的点位采样，应考虑水力系统的异质性。在消毒功效的研究中，应选择采样点确保消毒反应完全进行。供水网络中的不同点位是不等价的，可能存在流量减少的死节点或断面，特别是网络受供于两个水源时。完全混合型蓄水池出水口的水质与池中相同，但可能与入水口完全不同。

3. 采样装置

采样设备的设计应能防止因吸附和挥发造成的样品成分损失，以及外源物质污染。

用于收集和储存样品的采样设备还应考虑：耐极端温度、不易破损、易于密封和多次打开、尺寸、形状、质量、成本、清洗和反复使用能力等。此外，用于收集和存储样品的设备主要的选择标准如下：

（a）减小容器或塞子材料造成的水样污染，例如从玻璃浸出的无机成分（尤其是软玻璃），以及从塑料和弹性体（塑化乙烯瓶盖垫，氯丁橡胶护封）中释放的有机物和金属；

（b）能清洁和处理容器壁，减小痕量成分如重金属或放射性物质造成的表面污染；

（c）容器材料具有化学和生物惰性，防止或最小化样品成分与容器之间的反应；

（d）样品容器可能会因吸附待测化学物质而造成分析误差。痕量金属特别容易受此影响，分析其他物质（如清洁剂、杀虫剂、磷酸盐）时也可能出现这种问题。

采样管路通常用于自动采样，为连续分析仪或监测仪提供样品。样品在管内停留时可被视为储存于相同构造的容器中。指南中关于样品容器材料的选择，也适用于采样管路。

指南中关于微生物检验用样品容器在 ISO 19458 和 ISO 5667—16 中有详细描述。样品容器应能承受高温灭菌过程。在灭菌或样品贮存过程中，材料不应产生或释放能抑制微生物活性的化学物质，也不能释放有毒化学物质或刺激微生物增殖。样品采回实验室打开前，应保持密封并防止污染。

4. 防止样品污染（样品的污染源）

采样过程中防止样品被污染是必要的。应考虑所有可能的污染源，必要时采取适当防控措施。

潜在污染源包括：

（a）采样容器、漏斗、铲子、勺子中残留的之前的样品；

（b）采样过程中来自采样点的污染；

（c）绳、链或把手上的残存水分；

（d）保存的样品对漏斗的污染；

（e）灰尘或水对瓶盖的污染；

（f）注射器针筒及过滤器的污染；

（g）手、手指、手套及其他触摸方式造成的污染；

（h）内部燃烧废气造成的污染；

（i）不适当的采样设备、采样瓶和过滤装置；

（j）变质的试剂。

3.4 新型饮用水安全保障措施

总的来说，供水系统易受蓄意的化学或生物污染攻击。原因之一是供水系统规模大，保护措施需覆盖水源、源水管道、水处理厂和输配水系统，覆盖面积很大。针对损坏供水系统基础设施等破坏行为，主要的保护措施是系统的稳健结构，可保证自然灾害或人为损坏发生时供水系统仍能正常工作。这一点对于大型供水区域（大城市）尤其重要，这样在整个供水系统中就可提供多重水质保障，从给水处理厂、储水池到相互连接的供水管网。

在水源头、水处理过程和输配水系统中，饮用水可能被污染。处理意外或蓄意的水污染事件，需要掌握供水系统不同部分污染风险控制的相关知识，以及风险管理的有效方法。最近针对饮用水质保障及可靠供应，引入了一种新的管理方法。该方法是基于对供水系统从集水区到消费者的整体分析，被称为水安全保障方案（WSP）（WHO，2004）。在欧盟委员会发布的文件中，相似方法被称为风险评估、风险管理或 HACCP（危害分析和关键环节控制点）。

为了应用这一方法，供水系统管理人员应该对整个系统（集水区 - 水源 - 水处理 - 输配水）有很好的了解，以进行风险分析并识别出系统中可能影响饮用水水质的点位和条件。在分析的基础上制定 WSP，包括风险点的识别、水质保护和控制方法以及所需的预防及补救措施。WSP 的主要目的是通过保护水源免受污染、减少或消除水处理过程中的污染以及预防蓄水和输配水过程中的污染，实现优质供水。WSP 的有机组成部分包括，针对正常情况和水质受到威胁情况的管理过程和措施，这种威胁可以是意外或蓄意污染。因此 WSP 被认为是一个有用的、基础性的、针对任何危害（包括生物危害）的管理工具（Deininger and Meier，1998；Geldriech，1998；Sekheta，2006）。

控制措施的识别和实施应基于多重屏障原则。这种方法的好处在于，一个屏障失效后，剩余屏障可有效补偿，从而最大限度地减少污染物流经整个系统以及达到对消费者造成伤害的当量的可能性。

供水系统的脆弱性取决于当地的具体条件，保护措施应根据实际情况量身定做。接下来，从以下几个方面讨论如何保护供水系统免遭生物威胁。

3.4.1　水源

水源的安全性依赖于接近水源的方式，以及随后的水处理方式。水源有两种类型：地表水源（湖泊、水库、河流）和地下水源（泉水、钻孔、水井）。由于地表水体可直接接近，地表水源更容易受到污染（包括生物和化学污染）。然而，由于污染会被大量水稀释，所以水库污染往往不会产生大的公共卫生风险。此外，常采用复杂工艺过程处理地表水，而这些处理过程可被视为许多类型蓄意污染的有效屏障。在另一方面，来自浅层集水区和水井的地下水往往不提供水处理，一旦被污染可能对人类健康产生严重威胁。

资源和水源保护是饮用水水质保障的第一道屏障。有效的集水区和水源保护管理具有很多好处。降低水源污染风险，可以减小水处理的工作量，进而降低水处理过程中产生的副产物和操作成本。不过，引入有效保护措施应对水源蓄意污染，并非不可能但也是很困难的。例如，通过增加物理防护（警卫及围栏）或在线水质监测来防止未经授权人员的接近，但是这些措施的成本很高。

3.4.2　水源水的输运

输送原水到处理厂的管道比较容易成为恐怖袭击（包括蓄意生物污染）的目标。然而，水处理步骤可以作为防止污染侵入输配水系统的屏障，减少（但不是消除）公共卫生威胁。

减少原水管道污染风险的措施类似于针对水源的措施，即防止未经授权人员的接近，并保证管材的物理完整性。

3.4.3　水处理厂

水处理厂对保障整个供水系统的安全性具有至关重要的作用。良好运行和灵活的水处理是减少上游水污染的有效措施之一。另一方面，水处理厂发生的水安全失效难以在供水系统后续部分进行补救。饮用水处理采用了各种过滤工艺，包括颗粒、砂滤、滤料层和膜滤（微滤、超滤、纳滤和反渗透）。通过适当设计和运行，过滤能够持续有效地去除微生物病原微生物，在某些情况下这可能也是唯一的屏障（例如氯作为唯一消毒剂时，通过直接过滤除去隐孢子虫卵囊）（Lindquist *et al.*，2007）。

对于大多数水处理系统，充分消毒是一个基本要素，这有助于把微生物风险降低到必要水平。应用Ct概念（消毒剂浓度和接触时间的乘积）可以评价特定pH值和温度下高抵抗能力微生物病原微生物的失活程度，这一概念有助于确保其他更敏感的微生物被有效控制。

对于生物恐怖主义，消毒是一道有效屏障。最常用的消毒是氯消毒。臭氧、紫外线照射、氯胺和二氧化氯一定程度上也被使用。加氯消毒对许多病原生物制剂有效。然而，一些非常危险的病原微生物是耐氯的（如孢子菌）。臭氧总的来说对生物污染更有效，但不像氯消毒能在输配水系统中提供余氯持续消毒。这些方法能非常有效地杀死细菌、有效灭活病毒（取决于病毒类型）和许多原生动物（包括贾第鞭毛虫和隐孢子虫）。如果要有效去除原虫包囊和卵囊，过滤辅以混凝/絮凝（以减少颗粒和浊度）接后续消毒（采用一种或几种消毒剂）的组合工艺是最实用的方法（Polaczyk *et al.*，2008；Hill *et al.*，2005；Rajal *et al.*，2007）。

3.4.4　水的存储与输配

保持输配水系统具有良好的水质，不仅依赖于供水系统的设计和运行，也依赖于预防污染的维护和调查程序。由于输配水系统的管道很长，储罐和互连接头数多，篡改和破坏并造成微生物和化学污染的风险很大。

如果被污染的水中含有病原微生物或危险化学品，消费者很可能会接触到。即使采用消毒剂残留来限制微生物在输配水系统中的再生长，仍可能不足以克服故意污染，或可能对引入的部分或全部病原微生物无效。其结果是，病原微生物可能会达到导致消费者感染和生病的浓度。

保护输配水系统的物理完整性对提供安全饮用水至关重要。输配水系统应完全密封，蓄水池和水槽应有牢固屋顶，且屋顶上应有外置排水管以防止污染。无论存储还是输配水，都应避免水流短路和停滞，这有助于防止微生物生长。许多策略可用于保持输配水系统的水质，包括使用回流防止器、在整个系统中保持正向水压以及采取有效维护措施。同样重要的是，适当的安全措施要落实到位，防止未经授权进入或干扰饮用水系统的基础设施。

3.5　在线污染物监测设备（OCMD）所采用的新技术

微生物污染监测的常用培养方法需要定期采集和分析水样，这往往耗费数小时或数天时间。这些方法对于合规性监控是够用的，但对预警系统是不够的，因为当结果出来的时候，受污染水样会有相当一部分被消耗掉。检测病原微生物的新技术与目前常用的水质监测技术有显著不同。在开发病原微生物检测系统方面，主要的努力集中在灵敏、准确地检测病原微生物基因组。以聚合酶链反应（PCR）为基础的检测方法经常被用于根据独特的基因组 DNA 来检测和识别病原微生物。然而常规的 PCR 方法中通常需要样本前处理、DNA 提取、DNA 扩增和琼脂糖凝胶电泳，这至少需要 6h 的冗长工作。在过去十年中，微制造技术的发展已经促使许多领域取得显著进步，尤其在化学和基因组分析装置的小型化方面。微机械分析系统，通过组合功能的微流元件，可以完成样品采集、浓缩和预处理、DNA 提取、扩增、杂交和检测。文献报道表明，已经有许多类似装置开始应用于不同类型的环境样品，包括微 PCR 芯片（Northrup *et al*. 1993）、微 DNA 芯片（Fan *et al*. 1999）、微 DNA 传感器（Kwakye *et al*. 2006）等。

为检测水处理及输送到消费者过程中的污染，应该专门制定新 OCMD 的技术规格。应该考虑的重要因素包括：预备程序、水样采集或引入、过滤、捕获微生物的净化、裂解和 DNA 提取方法、微生物检测，用传感器测量和评估信号。

水库或水塔是供水系统中最脆弱的部分，它们在合理假设下将成为最可能的恐怖袭击目标。OCMD 水样采集部分的设计应考虑到水库/水塔（或其他采样点）的具体结构和操作条件。从水库采水样有两种可能的方法，即从水面以下采样，或从水库排水中采样。

在上述采样点，通常都没有足够的压力在合理时间内通过膜过滤器（或其他过滤器）获得需要的水样量，因此加压采样装置是必要的。

过滤的需求来自于微生物（病毒、细菌、原生动物）大小的不同。根据分离不同类型微生物的需要，过滤可采用以下三种方式：

- 三个单独的膜组件，每个过滤膜具有特定的孔径；
- 一个过滤组件，具有最小孔径的膜；
- 微滤或超滤膜单元，分别用于分离尺寸为 $0.10\mu m$ 和 $0.005\mu m$ 的颗粒。

如果需要彼此分离捕获的微生物，单步过滤就足够了，这对手持设备的小型化是最理想的。孔径 $0.22\mu m$ 的膜或微滤、超滤膜单元可用于这种单步过滤（Clancy *et al*.1998；Schaub *et al*.1993）。

有一点很重要，即微滤和超滤技术需要更高的操作压力（分别是 $0.03\sim0.3MPa$ 和 $0.1\sim0.6MPa$）。

供水系统中 OCMD 的布点

无论是偶发还是蓄意，污染事件都会影响供水系统的某些部分。OCMD 应覆盖供水系统中所有可以呈现污染风险的部分。OCMD 应能检测污染事件，并能提供位置信息和必要的实验室分析，以识别和测量特定污染物。理想化但非常昂贵的解决方案（需要采集很多样品，检测很多种污染物，使用很多仪器设备），是在输配水系统中易受污染的所有重要节点进行采样。供水系统中可以布设监测设备的位置见表 3.3。

供水系统中监测设备的潜在布点位置　　　　　　　　　　表 3.3

位置	蓄意污染的威胁	报警和响应的容许时间	对设备布点的需求
水源水	相对较低	污染物数量大，因此易于检测	覆盖系统中大部分或全部单元
原水输运	比水源水稍高		覆盖系统中大部分或全部单元
水处理厂	比水源水或输运水稍高；内部威胁高		
出厂水储水池	非常高		很多点位
前段输配水系统	中等，主要存在于可以接近的地方（阀、泵和检查点）	相对较长	若干点位覆盖整个系统

续表

位置	蓄意污染的威胁	报警和响应的容许时间	对设备布点的需求
中段输配水系统	高,覆盖许多污染很可能进入的点(阀、泵、检查点和采样点)	适中或短	多重点位全覆盖
输送到目标消费者的末端管网	高风险区;除非与消费者很好地合作	非常短	

供水系统中有若干位置存在较高的恐怖袭击风险,这些地方更适合布设监测设备,尤其是:

● 社会经济影响较大地区(例如高安全级别的政府设施或标志性建筑)供水系统的进水管线;

● 很可能导致污染物有效和广泛扩散的泵站的排水,泵站作为监测站点也有一定优势,可以为监测设备提供电力、远程通信以及基础设施方面的支持;

● 没有水压、污染物容易进入的储水设施(水库/水塔),但这种污染的影响是不确定的,尤其是当储水设施的水向外界置换很慢时。

为在线污染监测设备选择点位时,应尽可能识别出足够多的候选点位。这包括采用风险分析方法识别最易受污染的点位。评估应包括点位的可达性以及受影响人群的敏感性。如果不受资源限制,可以通过供水系统的水力学分析来选择最佳点位。良好校准的功能化网络模型可以很好地确定污染物迁移扩散的路径。当模型不可用时,有关供水系统的知识以及有关污染物主导路径和设备位置的合理推测可能会起作用。

通过上述参数的评估,识别出如下影响仪器类型及监测点位选择的主要因素:

● 给定传感器数目条件下的最少检测时间 vs 给定检测时间条件下的最少传感器数目;

● 对所有消费者的最大监测覆盖范围 vs 对敏感消费者(如学校、养老院、医院中的人群等)的最大监测覆盖范围;

● 连续监测 vs 定期监测;

● 自动采样 vs 人工取样;

● 仪器的生命周期成本;

● 仪器的易用性和可维护性。

本章参考文献

Anon (1998). European Council Directive 98/83/EC of 3 November 1998 on the quality of water intended for human consumption.

Arendt N. (2003). Bioterrorism, cyberterrorism and water supplies. *Wisconsin Water Well Association Journal*, January 15. http://www.sehinc.com/news/company/seh-news/2003/jan/15/bioterrorism-cyberterrorism-and-water-supplies (accessed 15 August 2011)

Clancy J. L. and Fricker C. (1998). Control of cryptosporidium – how effective is drinking water treatment? *Water Qual. Int.*, **1**, 37–41.

Burrows D. W. and Renner S. E. (1999). Biological warfare agents as threats to potable. *Water Environ. Health Perspect.*, **107**, 975–984.

Deininger R. A. and Meier P. G. (1998). Sabotage of public water supply systems. *Proceedings of the NATO Advanced Research Workshop on Security of Water Supply*, Tihany, Hungary.

Fan Z. H., Mangru S., Granzow R., Heaney P., Ho W., Dong Q. and Kumar R. (1999). Dynamic DNA hybridization on a chip using paramagnetic beads. *Anal. Chem.*, **71**, 4851–4859.

Geldriech E. D. (1998). Microbial quality issues for drinking water. *Proceedings of the NATO Advanced Research Workshop on Security of Water Supply*, Tihany, Hungary.

Hill V. R., Polaczyk A. L., Hahn D., Narayanan J., Cromeans T. L., Roberts J. M. and Amburgey J. E. (2005). Development of a rapid method for simultaneous recovery of diverse microbes in drinking water by ultrafiltration with sodium polyphosphate and surfactants. *Appl. Environ. Microbiol.*, **71**, 6878–6884. http://www.bt.cdc.gov/ (accesseed 15 August 2011)

ISO 19458 (2006). Water quality – Sampling for microbiological analysis.

ISO 5667-1 (2006). Water quality. Sampling. Part 1: Guidance on the desing of sampling programmes and sampling techniques.

ISO 5667-5 (2006). Water quality. Sampling. Part 5: Guidance on sampling of drinking water from treatment works and piped distribution systems.

ISO 5667-16 (1998). Water quality – Sampling – Part 16: Guidance on biotesting of samples.

Khan A. S., Swerdlow D. L. and Juranek D. D. (2001). Precaution against Biological and Chemical Terrorism Directed at Food and Water Supplies. Public Health Reports. Vol. 116, January-February, pp. 3–13.

Kwakye S., Goral V. N. and Baeumner A. J. (2006). Electrochemical microfluidic biosensor for nucleic acid detection with integrated minipotentiostat. *Biosens. Bioelectron.*, **21**, 2217–2223.

Lindquist H. D. A., Harris S., Lucas S., Hartzel M., Riner D., Rochele P. and DeLeon R. (2007). Using ultrafiltration to concentrate and detect *Bacillus anthracis*, *Bacillus atrophaeus* subspecies *globigii*, and *Cryptosporidium parvum* in 100-liter water samples. *J. Microbiol. Methods*, **70**, 484–492.

Northrup M. A., Ching M. T., White R. M. and Watson R. T. (1993). DNA amplification with a microfabricated reaction chamber. In: Digest of Technical Papers: Transducers (*Proc. 7th mt. Conf. on Solidstate Sensors and Actuators*). Institute of Electrical and Electronic Engineers, New York, pp. 924–926.

Polaczyk A., Narayanan J., Cromeans T., Hahn D., Roberts J., Amburgey J. and Hill V. (2008). Ultrafiltration-based techniques for rapid and simultaneous concentration of multiple microbe classes from 100-L tap water samples. *J. Microbiol. Methods*, **73**, 92–99.

Rajal V. B., McSwain B. S., Thompson D. E., Leutenegger Ch. M., Kildare B. J. and Wuertz S. (2007). Validation of hollow fiber ultrafiltration and real-time PCR using bacteriophage PP7 as surrogate for the quantification of viruses from water samples. *Water Res.*, **41**, 1411–1422.

Sekheta M. A. F., Sahtout A. H., Sekheta F. N., Pantovic N. and Al Omari A. T. (2006). Terrorist threats to food and water supplies and the role of HACCP implementation a one of the major effective and preventive measures. *Internet J. Food Saf.*, **8**, 30–34.

Schaub S. A., Hargett H. T., Schmidt M. O. and Burrows W. D. (1993). Reverse Osmosis Water Purification Unit: Efficacy of Cartridge Filters for Removal of Bacteria and Protozoan Cysts When RO Elements are Bypassed. Rpt no TR9207, AD A266879. Biomedical Research and Development Laboratory, Ft. Detrick.

WHO and OECD (2003). Assessing Microbial Safety of Drinking Water. Improving Approaches and Methods.

WHO (2004) Guidelines for Drinking water Quality, Volume 1: Recommendations. 3rd edn, World Health Organization, Geneva.

第 4 章

一种从大体积水样中浓缩样本用于后续芯片实验室检测的设备

chris to ph Zeis

4.1 宏观—微观流控界面的必要性

4.1.1 DINAMICS EU 研究项目

在欧盟第六框架计划（FP6 EU）支持下，"用于医学诊断的微纳传感器"（DINAMICS）项目提出了一种用于水质微生物检测的集成系统。该系统能够自动采集一定量的饮用水，通过测试病原菌特定的核酸序列来检测病原微生物的存在。为了保证取样具有代表性并且增加高稀释样本中病原微生物被检测的几率，必须对大量水样进行富集浓缩，为集成系统中的核酸生物传感器提供待测样本。

本章针对 DINAMICS 集成检测系统中的第一步开展了实施过程中的技术选择和解决方案研究，即水样浓缩方面的研究。这个步骤旨在将大量的水样（50～100L）浓缩到所需的范围内以用于进一步的分离（见第 6章）、细胞裂解（见第 5 章）和核酸分析（见第 7 章）。

4.1.2 用于分析的样品前处理装置

当水体进入微流控医学诊断系统之前，为了使得待测样本具有代表性，需要事先通过一种特殊装置，本书中定义为内置分离器或预浓缩器。它能够浓缩水中悬浮物、病毒、细菌、原生动物等浓度，使其能够在后续所述生物传感器检测范围之内。从这个意义上讲，它起到了所谓的宏观—微观流控界面的作用。所要求的浓缩倍数取决于检测装置规定的输入体积、最关键的靶生物感染剂量、传感器的检出限（或分别输入到 PCR 中的最小单元数）以及规定的处理时间。找到这些参数之间的最佳平衡是至关重要的，因此预浓缩器是微流控检测装置系统结构中的一个基本组件。

预浓缩器应具备以下特点：

（1）浓缩过程快（浓缩过程小于或等于 30min）；

（2）浓度倍数大于或等于 1500 倍；

（3）稳固、可靠（同样适用于高浑浊水样的处理）；

（4）可重复使用（只有出现警报时才需更换部件）；

（5）便于清洗到位（流体路径中没有死区，所有接触液体的部件都是耐腐蚀性介质）；

（6）覆盖从病毒到原生动物的大部分病原微生物尺寸；

（7）便携（至少能通过汽车运载来处理地表水）；

（8）价格实惠（<10000 欧元）；

（9）绿色环保（很少或不用化学药剂）。

DINAMICS 系统的设计初衷是作为突发性水污染事故的预警系统，因此时间是一个至关重要的因素。整个检测过程的时间越短越好，这就需要对每一个步骤的时效性进行严格要求。简单地说，整个 DINAMICS 过程可以划分为 5 个独立的步骤：

（1）预浓缩；

（2）细胞裂解；

（3）DNA 提取；

（4）PCR；

（5）芯片检测。

整个过程链中耗时最长的步骤是 PCR，大约需要 30min，其他步骤都能够在 30min 以内完成。

许多微生物容易粘附在悬浮物（沉积物）上，但是目前在预浓缩之前并没有去除悬浮物这一选项。因此，在处理高浊度水体时必须选择足够稳固可靠的分离方法。有些方法已经可以实现高浊度水体的有效分离，在以下章节中会进行介绍。

4.2　分离原理

宏观—微观流控界面系统中是将水样从几升（最高可达 100L）浓缩到几毫升的装置，同时截留悬浮病原微生物，使其浓缩。

已有文献报道了一些关于浓缩较大水量的方法，但没有一种方法本身是可以实现全自动操作的。已经有很多文献成功实现了快速从大水量样本中浓缩细菌、病毒、原生动物等病原微生物的方法，概括起来包括死端过滤法（以下称为常规过滤法，NF）、交叉流过滤法（切向流过滤法，TTF）、离心分离以及离心柱法。

为了评估所选择的浓缩方法是否适用于宏观—微观流控界面系统，需要引入一些参数，对每种方法进行全面的描述和评价。重点应放在响应快速（低通量过滤和下游处理时间）、高稀释病原微生物回收的可靠性（采集和处理大水量的水样能力）和各种病原微生物回收的可靠性（同时收集不同尺寸病原微生物的能力）等方面。

浓缩方法概述

在上述提及的浓缩方法中，采用中空纤维过滤器的超滤法是最有前景的技术。连续离心分离法是最先出现的浓缩技术，后因其成本高、重量和体积大而不予使用。

中空纤维过滤器过滤装置可以分为两种形式：

- 死端过滤法（常规流）；
- 交叉流过滤法（切向流）。

死端过滤法/常规流

中空纤维死端超滤器能直接从进水处过滤水，驱动系统的水压也来自进水。通过泵驱动回流这一单独步骤完成样品的回收。Kearns *et al.* (2008) 的研究表明，这个系统可以有效地浓缩枯草芽胞杆菌的孢子。微生物可以直接从未经处理的水样中浓缩，即水样不用添加脱氯剂、表面活性剂或分散剂，因此能够代替之前研究中需要使用经化学添加剂处理后的有限体积的水样。

该方法的第一步是关闭出水阀，来自进水处的水样通过给水阀进入过滤器。由于中空纤维过滤器组件的给水端封闭，水样靠进水压力穿过滤膜，过滤液当作废液排出。第二步是关闭给水阀和排水阀，洗脱截留在过滤膜上的微生物和颗粒物，用泵驱动反冲洗缓冲液沿进水相反方向流过过滤器，反冲液流向出水口。流程图如图 4.1 所示。

该方法的优点是系统结构简单，硬件要求比较适中。由于驱动水通过膜的压力直接来自进水处，因此，该系统不需要给水泵和循环泵，这和将要介绍的切向流过滤法是一样的。死端过滤系统只需要一台反冲洗泵，甚至可以使用智能流控设备淘汰反冲洗泵，使系统结构更加简单。

为了验证该原理，已经搭建了实验装置并开展了后续评估（见图 4.2）。所用的过滤器组件尺寸如下，孔径为 20nm 的 Inge dizzer® S0.9 MB2.5，膜面积为 $2.5m^2$，内部纤维直径为 0.9mm。

该方法的缺点是膜容易堵塞。根据伯努利定律，跨膜压力沿着每一根

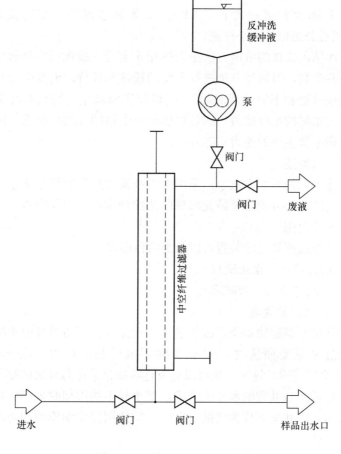

图 4.1　死端过滤系统示意图

纤维从进水端到终端呈线性递减，通过膜的最高流量出现在膜组件的底端，而远端对于整个流速几乎没有贡献，所以膜堵塞开始于底端，远端几乎不受影响。当然，进行反冲洗时，这种效应是反向的。大多数的反冲洗流量都开始于无堵塞区域，当到达堵塞严重的区域时几乎没有水流，这就使得反冲洗效率很低，且大多数残留的颗粒物和生物体仍然堵塞在膜上。

实验中对一定浓度的活菌水样（*Escherichia coli*）进行浓缩。浓缩后的样品用细胞培养法和 PCR 技术进行分析。虽然这种过滤装置非常简单（这一点十分有竞争力），但是测试表明该装置对活菌的回收率并不好，因此基于这种原理的浓缩技术已经很少使用。然后，基于该原理的原型机已经设计出来，也将在之后的章节中得到展示。

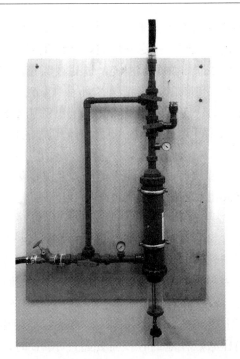

图 4.2　死端过滤：实验装置

交叉流过滤 /切向流

交叉流过滤装置的示意图与死端过滤稍有不同（见图 4.3）。中空纤维

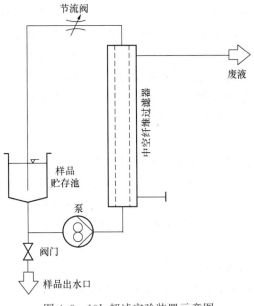

图 4.3　10L 超滤实验装置示意图

膜组件的另一端始终保持打开，通过泵将水样在纤维管中持续循环流动。关闭过滤器出口前的节流阀到一定程度时，会产生回压导致小部分水（大约循环流量的5%）穿过滤膜离开系统，过滤液当作废液排出，同时系统又被注入等量来自样品池的水。高流速循环水（1m/s）产生了箍缩效应，从而避免了膜堵塞。每一定量的滤液离开系统也意味着相同量的原水样将进入系统，这样往复循环，悬浮颗粒物和微生物的浓度将随时间逐渐增加。

当注入且穿过滤膜的水量达到预设值（或者样品贮存池变空）时，关闭给水泵，通过样品出水阀排出浓缩水。

该方法的主要优点是系统产生的箍缩效应可以缓解膜堵塞，也就是说，高速循环水通过膜表面时起到了清洗作用，而沉积物和微生物也有很大可能性截留在纤维管的中心轴和管壁之间。因此，该系统不需要设置专门的反冲洗装置，系统中浓缩水通过重力作用排出，回收率高于死端过滤法。

然而，相比于上述死端过滤法而言，该方法需要使用循环泵，因此非常耗能。此外，当样品贮存池的容积需要超过100L时，系统的大小和轻便性就值得考虑。

很多文献资料已经报道，可以通过添加多种化学试剂对水样进行改良来提高系统回收效率（如 Tween 80，小牛血清，胎牛血清，硫代硫酸钠，甘氨酸等）。对于一个自动化系统而言，添加多种试剂可能对系统不利且有悖于简单流体操作的要求以及绿色环保理念，而且也可能对浓缩器下游的设备产生危害。Hill et al.（2005）提出仅使用一种改良试剂（聚磷酸钠）的方案，可以减少这些不利影响。该试剂在过滤装置中发挥多重作用，如滤膜堵塞问题，从悬浮颗粒中分离细菌，分散隐孢子虫卵囊和贾第鞭毛虫囊孢以及使颗粒物保持悬浮，最后，与其他可能存在的改良剂不同，它不会干扰后续的 PCR 过程。

连续流离心（CFC）

如前所述，目前的预浓缩装置已经开始考虑连续流离心技术。Zuckerman et al.（2006）研究了利用连续流离心技术从不同基质的大量水体中检测水生原生动物。另外，连续流离心设备的制造商 Beckmann-Coulter（Dorin，2004）指出，该方法最适用于细菌、较大的亚细胞颗粒和细胞碎片的沉降。

CFC 最重要的参数是待浓缩的各颗粒或有机体的具体沉降系数。该参数在水样通过离心机的流速和离心速度之间建立了关联。颗粒越轻就需要越高的离心速度或者越多的离心时间。该技术对于尺寸较大的微生物（如细菌和原生动物）的处理效果很好，但是很难离心病毒等小的生物体。由于任何预浓缩装置都需要在规定的时限内浓缩样品，故考虑时间因素，病毒的浓缩不得不舍弃该项技术。

4.3　大海捞针

在对通用水样预浓缩装置进行设计和尺寸定型时，主要的挑战来自于病原微生物潜在感染剂量和检测芯片检出限之间的巨大差异（见表 4.1）。用数字表示这种差异导致的一个最坏的情况是：一次摄入 10 个病原微生物可能已经造成威胁，而检测器至少需要 1000 个病原微生物才能产生可靠信号。把这些绝对数字转化为浓度，以每人每天 2L 平均用水量（或需用水量）计算，意味着 DINAMICS 检测器应该响应的病原微生物浓度为每升水 5 个，可以称之为"大海捞针"。

感染剂量和靶生物的检出限　　　　　　　　　表 4.1

界	生物体	类型	感染剂量	检出限	比值
原核生物	鼠疫杆菌	G（一）	500	1000	2
原核生物	产气荚膜梭菌	产芽孢厌氧菌	500000	100000	0.2
原核生物	沙门氏菌属	G（一）	15	1000	67
原核生物	志贺菌属	G（一）	10	10	1
原核生物	霍乱弧菌	G（一）	1000	100000	100
原核生物	弯曲杆菌属	——	400	1000	2.5
原核生物	李斯特菌	G（＋）	1000	10	1
病毒	重型天花	双链 DNA 病毒	10	10	0
病毒	诺瓦克病毒，如杯状病毒（NLV）	单链 DNA 病毒	很低	10	0
病毒	轮状病毒	双链 DNA 病毒	10	10	0.1
病毒	甲型肝炎病毒	单链 DNA 病毒	10	10	0.1
病毒	戊型肝炎病毒	单链 DNA 病毒	未知	10	0
真核生物	隐孢子虫	——	1	10	10
真核生物	兰伯氏贾第虫	——	1	10	10

注：感染剂量来自 Burrows、Renner（1999）和 Corlett、Stier（1990）的研究。如果给定的是感染剂量范围，表中显示的是该范围的关键限值（即下限值）。检出限代表 DINAMICS 项目中作为研发目标的指标值。

　　因此，需要思考预浓缩装置需要处理多少水量以此能够为后续的微流控分析设备提供具有代表性的样本。考虑到微流控分析工艺的第一道工序为细胞裂解，最大进样量是 1mL。可以想象，如果没有经过预浓缩的水样，1mL 水样中甚至无法得到一个病原微生物。

4.4　DINAMICS 系统中预浓缩装置的技术特点

　　浓缩方法的选择很大程度上取决于被处理水样的预估体积。为了获得可靠的数据，必须同时考虑预浓缩之后的各个环节。如果在内置分离器中没有得到很大浓缩，或者后续分析过程没有信号放大过程，那么用于作为分析检测的水样体积会大到不切实际。特别是，如果一个环节的进水不能 100% 进入下一个环节，情况会变得更糟，这意味着检测中将失去一部分的水样及其所含待测分析物。

　　在 DINAMICS EU 项目中，笔者（与 Provenion Engineering 公司的其他相关人员）负责自动病原菌检测系统的结构、项目计划、系统协调与执行的一体化。这些工作为检查和改进系统结构从而提高病原菌回收效果打开了大门。以下将要介绍的这种内置分离器具有体积小、处理效果好等优势，具有很大的应用前景。假设每一个处理步骤中的颗粒物/病原微生物都能够全部转移到后续步骤中，就可以避免等分效应。另一方面，尽可能将不连续的处理过程合并成一个连续的过程，这样也能减少目标病原微生物的流失，同时节省处理时间，这对预警也至关重要。只有当这些过程参数满足相关条件时，才能够决定内置分离器和宏观—微观流控界面的相关需求。

　　以下四种方式可以减少所需水样的容量数量级：

（1）增加二级过滤步骤，这个步骤进一步浓缩一级过滤的出水。

（2）细胞裂解样本容量从 1mL 增加至 20mL。

（3）实现内置分离器与细胞裂解室的连续流操作。

（4）实现细胞裂解室和 DNA 提取的连续流操作。

　　为了满足以上要求，假设二级过滤的出水 100% 进入到后续的细胞裂解单元，以此对两级过滤的内部体积和效率进行计算。所需浓缩的水样体积计算出来为 32L，可以浓缩至 20mL，其浓缩倍数高达 1600。

4.4.1　死端过滤系统的初设方案

　　鉴于死端过滤具有处理过程快以及进一步自动化的潜力，目前已经开展实验研究，同时设计了第一个原型机。

效率计算

为了使内置分离器的输出体积尽可能接近于细胞裂解过程的体积，很有必要关注过滤器的一些参数。因此，从细胞裂解进样量 20mL 入手进行了相应的计算。表 4.2 和表 4.3 列出了每级过滤单元的过滤效率估算，该评估基于最佳配置的二级过滤器参数。

第一阶段过滤效率估算　　　　　　　　　　　　　　表 4.2

滤膜模块：聚丙烯腈膜 ACP-2053

参数	值	单位
残留体积	0.31	l
过滤面积	0.6	m^2
允许过滤负荷	300	L/（$m^2 \cdot h$）
时间	24	min
进水量	36	L
流速	1.5	L/min
总反冲洗次数	3	次
管端死区体积	50	mL
过滤器和阀门间死区体积	15	mL
总死区体积	65	mL
总反冲洗量	1	L
浓缩倍数	36	

第二阶段过滤效率估算　　　　　　　　　　　　　　表 4.3

滤膜模块：聚丙烯腈膜 ACP-0013

参数	值	单位
残留体积	9.0	mL
过滤面积	0.002	m^2
允许过滤负荷	300	L/（$m^2 \cdot h$）
时间	24	min
进水量	1000	mL
渗透流速	43.0	mL/min
允许流速	8.5	mL/min
所需流速	41.7	mL/min
总反冲洗次数	2.00	次
死区体积	2.00	mL
过滤器和阀门间死区体积	0.50	mL
总死区体积	2.50	mL
总反冲洗量	20.50	mL
浓缩倍数	49	
总浓缩倍数	1765	

方案

图 4.4 展示了由进水压力驱动的死端过滤装置的初步设计方案。每个单元由一个中空纤维超滤滤芯和一个用来反冲洗的储水池组成。假设 24min 是整个检测装置的循环时间，在这个时间维度计算能满足每个过滤单元的过滤器尺寸。该系统的显著优点在于，除了进水需要提供压力外，过膜不需要耗能。

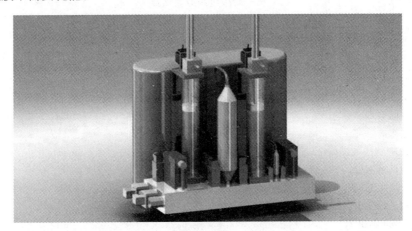

图 4.4　初设采用的两级内置分离器 CAD 设计图（死端过滤法）

采用死端过滤的反冲洗和回收问题

尽管死端过滤应用前景看似非常好，但实验表明，膜上截留物的回收问题值得担心。很多回收膜上截留物的尝试都没有成功，因此，本项目不得不放弃死端过滤这种方式。

4.4.2　切向流（交叉流）过滤系统

鉴于前一个实验方案的处理效果并不理想，因此转而发展切向流过滤法，也叫交叉流过滤法。这种方法的基本原理是：滤筒和中空纤维的两个终端均打开，使滤液在进水口、过滤器以及出水口之间循环流动。通过向出水口施加一点反压力使一小部分滤液经过滤膜后渗透离开系统，这部分滤液成为滤过液。而绝大部分的滤液依然沿着膜组件循环流动。这个过程持续进行，直到样品贮液槽变空，且只有循环通路充满样液，这些样液也被称为渗余液。

该方法的一个优点是不需要反冲洗步骤，因为颗粒物截留在循环系统中，也为系统具有连续运行模式提供了可能。该方法的突出优势在于几乎不存在滤膜堵塞风险。在沿膜流速足够大的情况下（＞1m/s），所谓的箍缩效应可以使水样中的颗粒物集中在管壁和管中心轴之间，因此颗粒物靠近膜表面进而堵塞膜的可能性非常小。但是从另一方面讲，这种方法比死端过滤耗能大，因为需要利用循环泵产生较大的膜面流速。在一级过滤单元，流速设定值为 1.8bar（g）压力下 30L/min，在该流速下，采用 Provenion 公司提供的原型机，水泵耗能值为 1kW。图 4.5 是两级切向流过滤系统的 CAD 图。

内置分离器的参数

- 输入；
  - 体积：36L；
  - 目标病原菌所需最小浓度：5 个单位/L。
- 过滤
  - 一级过滤单元渗透速度：90L/h（1.5L/min）；
  - 一级过滤单元滞留体积：1L；
  - 二级过滤单元渗透速度：43mL/min；
  - 二级过滤单元滞留体积：20mL。

4.4.3　连续流运行装置

如上所述，如果运行工艺可由间歇式改为连续式，整个检测装置的性能能够得到提高。受此启发，可以考虑将内置分离器的二级过滤单元与细

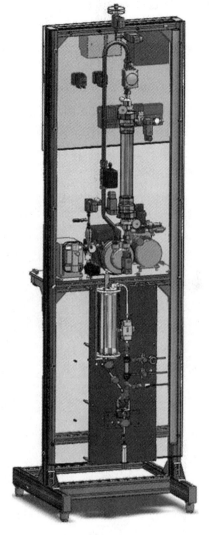

图 4.5　两级内置分离器的 CAD 设计图定稿版本（切向流过滤法）

胞裂解以及 DNA 提取的第一步整合为一个独立的步骤。

内置分离器（切向流）一开始的设计是间歇式，也就是说在一开始处理每个水样时，贮液池（最大体积为 50L）中必须先灌满自来水，然后在过滤器中浓缩如上所述。然而，这不符合连续流运行系统的要求。因此，需要对一级过滤单元进行重新设计，以满足连续运行模式的要求。分离器进水不再从 50L 的贮液池中抽取，而是直接取自自来水龙头，并以滤过液分离相同的速度（1.8L/min）进入分离器。这样避免使用体积巨大的贮液

池，因此也进一步减小了装置的设计规模。

为了强调内置分离器充当宏观—微观流控界面的目的，建立了基于不同技术的两级过滤系统。一级过滤单元（宏观）主要由一些制药工业所用的原料（卫生法兰、不锈钢等）组成。二级过滤单元（微观）主要由一些与医疗或诊断设备有关的原料（硅胶管、夹管阀）组成。由于所述原型机的目的主要是充当示范，因此把它做成了一个平面可视的设计，所有部件都安装在一个平面上以增加其透明度。该系统的一些细节照片见图 4.6、图 4.7 和图 4.8。如果设计得更加复杂，所有部件可以集成为一个不超过洗碗机一半的尺寸。

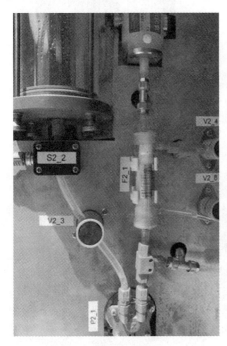
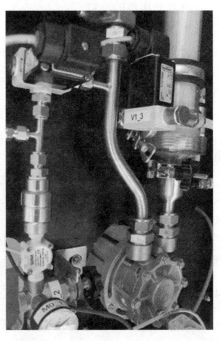
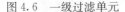

图 4.6 一级过滤单元　　　　　图 4.7 二级过滤单元

- 24min 交叉流过滤后的浓缩倍数
  - 一级过滤单元 36 倍浓缩倍数；
  - 二级过滤单元 50 倍浓缩倍数；
  - 总浓缩倍数 1800。
- 输出
  - 体积：20mL（1mL/min）；
  - 浓度：大于 8 个单位/mL（估算能在细胞裂解室成功检测到的目标微生物浓度是 4 单位/mL）。

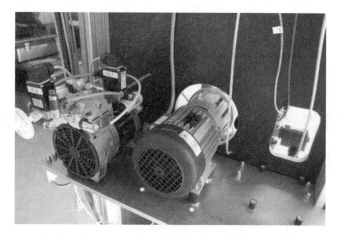

图 4.8 一级过滤单元循环泵以及将一级过滤单元
出水输入二级过滤单元的真空泵

结论

本章介绍了内置分离器技术，即宏观—微观流控界面。该装置能够实现大体积水样的浓缩，以满足微流控医学诊断系统所需的检测条件，是该系统实现自动化操作的第一步。鉴于目前在市场上还买不到这种类型的装置，故研发力度显著提高。

现有的内置分离器原型机可以通过改变参数和添加化学改良剂提高浓缩效果。展望今后，实现该装置的完全连续流运行仍是考虑的重点。这样不仅可以减少所需的材料和设备规模，而且最终可能设计出完全便携式的检测装置。

本章参考文献

Burrows W. D. and Renner S. E. (1999). Biological warfare agents as threats to potable water. *Environ. Health Perspect.*, **107**(12), 975–984.

Corlett D. A. and Stier R. F. (1990). Foodborne Pathogenic Microorganisms & Natural Toxins Handbook (The "Bad Bug Book"). United States Food & Drug Administration.

Dorin M. and Cummings J. (2004) Principles of Continuous Flow Centrifugation. Beckman Coulter, Technical Information T-1780.

Hill V. R., Polaczyk A. L., Hahn D., Narayanan J., Cromeans T. L., Roberts J. M. and Amburgey J. E. (2005). Development of a rapid method for simultaneous recovery of diverse microbes in drinking water by ultrafiltration with sodium polyphosphate and surfactants. *Appl. Environ. Microbiol.*, **71**, 6878–6884.

Kearns E. A., Magaña S. and Lim D. V. (2008). Automated concentration and recovery of micro-organisms from drinking water using dead-end ultrafiltration. *J. Appl. Microbiol.*, **105**, 432–442.

Zuckerman U. and Tzipori S. (2006). Portable continuous flow centrifugation and method 1623 for monitoring of waterborne protozoa from large volumes of various water matrices. *J. Appl. Microbiol.*, **100**, 1220–1227.

第5章

在线式水中病原微生物筛查设备的 DNA/ RNA 持续释放方法

Hunor Sántha

定义和词汇：

DNA：脱氧核糖核酸；

RNA：核糖核酸；

核苷酸，核酸：DNA 或 RNA 成分；DNA 或 RNA 分子；

DNA/RNA 释放：使病原微生物的核苷酸成分可被分子诊断试剂接触的过程。

注 1：科技文献中常使用"细胞裂解"、"细胞破碎"、"DNA/RNA 提取"来表示该过程。

注 2："DNA/RNA 提取"的表述并不绝对正确，因为提取意味着（或也包括）来自其他细胞/病毒残体（如蛋白质和脂类）的核苷酸的纯化步骤。

注 3：病毒存在的情况下 DNA/RNA 释放也是必要的，但病毒在其核苷酸成分周围只有蛋白质衣壳存在，因此，在揭示病毒的 DNA 或 RNA 成分时，提及任何"细胞"的概念都是不正确的，病毒不满足和具有细胞的特征要求。

5.1 引言

待测样品中病原微生物（细菌、病毒、孢子、真菌、原生动物）的检测和识别，可以是基于特定病原微生物（如类蛋白分子）结构性结合部位的选择性检测，病原微生物可作为免疫细胞的抗原，因此适合做抗体分子的靶标（抗体分子必须与抗原分子的某部分在三维空间上有足够程度的互补性），或基于结构性结合部位的"设计编码"（特定病原微生物的核酸成分）存在与否的选择性检测。

前一种方法应用于免疫型生物传感器，后一种方法应用于核苷酸型生物传感器。生物传感器的选择性基于靶标分析物和固定于生物传感器的选择性分子识别元件（"生物受体"）之间所谓的"钥匙—锁"或"主—客体"原理。免疫传感器和核苷酸传感器代表亲和性生物传感器家族，本章重点关注核苷酸生物传感器及相关装置的样品预处理。根据 IUPAC 的定义，生物传感器是化学传感器的一部分（Thévenot et al.，2001）。生物传感器的粗略分类如图 5.1 所示，这源自我们以前的工作（Sántha，2009）。更多关于生物传感器及相关装置设计/制造中面临的挑战，可以从 Harsányi（2000）、Bonyár and Harsányi（2010）的文献以及本书其他专门介绍生物传感技术的章节中获得。本章更关注亲和型生物传感器，对其设计/优化样品预处理过程的内在需求，以及性能良好的生物传感装置应具备怎样的样品预处理环节。亲和型生物传感装置与反应型生物传感装置不同，后者被认为是"探针型"装置（Pickup，2007），而前者常常需要受控的孵育过程。在该过程中，分析物（如果存在于样品中）与捕获分子（也称为探针/受体层）一起放置一段时间。孵育参数（时间、温度、体积、扩散长度等）将决定生物传感装置的总体性能，负责产生亲和生物传感现象（即捕获分子）的分子结合部位的质量及其检测性能（即信号转换技术和相关仪器化）同样十分重要。

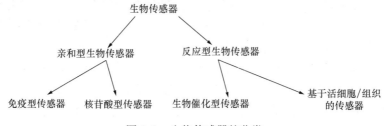

图 5.1　生物传感器的分类

　　在生物分析测定过程中，通常面临的挑战不是传感原理/检测方法本身，而是样品预处理方法。设计方面的挑战被诸如微全分析系统（μTAS）、芯片实验室（LoC）和生物微机电系统（BioMEMS）的生物传感器利益攸关方多次强调（Sántha，2009；Di Carlo et al. 2005；Huang et al.，2002），因为在现今此类技术的小型化/即时检测（PoC）/一次性使用等产品类型中，样品预处理必须是可重复、有效、可扩展和廉价的，而且还要兼容后续的测定步骤。

　　这对于基于 DNA/RNA 检测的生物测试法来说尤其正确。随着聚合酶链式反应（PCR）和几种随后开发的核苷酸扩增技术（其他类似的热循环或等温扩增）的出现，检测限（LoD）已经降低至每个测试样品中的几个拷贝数的靶向实体（细菌、病毒等），该值在理论上可低至 1，实际操作上可低至数十或数百（Laureyn *et al*. 2007）。

因此，我们将进一步强调与样品处理有关的重点和难点。基于核苷酸成分捕捉和分析病原微生物的检测技术比基于结构性结合部位捕捉病原微生物的检测技术更具普遍性，因为每个病原微生物，甚至最小的病毒，都具有类似分子结构的"设计编码"，也就是核苷酸，这些结构的排列顺序代表了相关信息。因此基于"设计编码"的核苷酸的存在，可被视为一种生命迹象，如果待测样品中有病原微生物，那么一定有这种迹象。此外有利的一点是，可以在整个分析检测流程中使用任何现有的核苷酸扩增技术，这样能使不太复杂和不够先进的检测/信号转换装置也能满足实际应用的要求。也就是说，与免疫型生物传感器相比，核苷酸型生物传感器在精确度、精密度等方面更有优势，更适用于病原微生物检测。

然而，与免疫型生物传感器相比，核苷酸型生物传感器的一个很大的缺点是靶标分子（核苷酸成分）从不存在于病原微生物的表面。因此在任何情况下，这些被保护/包裹的 DNA/RNA 分子必须首先从病原微生物中释放出来，之后才可能被捕捉。

病原微生物外壳具有显著不同的稳固性和耐久性，从简单的蛋白质覆盖层（如病毒衣壳），到磷脂细胞膜—多糖细胞壁组合（如革兰氏阳性细菌），再到厚而致密、有多层蛋白质的孢子壁（可耐受沸水煮沸数小时，甚至可耐受部分不太严格的消毒程序）。

因此可以得出结论，在基于生物传感装置（如 LoC、μTAS）的样品处理技术研发挑战中，核苷酸型生物传感装置相关的样品处理/预处理是最为复杂的，因为核苷酸成分必须得到释放，因此增加了一些必要的流程步骤。

本章将介绍一种成功适用于多种病原微生物 DNA/RNA 释放的原型设备和方法，由欧盟委员会资助的"DINAMICS"FP6 项目资助完成。此外，笔者还给出了与原型设备和方法相关的主要影响因素及最终解决方案。

5.2　病原微生物裂解/细胞破碎方法的调研

本章文献和市场调研致力于寻找一种普适的解决方案，可以保证项目中任何靶标病原微生物的 DNA/RNA 释放量在可接受范围内。用于病原微生物细胞裂解的"黄金标准"和最通用的方法是将样品煮沸一定时间，例如 10min。为了评估产率，可以使用人工加标的测试样品，并且可以通过随后的 DNA/RNA 检测和定量来测量核苷酸成分的释放效果（即产量），因为人工制备的样品中病原微生物的量是已知的。

　　作为第一个基准，首先要考虑人类/哺乳动物细胞的核酸成分可用于进一步测定的最佳实用化裂解方法，因为这些细胞是被广泛使用和研究的对象，尤其是人类基因组计划取得成功以来。这些细胞的核酸成分在临床和医学/生物学研究中可能具有显著的相应性，因此开发了相应的商业化试剂盒（可能对于微生物学实验室工作人员来说是非常熟悉的），并且还有更简单（Kulinski *et al.* 2009）和更精致的 LoC 或 µTAS 原型设备（Easley *et al.* 2006），成功地解决了部分甚至许多上述样品处理/准备过程中的研发挑战。这些方法对弱渗透性的人体血白细胞或血红细胞具有性能优良且可重复的裂解效果，然而，可能对于 DINAMICS 项目的所有靶标病原微生物来说却未能奏效（见后续部分）。

　　无论如何，即使是这些适用于白细胞或红细胞的简单方法，也存在一些急需克服的重大障碍。常用于细胞破碎和核酸提取的化学试剂（胍和异丙醇）与后续的 PCR 过程不相容，这是将样品处理步骤整合到微流控过程中的主要挑战。细胞破碎和核酸提取与 PCR 的流体分离可以通过差速流动——通道阻力、弹性阀或层流实现。聚二甲基硅氧烷（PDMS）阀与有机溶剂不相容所引起的问题，可以通过将水层/柱作为内部间隔区来避免，因为水可以作为有机溶剂的有效屏障。

　　在考虑了针对哺乳动物/人类细胞的方法后，调查工作集中在病原微生物上。要考虑病原微生物中三种主要类型的细胞膜/细胞壁：革兰氏阴性型、革兰氏阳性型和几丁质型。通过革兰氏染色剂（WIKI ♯1，2012）染色时的行为，可区分细菌（前两种）和真菌（第三种）。病毒在它们的 RNA 或 DNA 成分周围仅具有蛋白质"衣壳"，因此它们在释放核酸成分时较少遇到问题。然而大多数病毒内部没有 DNA，而是靠 RNA 存储"设计编码"，并且在几种核苷酸传感方法中，RNA 分子首先要转换为 DNA 分子才能实现检测，这给后续分析中的样品处理/后加工带来了挑战。

　　革兰氏阴性细菌具有较薄的细胞壁、由几层肽聚糖层组成，肽聚糖层又被一层含脂多糖和脂蛋白的脂膜包裹。事实上这种膜不能被称为细胞壁，因为它只是一个薄的聚合物层（WIKI ♯2，2012）。

　　这种类型的细菌最容易被破碎，因此适用于人/哺乳动物细胞的方法也适用于这些细胞。革兰氏阳性菌细胞壁结构抵抗外界环境压力的能力更强。它具有厚的细胞壁，包含许多层肽聚糖和磷壁酸。肽聚糖是由糖和氨基酸组成的聚合物，具有网状结构，它赋予细胞很好的完整性。我们要关注的第三种类型的微生物是真菌。真菌界的许多物种是非常危险和有抵抗能力的。它们细胞壁的完整性主要来源于几丁质单体组成的聚合物，它在细胞周围建立了一个巨大的层。

以下影响因素可用于病原微生物的破碎（释放 DNA/RNA）：

（1）物理因素

1）升温；

2）高压电场；

① 交流电场；

② 直流电场；

3）机械因素：

① 实际机械冲击；

② 声压波；

③ 渗透压。

（2）化学因素：

1）洗涤剂；

2）离液盐；

3）pH 变化。

（3）生物因素：

细胞壁消解酶（例如溶菌酶或蛋白酶 K）。

如上所述，煮沸样品被认为是释放细胞内物质的"黄金标准"。煮沸样品已经成为微生物学中的传统方法，因此我们认为这是物理因素中升温的相关例子。对于其余的潜在方法，我们将按上述影响因素的顺序，展示最新的病原微生物破碎方法和装置。

5.2.1 利用电场的细胞裂解装置范例

DINAMICS 项目支持下的第一种方法是"无试剂细胞裂解和 DNA/RNA 释放方法"，计划对原型模块进行详细阐述，以便节约试剂。项目目标是构建建更简单的模块，因此仅使用纯电气冲击似乎是第一选择。该方法能够成功破坏跨膜电位临界值约为 1V 的细胞膜（Lee *et al.* 1998），正常条件下的跨膜电位为 0.07 V。如果细胞不仅被磷脂双层膜包围，而且还有细胞壁，则该临界值必须更高。

我们首先瞄准市场上可用的电致细胞裂解和电穿孔装置。值得注意的是电穿孔和裂解之间的差异：前者是指打开细胞膜/细胞壁，以便将外来分子引入细胞内部细胞质中，但是细胞之后还可以再生；而后者是将细胞完全破坏，在该过程中细胞内溶物释放到外部环境，并且细胞死亡。不幸的是，我们尚不能找到商业可用的电致细胞裂解装置，只有一些电穿孔装置。但是这些电穿孔装置不能对我们的工作提供足够的实用性指导，因为我们的目标是将细胞裂解到足够程度，使其内部 DNA/RNA 成分可用于后续的分析，因此，只有暂时打开细胞膜而非细胞壁的相关参数/影响因素的知识是不够的。

　　然而，一些重要的问题值得关注。研究电致细胞裂解装置/原型的许多学者在建立多靶标兼容协议时，面临过度裂解的问题。如果影响也参数没有保持在与样品中特定靶标病原微生物/细胞兼容的"过程窗口"中，则会发生过度裂解，此时细胞内的成分肯定会受到损伤。有实例显示，当电极凸起为三维形状而不是二维平面形状时，以白细胞为模式细胞，电致裂解的功效从 8% 成功增至 30%，而且通过简单措施可继续增至 90%（即将后续电极行数从 3 增至 4~5），但全部裂解可能会使裂解物受损（Lu et al. 2006）。由于上述所引用的实验工作是针对容易被电致细胞裂解或电穿孔的白细胞，所以当面对抵抗力更强的病原微生物（如革兰氏阳性细菌和孢子），必须更加注意防范过度裂解的风险。

　　我们的调研发现两次工作（Lu et al. 2006；Wang et al. 2006）对本项目研发原型机具有重要的借鉴价值其中一个原型是基于直流电场的非常简单的结构，另一个原型是基于交流波形或脉冲直流的更独特的设计。还有两篇综述文章（Huang et al. 2002；Sun et al. 2006）值得一读，特别推荐给对样品预处理最新进展感兴趣的研究人员。

　　1. 一种基于直流电场的细胞裂解装置

　　该装置在两个电极之间使用了直流电场（Wang et al. 2006），电场通过电极表面的几何设计得到放大。

　　研究表明该装置裂解大肠杆菌的效率非常高，最优条件下的裂解效率大于 95%。在 3 个已考察的设计方案中，前两个方案中测试电流小于 12 μA，第 3 个小于 50μA，他们认为装置中场强阈值的降低可能是焦耳热增加造成的。因此在一定程度上，该方法本质上是基于升温的方法。

　　细胞通过宽度变化的通道，从样品贮存池（接地端）移动到接收池（正极）。这种设计确保了更大的场强。其工作原理由如下方程所示：

$$E_1 = \frac{V}{L\left(2 + \dfrac{W_1}{W_2}\right)}, E_2 = \frac{V}{L\left(1 + 2\dfrac{W_2}{W_1}\right)}, \frac{E_2}{E_1} = \frac{W_1}{W_2}$$

式中　W_1 和 W_2——通道宽度；

　　　E_1 和 E_2——电极之间的电场强度；

　　　L——通道长度；

　　　V——电极电压。

　　3 种设计方案的参数设定见表 5.1。

已考察的装置尺寸（Wang *et al*. 2006）　　　　　　表 5.1

设计方案	W_1 (μm)	W_2 (μm)	W_1/W_2	L (mm)
A	203	25	8.12	5
B	212	33	6.42	2.5
C	219	115	1.9	2.5

该模块易于实现且其辅助电路易于构建。然而，必须考虑的问题是，该装置所使用的电压相对较高，因此必须注意避免在电极之间产生气泡，因为气泡可能严重影响装置的效率。此外，单个通道的处理量过低也是系统设计中的瓶颈问题，即便是在最终的准连续筛查装置中同时使用多个这样的通道。

2. 一种基于交流电场的细胞裂解装置

这个想法是基于一个更复杂的电极设计方案，电极放置在 30μm 高反应室的底部。酿酒酵母原生质体和大肠杆菌（菌株 ATCC 25922）是测试裂解效果的模式菌，还用了一个不同类型的电极测试了洋白菜和小萝卜原生质体的裂解效果。根据处理后对完整原生质体的光学显微镜计数结果显示，该装置能成功破碎高达 80％ 的酵母原生质体。值得注意的是，酵母细胞被认为对电致裂解具有相当的耐受性，因此 80％ 是非常成功的。然而受试微生物的原生质体状态表明，在脉冲电场处理之前，其细胞壁已经被酶解。

电极结构为铬/铜交叉指形电极，指两侧有三角齿，指骨架有 Parylene C 涂层（4μm 厚的聚对二甲苯）。模块的整个表面也涂有 500 nm 厚的 Teflon（AF 1601S），以确保不被氧化，不过这个步骤会增加裂解所需的电压。为在低电压下达到高裂解效率，装置采用了由几百 kHz 或 MHz 交流电"突发暂停、交替重复"的特殊波形。

这个概念显然更适合于高通量裂解，基于交流或脉冲直流电场的裂解效率很可观（80％），目前仅限于微生物以原生质体形式存在的情况（即酶解预处理后细胞壁消失）。

5.2.2　利用机械冲击的细胞裂解装置范例

1. 基于直接机械冲击的装置

理论研究表明，在 DINAMICS 项目中的"无试剂的细胞裂解和 DNA/RNA 释放方法"及原型模块也可以通过对病原微生物采取一定的机械冲击来实现。该部分可以是独立的技术，如有需要亦可作为补充并集成到上述电致裂解装置中。

对微生物施加机械冲击（即剪切力和张力）最直接的方法是使其在外力下与刚性结构碰撞，例如珠磨法。然而这种宏观设备和方法更适用于实验室分析，因此在我们的在线、准连续系统中没有考虑此技术，因其需要遵循自动化的要求。

为符合这些要求，已往研究中有两篇文章精心设计制造了一些特殊的微流控结构，都涉及基于直接机械冲击的概念。其中一篇（Di Carlo *et al*. 2003）利用了硅基深反应离子刻蚀（DRIE）的固有现象（即高深宽比），根据硅衬底穿透区域越深，去除材料的循环重复特性，可以在沟槽/通道刻蚀后得到几乎完全垂直于平面且保持侧壁状的柱/峰，侧壁之间会形成纵向微刀片覆盖的表面。在几微米宽的细胞过滤结构中采用侧壁时，为改善细胞破碎能力，作者优化/修正了 DRIE 过程以增大这种侧壁效应。

虽然这个想法非常有创意，但在 HL-60 人类白血病细胞上测试的绝对裂解率却非常低。与化学裂解的样品（作为 100％ 的基准值）相比，在过滤区域中分别观察到 4.8％ 和 7.5％ 的总蛋白和血红蛋白裂解率，无纳米结构倒钢处理的过滤器中相应的值仅为 1.9％ 和 3.2％。

在微流控、LoC 或 μTAS 方案中，更有效的方法是采用多孔结构，细胞/病原微生物可在压力驱动下通过该结构。这种系统的最新实例（Kulinski *et al*. 2009）能在人全血污染的情况下，裂解感染者尿样中的细菌并提取其 DNA。所建立的样品制备微流控装置概念模型，利用了约 10bar 超压通过具有小孔的聚合物塑胶柱（约 80％ 的孔直径小于 2μm）时产生的剪切力和摩擦力，对模拟尿道感染样品（加入大肠杆菌和全血的尿液，浓度范围 $10^5 \sim 10^1$CFU/mL）中的细菌 DNA 的分离效果与阳性对照技术（即一种市售的 DNA 提取试剂盒，Qiagen Inc.）相比一样有效或更有效。集成的样品制备通道可在 40 min 内处理 100 μL 样品。

减少洗脱液用量和增加通道体积可以节省更多的时间。随着进一步的设计开发，该系统可与在线放大和检测技术甚至热塑性（廉价可负担得起）平台相集成。

2. 基于超声波的裂解装置

如本章引言所述，许多技术和仪器已报道用于细胞破碎并提取细胞 DNA/RNA 用于后续分析：煮沸、使用能够消化紧密细胞壁的酶、珠磨法（使用玻璃或陶瓷珠）、超声处理、用洗涤剂破坏脂质屏障、溶剂处理、高压梯度、高剪切力机械方法和电场处理。这些方法中有些可以实现即时操作，例如超声和电穿孔/电场裂解。本节的目的是讨论超声处理技术，介绍造成细胞裂解/核苷酸成分释放的相关现象和这些过程的比较。与之前讨论电致方法类似，这里我们也第一次将目光投向市场上可用的设备。但在介绍最相关的研究进展之前，需要对超声波处理进行简要说明。

超声波是具有大约 20 kHz 或更高频率的振荡压力波。由于超声波是机械波，它需要在介质中传播。耦合到介质中的能量将引起循环压缩（和随后的弛豫），因此在任何情况下都会产生一定的热量。在物理治疗中使用 1~3W/cm² 的超声波，可在患者组织中引起局部温度升高（Elsner *et al*. 1989）。在水溶液中，超声波的应用也伴随着空化。当溶解在液体中的气体被诱导以形成空腔或微泡时，便会发生空化。这些气泡的半径可以在 100~250μm 的范围内。有两种类型的空化，以直接或间接方式作用于溶液中的病原微生物和生物大分子：

- 稳态空化（或气体活化）；
- 瞬时（或气化或惯性）空化。

当应用低强度超声波（约 1W/cm²）产生微泡电流时，溶液中会发生稳态空化。在超声波的负半压循环期间，微泡的尺寸增加；在正半压循环期间，气泡尺寸减小。在施加较高强度超声波（大于 1 W/cm²）期间，会发生瞬时空化。在这种情况下，微泡开始在尺寸上振荡变化，但在超声处理期间的某个时刻，它们达到临界尺寸并崩溃。这个崩溃时刻产生的极高热量（几千 K）足以在水中形成自由基。瞬时空化造成的崩溃被认为是高能量排放口，并且非常具有破坏性。事实上它们可以造成生物分子的侵蚀、细胞破碎、发光和剪切。

微泡之间相互作用，微泡还与溶液和容器壁相互作用，这种微泡尺度的振荡使表面发生微流剪切应力。机械应力造成细胞裂解，而且可能是造成溶液中大部分 DNA 降解的原因。超声波通过使氢键以及 DNA 螺旋的单链、双链断裂而降解溶液中的 DNA。增加超声波强度至 2W/cm² 以上，瞬时空化产生的自由基会导致单链断裂的增加。超声波处理后的 DNA 片段分布接近 100~500bp 的较小长度。

当细胞成分暴露于超声波时，主要有两种机制会对生物分子造成可观测的影响。第一种是通过整体加热的直接机械损伤，第二种是通过自由基攻击分子等化学反应产生的间接相互作用。

关于超声时间的影响，我们用 L5178Y 小鼠淋巴瘤细胞培养物在 1MHz 超声频率和 1~5W/cm² 强度下进行了研究。对于短于 1ms 的脉冲，细胞裂解效力降低到零，最佳脉冲持续时间为 30ms。细胞裂解阈值强度为 1W/cm²，提供稳定空化场条件下的最佳强度为 5W/cm²（Clarke *et al*. 1970）。

另一篇文章针对蜡状芽孢杆菌，优化了超声处理的持续时间及其参数（Gabig-Ciminska *et al*. 2005）。这种杆菌是革兰氏阳性菌，在发育早期具有更厚的多层细胞壁，但随着年龄的增长，它们可能变成革兰氏阴性菌。

取细菌细胞的营养悬浮液，连续超声破碎 0.5min、2.5min、5min、10min 和 13min，发现在 1min 时有最佳裂解率。使用直径为 1mm 的微探针，超声功率 100W、频率 30kHz。在超声空化期间，样品在冰水浴中冷却直到程序完成。在热处理（95℃、10min）并通过离心（5000g、10min）除去固体颗粒后，直接测试裂解物。使用早期终点 PCR 分析手段表征 DNA 破碎情况，建立与超声破碎时间的函数关系。

超声第 1 分钟 DNA 的释放和破碎都有增加，因此 PCR 信号得到增强。DNA 破碎使信号增加的原因可能是靶标 DNA 扩散条件的改善和更快的杂交。超声处理太长时间（超过 10 min）会使信号降低，这可能是由于 DNA 过度破碎导致靶标上杂交位点的损失。本研究旨在形成与芯片分析集成的超声波细胞破碎系统，提供其合理设计基础，使基于核酸的实时分析更具有实际应用前景。

超声波细胞破碎装置主要有 3 种：

- 探头型（喇叭型）超声波仪；
- 超声波水浴锅；
- 微型超声波仪。

（1）探头型超声波仪

探头型超声波仪易于购买和使用，是最常用的类型。用于处理大体积液体：食品成分（如果汁）的均质化，机械清洁或工具消毒，细胞透化和各类细胞的破碎。探头型超声波仪通常包括两个元件：换能器（将电信号转换成机械运动，通常是压电陶瓷）和尖端（通常称为探头、喇叭或超声波发生器）。

图 5.2 是这种装置的照片。该装置的工作原理如下：超声波电源将线路电压转换为高频电能，电能传输至探头并在那里转换成机械能，来自探头的振动耦合至钛针并得到加强，探头沿纵向振动并将其传至浸没在溶液中的钛针。

为防止过度加热，对浸入冰浴中的样品应施加多次短暂的超声波处理。用探头（喇叭）进行超声波处理的最适体积应小于 100mL。

这类装置的主要优点是易于制造、维护和使用。如图 5.3 所示，探头的尖端是可变的（小探头用于少量样品和高频超声），超声处理强度亦可根据应用情况而变。在不同情况下，可处理样品的体积从 0.3～2000mL 不等（主要取决于所用的探头）。

（2）超声波水浴锅

在超声波水浴锅（WIKI ♯3，2012）中，将待处理的物体（通常是干

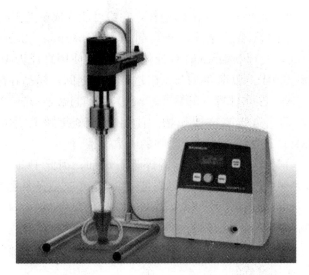

图 5.2　具有电源、驱动装置（右侧）和换能器、
尖端结构（左侧）的探头式超声波仪
（SONOPLUS HD 3100 系统）［经 BANDELIN（2005）许可重印］

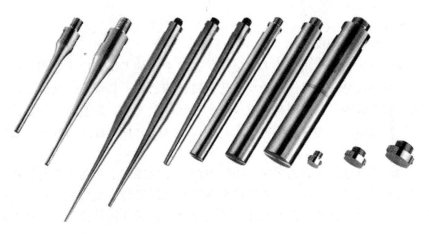

图 5.3　目前使用的各种微型超声波探头［经 BANDELIN（2005）许可重印］

净的）放置在有适当超声传导流体（水性或有机溶剂，取决于实际情况）的腔室中。在水性溶液中，添加的化学品是能够破坏水溶液表面张力的表面活性剂。超声波换能器集成在腔室中，也有可能浸没在流体中，它可以在流体中通过电激活产生超声波。超声清洗的主要机制同样是由微小空化气泡崩溃时释放的能量，破碎并从待清洗物表面剥离污物。超声波频率越高，空化点之间的节点越小，更适合精细的清洗。产生的气泡可以达到10000K、3000bar，但气泡非常小，主要用于清洗除垢。

水浴锅型超声处理和探头型超声处理之间的巨大差异是，后者使超声波能量以直接接触样品的形式输出，且具有可定制（可替换）的结构（即超声波发生器）。这意味着可以很容易地调节样品体积，此外前者与后者相比有能量效率的固有损失。但探头型装置也有一些缺点：1）探针直接接触生物样品，因此经常遇到不同样品之间的污染；2）由于超声波能量取决于探头在液体中的深度，重现性并不理想；3）探头系统工作繁琐、产生泡沫，且一次只能处理一个样品；4）另外探头系统会产生气溶胶，从生物安全规则方面考虑是有害的。

市场上一种非常有创意的系统结合了这两个概念的优点，并克服了它们的缺点（Diagenode Ltd. 2012）。这个叫 Bioruptor 的系统采用水浴锅形式，水浴锅下方有大功率超声波发生器件。该系统可实现 6～12 个封闭管的并行超声处理，并且超声管的连续旋转使能量分布均匀。探头型超声波仪的微流现象仅限于探头附近，而对于 Bioruptor，整个罐中的水都暴露在超声波能量中。

在 15mL 或 50mL 管中，中心金属棒与样品接触，促进了超声波在管内的传递。该金属棒不是探头，而是作为水浴超声波的"反射"器，并通过共振系统提高样品的超声处理效率，该系统具有自主知识产权。产品为不易被腐蚀的不锈钢。

无论创新性与超声效率如何，该系统都太过庞大，无法与在线芯片实验室系统集成，因此仍需要进一步调研。

（3）微型超声波仪

在约 20 kHz 下运行的微生物细胞超声破碎仪通常很大，并且由于显著的加热效应，不适合需要考虑生物化学完整性的小体积样品。这种类型的超声波仪基本上是锆钛酸铅（PZT）陶瓷结构的，根据超声处理的预期效果（为了形成驻波，尽量减少在器壁上的散热等）固定在特殊设计的容器中。

微型超声波仪是由小喇叭换能器和微流体盒组成的装置。微型超声波仪的目的是快速破碎细菌孢子，以便开展进一步的 DNA 分析。该方法通常需要 60s 的超声处理时间。使用这种细胞裂解装置，处理过的微生物和孢子可用于进一步的 PCR 分析。与电场裂解一样，使用这种微型超声装置的情况下，实时 PCR 似乎也是检验处理效率的适当方法。基于微机电系统（MEMS）的压电微流控微型超声波仪已经在 1999 年研制成功（Belgrader et al. 1999），在 380 MHz 左右的频率范围内工作。在不使用化学、生物以及微粒剂的情况下，随着样品流过直径 50 μm 的通道，该装置可连续裂解细胞。

在另一篇文章（Borthwick *et al*. 2005）中，作者研发了一种基于直径 63.5mm、厚 6.5mm 的管状换能器的紧凑型超声破碎装置，用高强度声空化场（具有最小幅度的温度上升）快速破碎小体积样品中的细胞。酿酒酵母是一种真菌，谈论革兰氏阳性或阴性没有意义。将酿酒酵母的悬浮液置于该紧凑型装置和 20kHz 探头型超声波仪中，经历不同的空化时间，然后通过蛋白质释放和染色法评估细胞破碎水平。相同暴露时间下，267kHz 紧凑型超声波仪中酵母细胞的破碎程度比 20kHz 探头型超声波仪中的更大。

通过上述阐述和这两种微型超声波仪的示例，我们试图证明超声波可以是一种快速释放和破碎 DNA 以用于生物传感的方法，可以直接应用于细胞样品。

通过调节盐浓度、暴露时间、功率和温度，可以控制所需 DNA 片段的长度和形式（单链或双链）。加上对超声处理和杂交条件的精确控制，该样品处理方法具有将核酸生物传感技术推向即时分析的潜力（Mann *et al*. 2004）。

5.2.3　基于化学作用力的方法（即不添加细胞壁消化酶）

尽管上述 DNA/RNA 释放的物理方法可实现"无试剂"芯片实验室的工艺流程，但常用的化学或生物方法实现细胞裂解/核苷酸释放需要添加试剂。化学方法可以是加入洗涤剂、离子强度的急剧变化或 pH 值的变化。例如对人乳头瘤病毒（HPV）或其他病毒，仅使用胍盐——一种高离液盐（参见下面的解释）和十二烷基硫酸钠（SDS）即可，因为 HPV 的核苷酸成分仅被蛋白质衣壳包裹。

最广泛使用的裂解缓冲液通常含有洗涤剂（例如 SDS、Tween 20、Triton X-100、Nonidet P-40）和蛋白酶 K，它甚至能消化/分解特定微生物的多层细胞壁。然而蛋白酶 K 具有生物活性，因此应归于生物方法。生物方法不是我们调研的主要工作，因为 DINAMICS 项目的初始目标之一是替换掉耗时长的（约 30 min）生物样品预处理步骤。

在分子生物学技术中，除了细胞裂解和 DNA/RNA 释放外，盐析法也被广泛使用。其原理是在细胞裂解步骤中或之后添加高离液盐（例如 6 M 硫氰酸胍或 6 M 氯化钠），通过干扰氢键、范德华力和亲疏水相互作用，破坏蛋白质结构。因为高浓度的盐与蛋白质和其他大分子竞争水溶性溶剂，有效地使蛋白质/大分子脱水。由于细胞蛋白在离液剂存在下变得难溶，如果测试需要纯化的样品基质可以在后续步骤中通过离心或过滤去除蛋白。（Goodwin *et al*. 2011）。

除了上述讨论的洗涤剂和离液剂之外，pH 的变化是引起微生物核苷酸成分释放的第三种化学因素。从文献为例（Di Carlo *et al*. 2005），研究人员测试了能够引起 HeLa 细胞（人肿瘤细胞株）裂解的氢氧化钠最小浓度。

实验的一个关键发现是，20mM 氢氧化钠（PBS 的 pH＝11.70）仍是有效浓度，但 10mM 氢氧化钠（PBS 的 pH＝11.20）不会引起细胞裂解。从该结果作者能够推断，电解水使微流控细胞裂解反应室的阴极周围必要的 OH⁻ 离子产生能力。

5.3　水样和在线（准连续）操作的注意事项

本章标题中"持续"一词指的是意图，即在理想情况下，DINAMICS 病原微生物检测系统运行中不使用耗材，因此对于核苷酸释放子模块也是如此。如要保证检测系统的选择性，考虑到任何类型的传感器总有有限的寿命/可用性，那么"无消耗品"的要求可灵活掌握。实际上生物传感器元件的更换周期应当越长越好，并且应尽量减少一次性消耗品的使用（例如过滤器、试剂等）。

整个测定（包括样品预处理即核苷酸释放）的在线运行意味着应当连续（或至少是具有可控延迟的准连续）监控系统流路，无需人工干预。从理论上推断，只有准连续方法是可行的，因为在精确的浓度测量之前，亲和型生物传感器都需要一定的孵育时间。这意味着基于完整的测定时间与检测病原微生物时可接受的最大延时，多个管线必须按照设定的循环周期同时运行。

在 DINAMICS 项目的支持下，"无试剂细胞裂解和 DNA/RNA 释放方法"及其原型模块致力于成为定型装置的一部分。然而"无试剂"仅指不基于酶促细胞壁/细胞膜消化的方法，因该方法十分耗时。具有微生物背景的两个项目研发团队——MikroMikoMed Ltd.（匈牙利布达佩斯）和 Water Research Institute（斯洛伐克布达佩斯），以及一个有硬件和软件技术背景的合作伙伴——布达佩斯技术与经济大学电子技术系（匈牙利布达佩斯）参与了这项研发工作。

在考虑上述常用技术方案之后，研发团队已经从十多个分类单元的细菌、病毒和寄生虫群中识别出用于定型最终原型的靶标生物，结果如表 5.2 所示。这一系列选择背后的理由可在题为"目标污染物选择"的联合工作报告中找到。该表及相关功能需求中还给出了每种生物的检测限（或装置灵敏度），以日耗水中生物体的数量来描述（按每人每天 2L 水计算）。

联合报告的"用户需求说明书"中详细地提到，该表提供的检测限是对复杂问题的简化表征。下游耗水检测限的表达与上游耗水不同，这意味着需要评估离散分布。

值得注意的是，从水中过滤/浓缩病原微生物的方法（即离心或过滤）也对所用的 DNA/RNA 释放方法有很强的影响。最初的假设是必须要有一级或两级过滤，因为微生物标准依赖于不同孔径的过滤器。主要问题是判断细胞裂解/核苷酸释放是在过滤器中发生（概念 B），还是在过滤器反冲后的自由分散/悬浮微生物进入的后续反应室中发生（概念 A）。

1. 概念（A）

从过滤器中洗脱的病原微生物细胞自由分散于缓冲溶液中，一个独立的微流控模块用来处理悬浮的高浓缩细胞样品。该过程及其结果通过光学显微镜应该是可观察的，该方法的简要描述如图 5.4 所示。

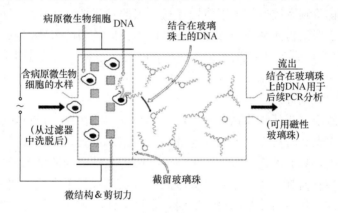

图 5.4　采用概念 A 的细胞裂解装置的示意图的挡板

2. 概念（B）

借助滤膜两侧的电极对的膜截留病原微生物进行原位裂解（在 DNA/RNA 成分转入 PCR 模块前，过滤器必须浸入试剂中）。该概念基于孔径小于样品细胞直径、但大于样品池中待去除组分直径的滤膜。因此该方法由多个后续步骤组成。第一步应采用孔径适合于分离最大细胞的过滤器，然后逐级采用较小孔径的过滤器。这样在每个步骤中，可以破碎不同类型的微生物，并且释放的 DNA/RNA 可用于进一步分析。工作原理如图 5.5 所示。

最后，由于实现过滤交换的自动化存在巨大难度，概念 B 被证明是一种不太可能得到集成的方式，因此被舍弃。完全依靠物理作用力的概念 A 成为首选，但仍然具有很大的不确定性。考虑到表 5.2 包含超过 10 种完全不同类型的微生物，并且项目要求 1 持续、2 在线且 3 方法具备通用性，

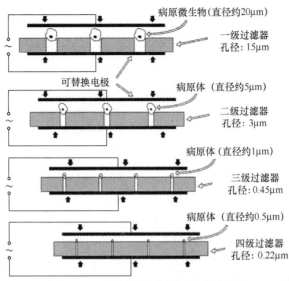

流出:DNA/RNA 和其他细胞裂解液仍在过滤器中

图 5.5　采用概念 B 的细胞裂解装置的示意图

实际上没有一种方法可以胜任。

DINAMICS 项目中的靶标生物及原型机对其的检测限　　表 5.2

类别①	界	生物体	类型④	优先级②	安全等级③	感染剂量	检测限
A	原核生物	鼠疫耶尔森氏菌	革兰氏阴性	1	3, 2*	>100 个有机体	10^3
B	原核生物	产气荚膜梭菌	产孢子	1	2	>10^8 个有机体	10^5
B	原核生物	沙门氏菌	革兰氏阴性	1	2, 3**	15~20vs 10^2~10^6 个有机体	10^3
B	原核生物	志贺氏杆菌	革兰氏阴性	1	2, 3***	10 个有机体	10
B	原核生物	霍乱弧菌	革兰氏阴性	1	2	10^3~10^6 个有机体	10^5
其他	原核生物	弯曲杆菌		2	2	400~500 个有机体	10^3
其他	原核生物	李氏杆菌	革兰氏阳性	2	2	10^3 个有机体	10^3
A	病毒	重型天花	dsDNA 病毒	2	—	—	10

续表

类别①	界	生物体	类型④	优先级②	安全等级③	感染剂量	检测限
其他	病毒	诺瓦克病毒诺瓦克杯状病毒	ssRNA 病毒	1	2	假定以下	10
其他	病毒	轮状病毒	dsRNA 病毒	1	2	10～100 个病毒颗粒	10
其他	病毒	甲型肝炎	ssRNA 病毒	1	—	10～100 个病毒颗粒	10
其他	病毒	戊型肝炎	ssRNA 病毒	2		未知	10
B	真核生物	微小隐孢子虫	—	1	2	一个有机体	10
其他	真核生物	蓝氏贾第鞭毛虫		1	2	一个或多个囊	10

注：＊小肠结肠炎耶尔森氏菌，假结核耶尔森氏菌。

　　＊＊伤寒沙门氏菌。

　　＊＊＊痢疾杆菌。

　　① 这些类别取自美国疾病控制预防中心（CDC）。

　　② 因为资源有限，优先级是指 DINAMICS 项目中的研发优先级。

　　③ 安全等级是 CDC 指定的对生物制剂的防范水平（1～4 代表最低～最高）。

　　④ ss 代表单链，ds 代表双链。

　　通过各种信息来源我们得出以下结论：在这一领域没有普遍认可的指导方针。因此在最新的文献调研、一些实验室实验、几轮概念化、硬件和软件设计之后，又进行了一系列测试、评估和修正。

　　这一概念及用于验证概念的实验装置，已经从基于简单纯直流电场的细胞裂解装置发展到三重作用力的概念（即同时具有加热、超声和直流电场作用），最终发展成为更具商业化、可行性和更可靠的解决方案，这将在本章最后一节中详细介绍。

5.4　DINAMICS 项目研发实例

　　基于所述裂解方法的比较，本项目成功研发了一种有洗涤剂处理的情况下将样品加热至预设温度的裂解装置。该方法似乎是最实用的可集成到自动化系统中的方法，该系统需要相对高通量的在线裂解能力。与微控制器结合、经 USB 线路与用户 PC 通信的自主设计的电路，通过印刷电路板技术实现组装，并与两个 MultiPhaser NE-501 可编程注射泵（荷兰 ProSense 的 OEM 产品）以及自行研发的温控裂解室相连。压力控制器单元内置于系统中，以便减少由于加热导致样品-缓冲液混合物中形成气泡或泡沫。整个系统如图 5.6 所示。

为了避免污染，设计了由 PDMS 制成的一次性裂解室。考虑需实现连续流裂解方案、芯片实验室检测方法的灵敏度、样品处理步骤间的固有损耗以及水样中病原微生物可能的初始危险浓度，初步计算表明，裂解室的最佳容积为 5mL。因此微流控通道已设计成两个入口、一个出口、5mL 内部容积的结构。最大外部尺寸为 6mm 高、72mm 宽、65mm 长。早期试验中使用了非

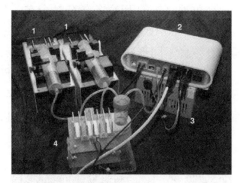

图 5.6　裂解控制硬件
1—注射泵；2—泵、温度和压力控制单元；
3—电源；4—裂解室、离心管和加热单元

常类似的裂解室模具，第一个版本的体积只有 1.5mL，按后续计算不符合系统要求。每次制作的模具片如图 5.7 所示。

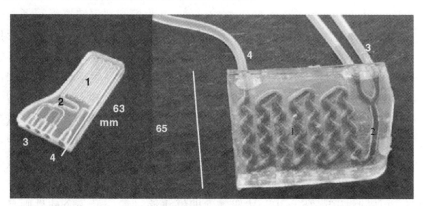

图 5.7　早期版本的裂解室
（左侧）和填充 5mL 有色液体的一次性裂解室（右侧）（材质都是 PDMS）
1—加热区；2—混合区；3—入口；4—出口

使用 Autodesk Inventor 2010 软件进行器件设计。按质量比 1∶10 的比例将 Sylgard 184 固化剂加入到 Sylgard 184 硅弹性体中制备 PDMS 原

料。新制备的 PDMS 原料注入一个 3D RPT 模具中，该模具由实验室组装的浇注工作站浇铸成型，工作站由真空干燥器、水式真空泵及管路或一个连接油式真空泵的腔室组成。PDMS 购自 Dow Corning Corp.（美国）。采用 Objet Geometries（以色列）Eden 250 打印机进行 3D RPT 打印，使用 Varinex Inc.（匈牙利）的 FullCure 720 基材和 FullCure 705 作为支撑材料。真空暴露 10min 后，所有可见气泡从 PDMS 中离开（压力低于 5kPa）。为将两个单独浇铸的 PDMS 部分粘合在一起，使用 Electro-Technic Products Inc. 的 BD-20AC 仪器，施加 5min 电晕表面活化处理。该实验室电晕处理器带有三种不同形状的电极，输出电压 10～48kV、频率 4～5MHz。

在验证阶段，裂解装置单独使用，反应腔室连接了两个 60mL 的注射器（样品和缓冲液源）和一个离心管（储存裂解产物），腔室通过折叠夹固定并加热。机械部件由印刷电路标准黄色基底材料 FR-4 板（玻璃纤维增强环

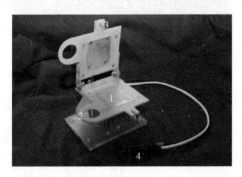

氧树脂材质）构成。加热器是两个半导体单元（热电冷却器，TEC），分别位于腔室两侧，每个单元具有 50W 的冷却功率。通过两个至少 0.5℃ 精度的 IC 传感器（Texas Instruments TMP175）连续测量两侧的温度。该支架如图 5.8所示。

图 5.8　裂解室支架和加热单元（打开状态）
1—加热区；2—离心套管；3—闭合螺钉；
4—连接器

为控制裂解装置编写了两个不同的 PC 软件，一个是图形用户界面（GUI），另一个是可输入参数的 .exe 文件。GUI 是在验证阶段和独立运行模式下使用的，程序窗口如图 5.9 所示。这个应用程序允许单独设置所有过程参数，包括裂解室的温度、封闭流体系统中的压力、样品或缓冲溶液的体积和流量。软件与装置自动连接，无需其他设置。特定裂解方案中采用的参数可由用户通过 PC 机预先设置，并可通过点击屏幕上的"START"按钮来启动该过程。在定量的流体流过裂解室进入离心管之后，装置自动停止并进入空闲状态。可随时按下"STOP"按钮，立即停止该过程。另一个软件则是为了集成运行而创建的。

根据已报道的实验，裂解缓冲液和样品体积比设定为 1：5，即流量分别为 10mL/h 和 50mL/h，因此液柱任何部分在温控区中连续裂解的时间为 5min。整个过程中需要将一次性 PDMS 裂解室的上、下表面加热并保持在 95℃（±2℃）和 40 kPa（±2%）。控制装置的参数特征见表 5.3 所示。

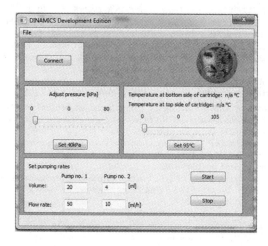

图 5.9　图形用户界面

控制装置的物理参数　　　　表 5.3

参数	数值		单位
	最小值	最大值	
温度	环境温度	105	℃
超压力	0	80	kPa
体积	—	60	mL
流量	169	10^{-6}	mL/h

本章参考文献

BANDELIN Ltd. (2005). URL: http://www.lkb.com.au/dl/ultra_sonicator_flyer.pdf (last time accessed 15 March 2012)

Belgrader P., Hansford D., Kovacs G. T. A., Venkateswaran K., Mariella R. Jr., Milanovich F., Nasarabadi S., Okuzumi M., Pourahmadi F. and Northup M. A. (1999). A minisonicator to rapidly disrupt bacterial spores for DNA analysis. *Analytical Chemistry*, **71**(19), 4232–4236, doi: 10.1021/ac990347o.

Bonyár A. and Harsányi G. (2010). Typical problems and solutions in electrochemical measurement cell development. In: *Proc of the 33rd International Spring Seminar on Electronics Technology*. Warsaw, Poland, 2010.05.12-2010.05.16. (IEEE) pp. 433–438, doi: 10.1109/ISSE.2010.5547353.

Borthwick K. A. J. *et al.* (2005). Development of a novel compact sonicator for cell disruption. *Journal of Microbiological Methods*, **60**, 207–216, doi:10.1016/j.mimet. 2004.09.012.

Clarke P. R. and Hill C. R. (1970). Physical and chemical aspects of ultrasonic disruption of cells. *The Journal of the Acoustical Society of America*, **47**(2 Part 2), 649–653.

Diagenode Ltd. (2012). URL: http://ipmb.sinica.edu.tw/microarray/index.files/Bioruptor%20Manual.pdf (last time accessed 15 March/2012)

Di Carlo D., Jeong K.-H. and Lee L. P. (2003). Reagentless mechanical cell lysis by nanoscale barbs in microchannels for sample preparation. *Lab Chip*, **3**, 287–291, doi: 10.1039/b305162e.

Di Carlo D., Ionescu-Zanetti C., Zhang Y., Hung P. and Lee L. P. (2005). On-chip cell lysis by local hydroxide generation. *Lab Chip*, **5**(2), 171–178, doi: 10.1039/b413139h.

Easley C. J., Karlinsey J. M., Bienvenue J. M., Legendre L. A., Roper M. G., Feldman S. H., Huges M. A., Hewlett E. L., Merkel T. J., Ferrance J. P. and Landers J. P. (2006). A fully integrated microfluidic genteic analysis system with sample-in-answer-out capability. *PNAS*, **103**(51), 19272–19277, doi: 10.1073/pnas.0604663103.

Elsner H. and Lindblad E. (1989). Ultrasonic degradation of DNA. *DNA*, **8**, 697–701.

Gabig-Ciminska M., Liu Y. and Enfors S.-O. (2005). Gene-based identification of bacterial colonies with an electric chip. *Analytical Biochemistry*, **345**, 270–276, doi:10.1016/j.ab.2005.07.024.

Goodwin W., Linacre A. and Hadi S. (2011). An Introduction to Forensic Genetics. John Wiley and Sons.

Harsányi G. (2000). Sensors in Biomedical Applications. Technomic Publishing Co., Lancaster, USA/Basel, Switzerland.

Huang Y., Mather E. L., Bell J. L. and Madou M. (2002). MEMS-based sample preparation for molecular diagnostics (review). *Analytical and Bioanalytical Chemistry*, **372**(1), 49–65, doi: 10.1007/s00216-001-1191-9.

Kulinski M. D., Mahalanabis M., Gillers S., Zhang J. Y., Singh S. and Klapperich C. M. (2009). Sample preparation module for bacterial lysis and isolation of DNA from human urine. *Biomedical Microdevices*, **11**(3), 671–678, doi: 10.1007/s10544-008-9277-1.

Laureyn W., Stakenborg T. and Jacobs P. (2007). Genetic and other DNA-based biosensor applications. In: Handbook of Biosensors and Biochips, R. S. Marks, D. C. Cullen, I. Karube, C. R. Lowe and H. H. Weetall (Eds.), John Wiley & Sons Ltd., Chichester, England, pp. 1035–1053.

Lee S.-W. and Tai Y.-C. (1998). A micro cell lysis device. Micro Electro Mechanical Systems, 1998. *MEMS 98 Proceedings*. Print ISBN: 0-7803-4412-X, Heidelberg, Germany, pp. 443–447, doi: 10.1109/MEMSYS. 1998.659798.

Lu K.-Y., Wo A. M., Lo Y.-J., Chen K.-C., Lin C.-M. and Yang C.-R. (2006). Three dimensional electrode array for cell lysis via electroporation. *Biosensors and Bioelectronics*, **22**(2006), 568–574, doi: 10.1016/j.bios.2006.08.009.

Mann T. L. and Krull U. J. (2004). The application of ultrasound as a rapid method to provide DNA fragments suitable for detection by DNA biosensors. *Biosensors and Bioelectronics*, **20**, 945–955, doi: 10.1016/j.bios.2004.06.021.

Pickup J. C. (2007). Biosensors for monitoring metabolites in clinical medicine. In: Handbook of Biosensors and Biochips, R. S. Marks, D. C. Cullen, I. Karube, C. R. Lowe and H. H. Weetall (Eds.), John Wiley & Sons Ltd., Chichester, England, pp. 1069–1075.

Sántha H. (2009). *Új, változtatható felépítésű, elektrokémiai bioérzékelő eszközök konstrukciója és alkalmazásuk* (Construction and Application of Novel Electrochemical Biosensor Devices of Variable Structure). PhD thesis, Budapest University of Technology and Economic, Faculty of Electrical Engineering and Informatics, Budapest, Hungary.

Sun Y. and Kwok Y.-C. (2006). Polymeric microfluidic system for DNA analysis (review). *Analytica Chimica Acta*, **556**, 80–96, doi:10.1016/j.aca.2005.09.035.

Thévenot D. R., Tóth K., Durst R. A. and Wilson G. S. (2001). Technical report – Electrochemical biosensors: recommended definitions and classification. *Biosensors and Bioelectronics*, **16**(1–2), 121–131.

Wang H.-Y., Bhunia A.-K. and Lu C. (2006). A microfluidic flow-through device for high througput electrical lysis of bacterial cells based on continuous dc voltage. *Biosensors and Bioelectronics*, **22**(5), 582–588, doi: 0.1016/j. bios.2006.01.032.

WIKI #1 URL: http://en.wikipedia.org/wiki/Gram-stain (last time accessed 15 March 2012)

WIKI #2 URL: http://en.wikipedia.org/wiki/Gram-negative (last time accessed 15 March 2012)

WIKI #3 URL: http://en.wikipedia.org/wiki/Ultrasonic_bath (last time accessed on 15 March 2012)

第6章

DINAMICS 水样测试系统的核心微系统：芯片单元的设计和实现

Theo T. Veenstra

6.1 DINAMICS 中的微流体

本章为 DINAMICS 项目中复杂微流控系统的设计提出了一些见解。该项目旨在检测饮用水中的低浓度病原微生物。按照预期，最终的系统将被集成到一个单独的微流控芯片上，所有功能模块的开发必须采用相同的芯片制造技术，以确保最后集成阶段的兼容性。

DINAMICS 项目中采用的传感技术需要微量操作。这些几微升的内容物源自几十升自来水，几十升水经不同处理阶段转化为 $30\ \mu L$。前两个处理阶段（中空纤维膜过滤、细胞裂解）在本书其他章节中已有介绍。

6.2 DINAMICS 流体部分的设计

从 DINAMICS 检测系统的设想来看，其可以分解成不同功能模块（见图 6.1）。

该过程的第一步是水样的过滤。先从水样主流中取 10L 水，其大部分在两阶段过滤后排掉，最终得到 10mL 样本，包含原水样中的所有细菌。

将这 10mL 样本转移到细胞裂解单元以破碎所有细胞。将样品与化学裂解液混合并进行短暂加热处理，这样处理后的输出量超过 10mL。

将含有所有细胞碎片的十多毫升溶液通过分离芯片过滤得到 DNA 分子。在该芯片上，DNA 通过结合到玻璃表面而从溶液中提取出来。所有细胞碎片通过芯片后，DNA 被重新洗脱并进入一个只有 $50\mu L$ 的缓冲液中。即最初 10L 样本中所有 DNA 被浓缩到 $50\mu L$ 溶液中。

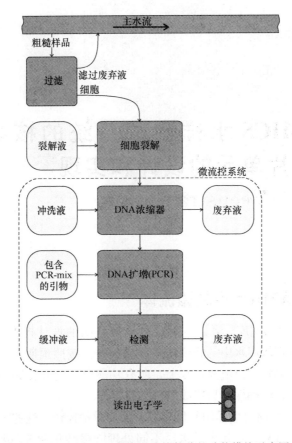

图 6.1　DINAMICS 系统微流控部分的功能模块示意图

　　样品制备的最后一步是扩增溶液中提取到的目标 DNA 并使其达到一定浓度,以保证传感单元能检测到目标病原微生物的存在。扩增由经典的 PCR 过程实现,其变性、退火、延伸的步骤循环重复若干次,每次循环可使目标 DNA 链扩增一倍。PCR 芯片最终输出 $30\mu L$ 样品,包含所有病原微生物的 DNA 复制链。

　　这 $30\mu L$ 样品被传输至传感单元。虽然在 DINAMICS 项目中开发了两个传感平台,但只有一个应用于微流控平台。这个传感器测量两个电极之间由于其表面捕获目标 DNA 而产生的电容变化,其原理在本书他处有更详细的解释。值得注意的是,一系列制备和缓冲液冲洗过程可能导致粘合现象的产生。

　　本章只讨论 DINAMICS 系统微流控部分的设计,过滤和裂解单元不在以下小节中描述。

6.3　DINAMICS 的微流控组件

从上一节可以看出，DNA 分离、PCR 扩增和检测都是按微流控理念设计的。

DINAMICS 的大多数模块除流体样品本身的输入/输出外，还需要其他的输入/输出。根据模块功能的不同，需要两个流路的切换或使两个流路汇集成一个流路。实现这些基本的流控功能，需要设计/开发阀门和混合器。

所有需要开发的组件如下：

- 阀门（开/关阀、组合阀如三通阀）；
- 混合器；
- DNA 分离室；
- PCR 扩增室；
- 检测室。

这些组件是单独开发的，但因为它们要集成到一个芯片上，故所有芯片/组件的制造技术必须互相兼容。下面进行具体介绍。

6.3.1　阀门

DINAMICS 项目研发了一种死体积和置换体积很小的阀门。当把阀门用于诸如 PCR 芯片中时，阀门必须要能承受至少 1bar 的大气压（PCR 芯片中的温度可高达 99℃）。在任何给定时间，系统预计不会出现比这更高的压力。

阀门设计如图 6.2 所示。芯片中的通道覆盖了一个弹性膜（氟橡胶或

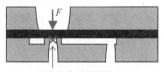

受力在流道的膜块上

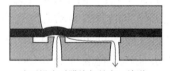

由于没有对膜施加的力，流道是可用的

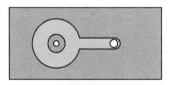

通道的俯视图

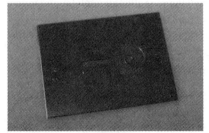

阀上的照片

图 6.2　DINAMICS 阀门的原理图和照片

PDMS 都可以）。通道末端有一个孔通往芯片另一侧。该孔入口附近，放置了一个当膜被挤压时能切断流路的脊，这个脊就是阀座。当膜上没有任何驱动力时，液体积聚的压力会顶起膜而形成一个流路。

　　典型的阀门性能测试如图 6.3 所示。在这个测试中，液体以固定流量流向阀门。用压力传感器测量阀门前方的压力，与传感器相连的管中有一个气泡。当压力累积到某种程度时，打开阀门释放压力（见图 6.3）。可以看出，此时压力大约是 8 bar，在这之后保持在 7 bar，这对 DINAMICS 系统已经足够了。

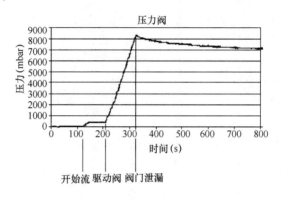

图 6.3　阀门性能测量

6.3.2　混合器

　　混合器是 DINAMICS 系统中又一个需要开发的基本流控组件。

　　在微流体中，流体流动通常为层流。湍流产生的混合效应无法预测，只有扩散可作为混合的驱动力。这意味着必须要找到一个减少扩散距离的方法，已有文献报道了一些相关的解决方法（Hessel，2005）。我们所选择的解决方法是"层叠混合器"，A 和 B 两种流体在通道的宽度方向上形成ABABA…ABA 的形式（见图 6.4），该形式分布于通道中的大部分区域。通道缩小后，A 和 B 的截面宽度仅为微米级，这样可保证 A 和 B 中的化合

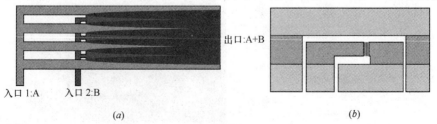

图 6.4　左：层叠混合原理俯视图

（a）流体 B 从多个入口注入流体 A；（b）芯片横剖面图

物快速扩散并混合。

这种实现方式是通过在流体 A 中为流体 B 创建 39 个屏蔽入口，其 SEM 图如图 6.5 所示。各个入口的屏蔽是非常必要的，否则流入的流体会留在通道底部，形成流体 B 在管道底部而流体 A 在其上的分布。这将导致超过 $50\mu m$ 的扩散距离，耗费较长的混合时间，尤其对于 DNA 这种大分子。

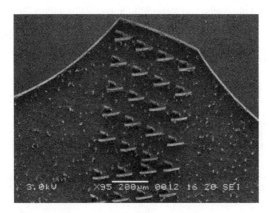

图 6.5　混合截面的 SEM 图

在混合截面处，39 路流体 B 与 40 路流体 A 相互交错。当混合流到达通道 100 μm 宽处时，平均层流宽度只有 $1.25\mu m$，保证几乎可以瞬间混合。通过流体模拟可看出，入口附近流体的分布已近乎均匀（见图 6.6）。通道中心的流量略高，局部造成略宽的截面，但这并不显著影响混合器的整体性能。

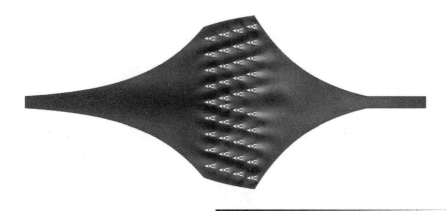

XVelocity: −1.02　−0.6775 −0.335 0.0075　0.35　0.6925　1.035　1.3775　1.72

图 6.6　混合器性能的模拟

建立好两个最基本的流控功能模块——阀门和混合器，就可以建立高级功能模块。首先讨论 DNA 分离模块。

6.3.3　DNA 分离组件

从样品液中提取 DNA，已经有一些商业化的试剂盒。使用试剂盒需要大量的移液、搅拌和冲洗步骤，才能从原样的细胞中提取到所需的 DNA。试剂盒的工作原理是将破碎细胞的 DNA 结合到玻璃表面（主要是小玻璃珠），其他细胞物质在冲洗步骤除去，然后用适当的缓冲溶液把结合的DNA 从玻璃珠上再洗脱下来。

下面举例说明一个标准商业试剂盒（Roche MagnaPure LC 总核酸试剂盒）的操作流程，我们的芯片系统也基于此流程（见图 6.7）。

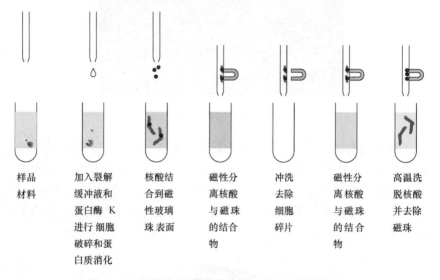

| 样品
材料 | 加入裂解
缓冲液和
蛋白酶 K
进行 细胞
破碎和蛋
白质消化 | 核酸结
合到磁
性玻璃
珠表面 | 磁性分
离核酸
与磁珠
的结合
物 | 冲洗
去除
细胞
碎片 | 磁性分
离核酸
与磁珠
的结合
物 | 高温洗
脱核酸
并去除
磁珠 |

图 6.7　试剂盒提取核酸的步骤（芯片流程的基础）

为了从"开放式流路"的商业化试剂盒转化为"封闭式流路"的系统，需要在芯片内置玻璃材料。为达到此目的，将玻璃珠换成了玻璃纤维材料。在封闭芯片之前，将玻璃纤维材料放置在芯片空腔中（见图 6.8）。该腔体的尺寸至关重要，如果玻璃纤维衬垫周围有流路，含 DNA 的液体会绕着结合位点走，导致 DNA 提取效率非常低。于是提出一种环状的空腔结构，入口位于环外而出口位于环中心，衬垫周边不存在短路的流路。只要在制造过程中准确控制腔室高度，所有样品必会穿过衬垫。

芯片有两个流体入口，一个用来进样，另一个用来进冲洗缓冲液。缓冲液用小注射器通过注射泵来控制，这样能精准控制清洗/置换体积。

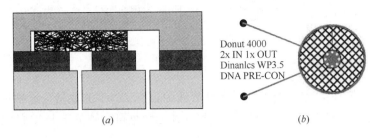

图 6.8 芯片

(a) DNA 分离芯片示意图，标示了纤维衬垫在芯片中如何放置；(b) 芯片俯视图

注：芯片的两个入口通道连接一个玻璃纤维衬垫（阴影区域），出口在衬垫中心。

从图 6.8 可以看出，通道用氟橡胶（或 PDMS）密封以确保防漏组装，也可将纤维衬垫换为其他结合材料来密封。图 6.9 是芯片组装前后的样子。

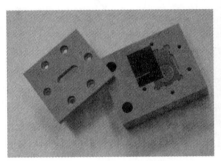
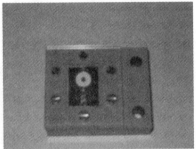

图 6.9 芯片及其支架

注：右图中的白色区域是玻璃纤维衬垫。

DNA 分离芯片的初步试验结果表明，芯片对 DNA 的捕获效率与商业试剂盒相比差别不大（见图 6.10）。

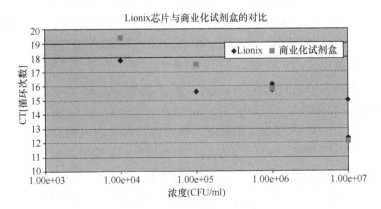

图 6.10 芯片与试剂盒提取 DNA 的效率对比图

　　DNA 分离后，样品在 PCR 芯片中进一步处理。下一节详细描述该芯片。

6.3.4　PCR 扩增组件

　　本节描述的芯片用于扩增样品溶液中目标 DNA 的数量，这种扩增基于经典的聚合酶链反应（PCR）过程（详细信息可参阅关于 PCR 的大量文献）。进行该反应时，样品需要与"PCR-mix"（预混液）混合，之后进行一系列温度变化的步骤。如图 6.11 所示，样品在 95℃、55℃、75℃条件下循环多次，每次循环能使目标 DNA 数目扩增一倍。

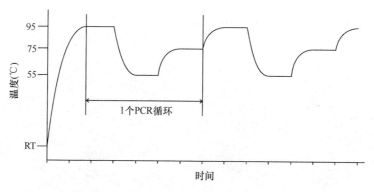

图 6.11　PCR 过程中温度随时间的变化

　　用于 PCR 反应的芯片需要满足很多基本要求。首先，样品需要和 PCR 缓冲液混合，可以采用前面所述的混合器完成。其次，样品必须经过一系列温度变化过程来实现 PCR 循环。当温度高达 95℃时，芯片内部压力将达到 1bar，如果没有任何应对措施，PCR 芯片将会蒸干。为了防止这种情况，温度变化循环过程中芯片的所有出入口必须紧闭，以防止任何液体蒸发而离开芯片。在第一代芯片设计中，我们采用外置的商用零死体积的阀（Upchurch 旋转阀）来进出样。最后，为了实现温度控制，在芯片上安装了热敏电阻，它可直接测量芯片上的温度。加热芯片通过一个集成的加热电阻实现，而制冷则通过芯片支架中的半导体制冷元件实现，如图 6.12 和图 6.13 所示。

　　最后，为了与 PCR-mix 中的混合物兼容，芯片内表面必须要有涂层。这个涂层可以用 SigmaCote™冲刷芯片实现（当芯片安装在支架上时）。按照 sigma-cote 的规定程序，芯片内部将完全覆盖单层防水保护分子。

　　PCR 芯片的测试结果表明，其性能低于理论水平。每个循环的成倍扩增没有完全实现，不过可以通过增加循环次数解决。

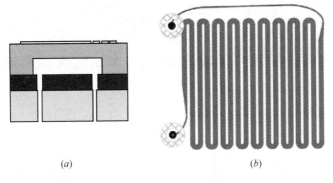

(a)　　　　　　　　　　　　　　　(b)

图 6.12　PCR 芯片示意图

(a) 横剖面图；(b) 俯视图

注：拉长 PCR 室/通道以避免流动死区。

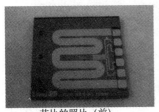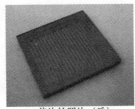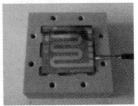

芯片的照片（前）　　　　　芯片的照片（后）　　　　　芯片架子的照片

图 6.13　PCR 芯片及其支架

此时，经过 PCR 芯片处理的样品应含有足够数量的 DNA 用来检测。检测部分将在下一小节中介绍。

6.3.5　杂交室组件

DNA 经过 PCR 扩增后，可用适当的传感器来检测。这里所用的传感器由 Bologna 大学开发。其工作原理是，当 DNA 选择性地结合到电极表面时，两个电极之间的电容会发生变化。这种电容的变化，或者电极界面其他无标记或有标记的电化学特性的变化，都可以转换成样品中 DNA 的浓度。具体工作原理可参考 Gazzola 等人撰写的第 7 章。DNA 结合到芯片表面的这一过程叫做"杂交"，因此该芯片叫做"杂交芯片"。

图 6.14 和图 6.15 展示了已制成的杂交芯片。芯片上有 4 个平行通道，每个通道都有各自的电极对。

6.3.6　制造—技术平台

上一小节提到的所有流控组件是用硅和玻璃按照不同方案制造的

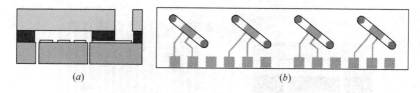

图 6.14　杂交芯片（一）

(a) 杂交芯片横剖面示意图；(b) 芯片俯视图

注：通道呈椭圆形轮廓，两端是流入和流出口。测量电极与两个连接片相连。

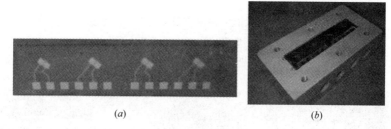

图 6.15　杂交芯片（二）

(a) 带电极的芯片部分；(b) 固定在支架上的杂交芯片

（MEMS），这些方案总结于图 6.16 和表 6.1 中。这些组件的尺寸，有些由组件功能决定，而另一些可自由选择。

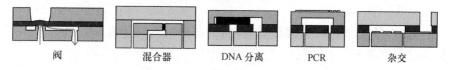

图 6.16　不同组件的不同制造方案

微流控芯片不同部件的制造技术　　　　　　　　　　　表 6.1

	阀	混合器	DNA 提取	PCR	杂交
通道	深反应离子蚀刻 $150\mu m$	深反应离子蚀刻 $100\mu m$	深反应离子蚀刻 $240\mu m$	深反应离子蚀刻 $200\mu m$	氟橡胶切割 $250\mu m$
通道的封闭	氟橡胶	氟橡胶 PDMS	氟橡胶	PDMS	玻璃夹
通孔	火药爆破	深反应离子蚀刻 $350\mu m$	火药爆破	深反应离子蚀刻 $350\mu m$	火药爆破
通道 2	—	深反应离子蚀刻 $100\mu m$	—	深反应离子蚀刻 $100\mu m$	—
通道 2 的封闭	—	玻璃板阳极键合	—	玻璃板阳极键合	—

续表

	阀	混合器	DNA 提取	PCR	杂交
通孔 2	—	火药爆破	—	火药爆破	—
电极	—	—	—	SiO_2薄层上喷涂 Ta/Pt	SiO_2厚层上喷涂 Cr/Au

由于 DINAMICS 项目的最终目标是把所有微流控功能集成到一个芯片中，故每个组件的制造方案必须适合于同一个制造技术。

单个组件的制造方案以方便为原则。但为使一个制造方案适合所有组件，需要折中考虑。这意味着如果芯片某截面的深度是主导的，会导致其他元件不在最佳深度。这种重新配置过程如图 6.17 所示。

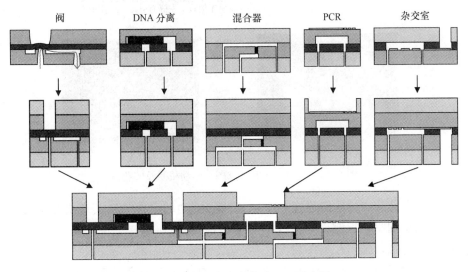

图 6.17　芯片各组件集成过程示意图

从图 6.17 可看出，由于玻璃纤维衬垫有一定厚度，PCR 室的深度取决于分离室的深度。所有其他蚀刻通道只用于运输，因此无必要精确控制深度。要在通道内部体积（小体积样品的扩散程度小）和压降之间进行权衡。这些通道深度约 $100\mu m$ 是很合适的。

6.4　现状

写到这部分的时候，所有元件都已制造出来并能执行各自功能。两个功能集成步骤已完成，一个是混合单元与 PCR 单元的集成，一个是阀门单元与杂交室的集成。下面进行详细解释。

作为一个单独组件，杂交室的所有流体开关都要手动操作。同样地，杂交室的（几何）布局是通过与阀门集成来控制三个入口（样品、杂交缓冲液、冲洗缓冲液）和出口（直接到出口或通过杂交室到出口）的，芯片设计如图 6.18 所示。

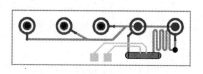

芯片的顶视图

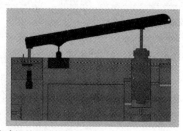

集成阀的驱动机制
用一个电磁铁（右边深灰色），当梁推升，以至于梁按下左侧的引脚，使引脚到Viton膜。

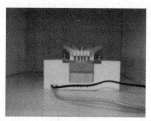

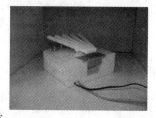

组装的照片

图 6.18　阀控杂交室示意图、驱动机制及实物图

杂交芯片中的阀门通过一个电磁线圈推动的定位销来实现机械驱动。为实现精细驱动控制，电磁线圈与定位销/阀门通过一个长杠杆连接，线圈在长臂端，阀门在短臂端。

实验表明，来自三个源头的液体可被直接引入杂交室或废液处。由于连接管没有死体积，清洗步骤没有液体浪费，这保证了样品和缓冲液的低损耗传输。

6.5　结论

本章阐述了 DINAMICS 系统微流控部分的现状。该部分开始于细胞裂解，然后从裂解溶液中提取 DNA，之后在 PCR 反应器中扩增。扩增后样品进入检测单元，DNA 吸附到金电极上，引起电极界面电化学性能的变化。这个变化最终可产生一个电信号，进而可知原样本中病原微生物的数量是否处于安全范围内。

本章还讨论了如何根据制造技术集成所有的微流控元件。虽然该系统还不是一个完全集成的系统，但在 PCR 室和杂交（检测）室中已显示出功能集成的可能性。阀门和混合器与功能模块的集成消除了死体积，相当于消除了样品/灵敏度的损失，因为样品无需流经长连接管了。芯片上的阀门也减少了缓冲液的用量，因为必须用更少的体积更新芯片中的临界体积。

本章参考文献

DINAMICS, 6th European Framework Programme Project Diagnostic Nanotech and Microtech Sensors IP 026804-2, information at http://www.dinamics-project.eu/ (accessed 1 March 2012)

Hessel V., Lowe H. and Schonfeld F. (2005). Micromixers – a review on passive and active mixing principles. *Chemical Engineering Science*, **60**(8–9), 2479–2501.

第7章

水中病原微生物检测的电化学生物传感器技术

Daniele Gazzola，simone Bonetti and Giampaolo zuccheri

7.1 引言

本章主要介绍常规实验室分析技术的局限性，以及检测供水系统中病原微生物的电化学生物传感技术。生物传感器的检测原理基于对分子的生物识别，尤其是对特征有机体的识别。在现有的众多检测技术中，评估和比较了基于抗体和基于DNA的识别方式，认为DNA传感器是最理想的选择。因为其测试时间短，且能检测低浓度、少量有机体（样品中与其他有机体共存的情况下）。本章第二部分介绍了相关测试技术，尤其是电化学分析技术，以及针对DINAMICS项目选择和开发的技术。

7.2 水中病原微生物检测的生物传感器技术

正如第1章所述，因为天然污染和生物恐怖袭击，检测公共供水系统的水质日益重要。能准确快速地揭示有害微生物的存在，在某些特定情况下至关重要。不幸的是，现有测试方法还不够有效，不能达到期望的检测速度，得出结果通常需要1d甚至更长时间。在这种情况下，很多替代性技术正在研发，以解决准确快速测量大型供水系统中少量微生物的问题。

在众多能用于检测微生物的技术中，生物传感器无疑是最有前景的，因为这类传感器在便携医疗设备市场已得到很好的应用。有不少研究项目尝试将其从医疗领域移植到安全领域，DINAMICS项目就是其中之一。生物传感器中最成功的一个例子是血糖仪，它可测量糖尿病患者血液中的葡萄糖。该设备便于携带且测量速度快（小于 1min），满足安全检测的要求。此外，即使没经过培训的人（通常是病人自己）也能使用这一设备。生物芯片是血糖仪的有效组件，价格便宜而且是一次性的，能避免待测样品间的交叉污染，保证测试质量。

生物传感技术是特异性的，主要根据实际应用情况进行选择。后续小节将简要介绍常规实验室分析技术，然后讨论在水安全领域应用潜力最大的生物传感器，尤其是基于抗体亲和识别和 DNA 杂交的技术。

7.2.1　常规实验室分析

目前绝大多数的微生物分析都包括两个基本步骤：预浓缩/富集和检测/定量。前一步骤常采用过滤或者洗脱方式提高待测微生物数量，使其浓度增加到可测量的范围。事实上，由于人群感染剂量的可变性，即使摄入少量病毒、细菌或原生动物，都可能导致疾病。例如沙门氏菌的半危害剂量是 10000 个细胞，而小球隐孢子虫的半危害剂量只有几个细胞。检测如此少量的微生物是很具挑战性的，所以针对现有可用检测技术来讲，预浓缩步骤是必需的。然而微生物的预浓缩倍数必须正比于测量技术的检测限，即如果仪器能测出很低浓度的微生物，那么浓缩倍数就不用很大。常规实验室分析技术中，检测限通常不够低，因此需要在优化的温度和营养条件下培养微生物 1~2d，以达到可检测的浓度。

在预浓缩步骤之后，微生物通常会被培养扩增，直至形成肉眼可见的空斑、群落或胞囊。最后对水中病原微生物的初始浓度进行计数。所有培养步骤都可优化，可选择靶标微生物进行刺激，使其更快地生长，由此提高测试的选择性。此外，培养步骤能消除死亡微生物对测试的影响，因为死亡微生物不能增殖。

水中病原微生物的识别包括多种具体的技术，每种技术都针对特定的微生物，如表 7.1 所示。

不同微生物的常规实验室分析技术原理（Koster *et al*. 2003）　表 7.1

	病　毒	微生物群落细菌	寄生原生动物
预浓缩/富集	吸附—洗脱	膜过滤	筒式过滤、免疫磁分离
检测/计数	细胞培养、细胞病变效应、空斑计数	琼脂上选择性培养、菌落计数	免疫染色、荧光胞囊计数

目前采用的这种分析方法包含多个步骤，需耗费很长时间，主要是因

为培养步骤需 1d 或更长时间。采用这种方法，从样品采集算起，需 1～2d 的实验室分析才能得到结果。这显然不符合当前水安全保障的需求，这也促使人们研究新的更快的检测技术。

7.2.2   生物传感器分析

生物传感器是检测靶标物质的分析设备。工作原理包括两个基本元件：生物识别元件，也称为感受器，能与靶标物质产生特异性的相互作用；物理化学检测元件，也称为换能器，能使样品表面或溶液的性质（如光学、电化学、机械等）变化转变为电学信号。电信号可通过计算单元进行分析阐述，形成最后的测量结果。

这种测试的准确度很高，主要因为以下两点：1）生物感受器能使生物芯片有效结合靶标分子，样品中其他生物或分子的干扰很小；2）换能器把靶标物的生化识别信号转化成电信号，这一技术能检测出生物芯片表面微生物或者微生物标记物的微小变化。

在医疗领域，生物传感器相对于常规分析方法的主要优势在于，分子相互作用在发生时就被检测到了，无需辅助步骤，这得益于其高灵敏度和低检测限。如上所述，水安全保障系统中，因为需要识别微量的高毒性病原微生物，预浓缩步骤是必需的。不过由于生物传感器的检测限较低，扩增步骤不是那么严苛。

现有众多类型的生物传感器主要为医疗领域而研发，这里详细介绍其中两种可检测饮用水中病原微生物的生物传感器。

1. 免疫传感器

免疫传感器采用抗体作为感受器，对样品中的靶标物质进行识别或定量。抗体是一种有效的识别工具，如果研发得当，可以有很强的亲和力结合相应的抗原。此外，免疫原性多样性可监测任何能造成免疫系统响应的化合物。事实上，抗体由免疫系统 B 细胞产生，用来识别和中和细菌、病毒之类的外来抗原。

抗体识别并结合的外来分子的特异性部位，称为抗原。通过这种分子间的相互作用，抗体能固定在微生物表面，从而为靶标的选择和识别提供标记。这种技术的优势还在于抗体结构的相似性，不同抗体的区别仅在于蛋白质尖端的一小片超变区（见图 7.1），这片超变区实现对抗原的识别。这种识别机制发展出来的传感技术，能相对

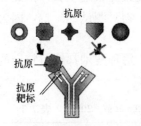

图 7.1   抗体结构

注：所有抗体的基本结构是类似的，不同抗体特异性结合相应抗原，因为箭头所示高变区（一小段高度变异的序列）的存在。

独立地在众多病原微生物中识别出特异性的靶标。

　　免疫学检测方法利用了抗体和抗原间的相互作用。例如，靶标生物可由抗体捕获并稳定地结合在生物芯片换能器的表面。结合的靶标生物可被换能器直接检测，也可通过外加标记物来检测，通常为采用标记二抗的三明治测试法，如图 7.2 所示。无标记检测方法的步骤较为简单，但在大多数应用中的检测限不理想，因此更多采用三明治测试法。

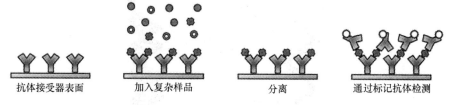

抗体接受器表面　　　　　加入复杂样品　　　　　分离　　　　通过标记抗体检测

图 7.2　免疫传感器三明治测试法原理图

注：在生物传感器表面沉积一层探针抗体，捕获待测物并将其从样品中分离。标记二抗结合到捕获的靶标抗原上，实现信号转换和检测。

　　还有一种使用磁珠的免疫传感器，磁珠表面包被用于捕获靶标生物的抗体 (Gijs, 2004)。在磁珠与细胞悬液充分混合并培养后，靶标与磁珠通过亲和识别而结合，然后施加磁场将其从剩余悬液中分离出来。如上一个例子所述，可采用一系列标记抗体来实现信号转换。

　　基本实验室条件下使用免疫传感器对检测而言是有利的，但这种条件不是必需的。这种测试方法简单快速，典型响应时间小于 1h。因此，免疫传感器在水安全领域具有应用潜力。若是现场应用，为避免预浓缩步骤（减少响应时间），设备要有足够低的检测限。

　　免疫传感器也可用于非活体微生物的检测。蓄意污染可能导致死亡微生物进入供水系统，虽然不会直接增加健康风险，但为保障系统安全，最好也检测这些微生物。

　　2. DNA 传感器

　　核酸识别是一种相对较新的传感器技术。基于杂交反应的生物传感器事实上是用一种简单、快速和便宜的方式获取特定的序列信息。这种相对于常规测试方法的优势，与免疫传感器是类似的。此外，已有成熟的快速 DNA 扩增手段，如聚合酶链反应（PCR）或其他更新的技术（见第 8 章），因此这种方法比通过选择性培养的生物机体扩增显著提高了速度。

　　这类设备的工作原理是 Watson-Crick 的 DNA 碱基对配对原则。这些生物传感器表面固定了单链 DNA（又称探针），当靶标核酸与探针互补配

对时，换能器会把这种杂交信号转化成电信号（Wang，2000），如图 7.3
所示。

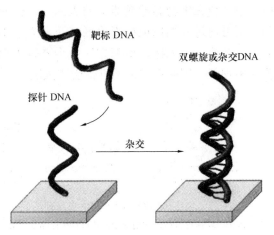

图 7.3　杂交过程中 DNA 双螺旋结构的形成

　　DNA 样品提取和制备步骤包括 PCR 等扩增环节。PCR 已在微观尺度
得到很好的论证（Mir *et al*. 2004），本书第 5、6 章也有举例。这保证了
设备非常适合于芯片上的 DNA 分析。

　　PCR 以靶标 DNA 为模板，在 DNA 聚合酶的作用进行复制，对靶标
DNA 链进行指数级扩增。这种 DNA 的复制和修复机制存在于原核细胞、
真核细胞和一些病毒中。寡核苷酸序列的扩增是由引物选择的，引物自
身也是一小段寡核苷酸（通常少于 30 个碱基对），可结合靶标 DNA 互补
链的侧翼序列。热循环器保障了三个必要反应步骤的迭代进行：变性、
退火、引物的延伸。在每个循环中，引物选择的 DNA 序列大概扩增一
倍，这仅使靶标生物核酸得到选择性扩增。因此当微生物数量很少时，
DNA 扩增是很重要的步骤，它可使靶标 DNA 序列在 1～2h 内扩增多个
数量级。

　　PCR 的产物可以注射进生物芯片，在芯片上，与一部分扩增后的靶标
序列互补的探针寡核苷酸根据碱基序列识别原则捕获靶标分子。靶标 DNA
的双螺旋结构可被直接识别，或由三明治测试中的标记 DNA 序列识别
（过程如图 7.4 所示）。

　　DNA 生物传感器是 20 世纪末发展起来，主要用于生物医学领域。最
著名的成果是 DNA 微阵列，微阵列上的探针（通常 20～30 个碱基对）可
通过常规或原位方法合成（Lemieux *et al*. 1998；Lipshutz *et al*. 1999），
也可由生物源（500～5000 个碱基对的 cDNA 探针）通过逆转录酶和 DNA

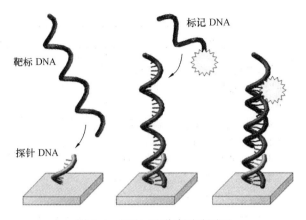

图 7.4　DNA 三明治测试原理

注：探针 DNA 沉积在生物传感器表面，并捕获靶标 DNA 序列。
标记 DNA 与靶标 DNA 序列中未结合的部分形成双螺旋结构，然
后进行信号转换和检测。

聚合酶合成（Ekins *et al.* 1999）。

　　类似于免疫传感器，DNA 设备的使用也无需实验室条件，测试灵敏、快速、易于操作，典型分析时间是 2～4h（含靶标扩增步骤）。DNA 生物传感器非常有望用于水安全领域，唯一缺点是需要集成样品预浓缩模块和 DNA 提取模块。但 DNA 生物传感器的特殊意义在于，其响应时间比常规实验室测试方法大幅缩短。此外，DNA 生物传感器与免疫传感器类似，对活体和非活体微生物都能识别。

　　表 7.2 总结了上述三类方法的主要优缺点。

常规实验室分析、免疫传感器和 DNA 传感器的优缺点　　　表 7.2

方法	优　点	缺　点
常规实验室分析	方法成熟 精确	响应时间长，主要因为检测步骤需要培养微生物； 分析必须在生物实验室中进行； 不能检测死的微生物
免疫传感器	与便携设备兼容，可由未经训练人员操作典型响应时间小于 1h，无需样品预处理通过微制造技术可实现一次测试或一个芯片检测多种微生物	样品中病原微生物浓度低，达不到检测要求，需要培养扩增环节

续表

方法	优　点	缺　点
DNA 传感器	与便携设备兼容，可由未经训练人员操作可能与已有 DNA 扩增技术集成； 灵敏度、选择性和特异性足够用于水中病原微生物检测； 典型响应时间 2~4h，含扩增时间； 通过微制造技术可实现一次测试或一个芯片检测多种微生物	样品需要预处理，以实现 DNA 提取； 难以实现绝对定量

7.2.3　结论

本节介绍了从生物医学领域引入水安全领域的最有前景的检测技术，分析其主要特点。DNA 传感器在响应时间、灵敏度和选择性上具有明显优势。下一节介绍将 DNA 杂交过程转化为电信号的常用方法。

7.3　用于 DNA 生物传感器的通用电化学检测系统

如前所述，每个生物传感器都由生物感受器和换能器组成。感受器通常位于生物芯片表面，用于捕获靶标分子，这种捕获导致紧邻传感器表面溶液性质的改变（如介电常数或电化学活性分子有效性）。换能器检测上述性质的变化并将其转换成可读的电信号。很多技术可用于信号转化，每种技术都利用了一种特定的物理化学性质变化，比如电化学、光学和机械（D'Orazio，2003；Rodriguez-Mozaz et al. 2004）。每种技术都有其自身优势，比如表面等离子体共振（SPR）设备能实现实时无标记的动力学测量，比色传感器能在几分钟内得到肉眼可见的信号，电化学传感器是最容易微型化和集成的。

本节介绍基于电化学换能方式的 DNA 生物传感器的基本原理。这类传感器与其他技术相比，其主要优势在于微型化和与电路集成的先天能力。这不仅体现在控制电路方面，也体现在生物芯片的制造技术方面，可充分借鉴成熟的信息技术领域的知识。这类传感器直接输出电信号，它可以快速、低成本的方式直接处理，而且生物芯片本身可认为是电路的一部分，正如一些典型传感设备的电路结构如惠斯通电桥，可把生物芯片视为一种传感阻抗（Luong et al. 2008）。电化学换能器高灵敏度、简易性和低成本的特点使其很受欢迎，也使其占据生物传感器的大量市场份额和研究比重（Meadows *et al*. 1996）。

总之，电化学检测器有着快速响应、高灵敏度、小尺寸、低成本、易于信号集成以及可与微加工技术兼容等特点。正由于此，这类传感器技术便成为微芯片设备集成的最好选择。

在后续小节中，将介绍最常用的电化学检测技术——安培法和伏安法。

7.3.1　安培法

安培型生物传感器是测量电极表面的氧化或者还原过程的（Mir *et al*. 2007）。这种氧化还原反应的速率依赖于激励电压——测量系统使用的恒定电压。测量信号是随时间变化的氧化或还原电流。检测过程通常需要合适的酶将底物分子转换成可测量的电活性物质。大部分安培型生物传感器将感受器分子固定在测量电极的表面（Liu *et al*. 2004），但这不是必需的。电活性产物也可在酶的作用下在溶液中产生，并扩散到电极表面得到检测。

第一个商用安培型生物传感器是 1962 年由 L. C. Clark 发明的葡萄糖生物传感器，如今它在糖尿病患者的治疗和后续观察方面仍发挥着巨大的作用（Harvey, 2000）。传感器对葡萄糖的选择性是通过一系列隔离膜来保证的：聚碳酸酯膜用于葡萄糖与溶解氧的渗透；第二层膜结合了葡萄糖氧化酶，可催化葡萄糖氧化为葡萄糖酸内酯和过氧化氢；最后一层是醋酸纤维素膜，过氧化氢通过这层膜扩散到铂或金电极表面。这一系统利用了过氧化氢的安培型化学传感器，它是 Clark 在更早的时候发明的。

过氧化氢可以到达醋酸纤维素膜后的双电极系统［见图 7.5（*a*）］。该测量系统采用铂电极作为工作电极，在工作电极与样品间施加恒定电压，第二个电极（对电极）是表面镀有氯化银的银环。

在电极上，过氧化氢可以在激励电位的作用下氧化，反应方程式如下：

$$H_2O_2(aq) + 2OH^-(aq) \longrightarrow O_2(g) + 2H_2O(l) + 2e^-$$

生物传感器的工作原理如图 7.5（*b*）所示。

近年来，电化学中介体已被用于替代过氧化氢作为电荷载体。中介体可在更低电极电位的条件下工作，因此可减少复杂基质中其他电化学活性物质的干扰（Farré *et al*. 2005）。

还有一种安培型 DNA 生物传感器，用电活性示踪物监测杂交情况（Mikkelsen *et al*. 1996）。可采用如下几种生化检测方法：电化学示踪物可

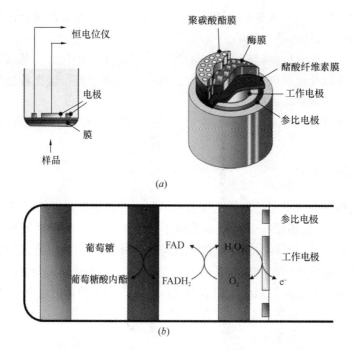

图 7.5　葡萄糖生物传感器

（a）生物传感器由沉积在两个测量电极上的一系列膜组成；

（b）这些膜首先过滤样品，为葡萄糖氧化提供载体，并进一步过滤
反应产物，反应产物扩散至电极表面形成检测电流

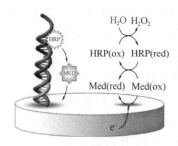

图 7.6　用于靶标序列酶法
检测的 DNA 三明治结构

（Wang *et al*. 2000）。

以是与 DNA 双螺旋结构有高度亲和力的分子，与单链亲和力弱。当把生物传感器暴露于样品中，传感器表面的探针链与靶标链杂交，从而引起电极上与 DNA 结合的示踪物增加。还有一种采用三明治结构的检测方法（见图 7.6），标记探针 DNA 与游离的靶标序列杂交。如果探针标记了氧化还原酶（如辣根过氧化物酶），中介体可连续被酶氧化，而后在电极表面还原，最后检测还原电流

7.3.2　伏安法

伏安法反映了电化学电池由控制电位激励时，电活性分子还原或氧化的量。在伏安分析实验中，电位随时间的改变是按预设方式进行的，电位改变的同时检测产生的电流。接下来介绍线性扫描伏安法（LSV）和循环

伏安法（CV）的工作和测量原理。

LSV 和 CV 是成熟的技术，最早出现于 20 世纪上半叶（Matheson and Michols，1938），大约十年之后由 Randles 和 Sevcik（1948）进行了详细的理论阐述。在 LSV 测量中，激励电压以恒定速率变化，同时监测电流（Christensen and Hamnett，1994），产生的信号以伏安图的形式显示［见图 7.7（a）］，电流是激励电压的函数。在 CV 测量中，电压同样线性变化，但电位会在最小值和最大值之间来回扫描若干次，这种伏安图如 7.7（b）所示。

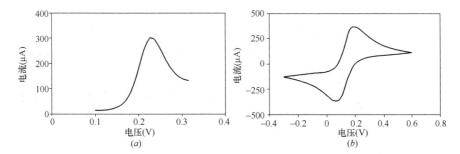

图 7.7　LSV（A）和 CV（B）测量的典型结果。伏安图展示了
电流随激励电位的变化特征。

在典型的 LSV 和 CV 的伏安图中，电流峰叠加在背景电流之上，并会随着电压增加而增大。背景电流与工作电极表面电荷的运动与收集有关（双电层电容的充电）。正常情况下，背景电流不含实际有用的信息。另一方面，曲线中有用的信息是电流峰，其形状与电活性分子的浓度有关，也与其他特性有关，比如氧化还原反应的可逆性。

在电活性分子结合到电极表面的特殊情况下，氧化还原峰的升高体现了氧化或还原反应过程。根据能斯特方程，氧化还原反应开始时电位要足够高。在一个较高的电位下，一定时间后大多数分子均已反应，已氧化（或还原）的分子不能继续氧化（或还原）了，因此反应强度将减弱。当体系中没有可继续反应的分子时，反应就会停止，电流也降回到背景值，从而形成图 7.7 中的电流峰曲线。

当电活性物质在溶液中流动时，可反应的氧化还原分子数量可视为无限多，但伏安响应曲线的形状与前例非常类似。事实上，即使溶液中含有大量氧化还原分子，但只有与电极紧邻的分子能及时扩散到电极并与其反应。换句话说，远处的分子不能及时到达电极。同时，接近电极表面的氧化还原物质会随着反应的进行而减少。氧化或还原峰不仅与溶液中氧化还原试剂的浓度有关，也与电压扫描速率有关。另外，如有多种氧化还原分

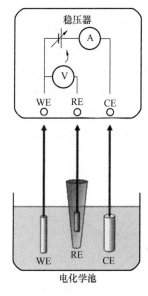

图 7.8　常规电化学池和
测量电路的原理图

子参与反应，则会在伏安图上产生各自不同的信号，因为它们在不同电位下发生反应。

无论采用 LSV 还是 CV，大多数 DNA 检测都基于在电极表面进行反应的氧化还原试剂的定量分析，量值大小与峰的总面积有关。与安培法等其他电化学技术相比，LSV 和 CV 的测量是非常精确的。这是因为恒电位仪不仅在两电极间施加电压，而且采用三电极结构来精确控制测量电极（又称工作电极）和溶液界面间的电位差（见图 7.8）。另两个电极和相关电路是专门设计的，以保证测量结果只取决于在工作电极表面反应的分子，而与其他地方发生的反应无关。这两个电极中，参考电极维持了相对于溶液的恒定电位，并为电压控制设置了参考值；对电极使电子在工作电极和样品间进行交换，穿过恒电位仪再回到样品中，以保证样品处于电中性。

7.4　DINAMICS 项目开发的芯片简化电化学技术

DINAMICS 欧洲合作项目中的电化学生物传感器团队，旨在开发现场快速检测病原微生物的设备。如前所述，靶标物被扩增（如 PCR）后，很多 DNA 检测技术都有相当高的识别灵敏度，因此检测限不是主要问题。与其他技术指标相比，最重要的进步在于这种测试的简便性和检测速度。为了这个目标，Bologna 大学的团队着手设计开发检测病原微生物的电化学 DNA 传感器，旨在简化检测流程、测量硬件和生物芯片结构。该方法将现有测量技术移植到一个双电极结构中，而不是电化学测量常用的三电极。

这个项目研发的生物传感器技术采用一对金电极，这样做可减少生物芯片制造、验证和预处理的难度，这种电极的灵敏度与三电极结构相同。事实上，电极材料、尺寸和表面性质等电极特性都与电化学生物传感器的性能有关。这不仅指工作电极（传感发生的地方），也包括对电极和参考电极，这些电极应在靶标识别和电化学测量时保持独立的恒定电位。因此，常规生物芯片上的电极至少要用两种不同材料，这样会对微型化造成障碍并提高生产成本。

另外，这个项目的第二个目标是开发能使生物芯片正常运转的流程，保证所有电极都用同样的方法预处理（在样品注射前），以使两个测量电极完全相同，进而简化生物芯片的开发过程，降低制造和工序成本。可以预期的是，这种生物芯片技术能将更复杂的设备微型化和集成化。这就有可能在同一芯片上设置很多传感点位，以同时测量不同种类的物质，或将其视为一次性芯片，进行大量测试后直接丢弃，从而提高每个一次性芯片的工作寿命。

本项目的第一个样机是与荷兰 LioniX 公司合作设计制造的，该样机包括电动生物芯片、微流控主板和连接测量系统的电接口（详见第 6 章）。电压激励和信号读取单元是与意大利 IDEA 公司合作设计制造的。

在后续小节中，将介绍 DINAMICS 项目研发的电化学生物传感技术。

7.4.1　芯片伏安法

DINAMICS 项目研发的生物传感器是基于成熟 DNA 检测技术的简化，即用常规电化学装置测量氧化还原活性染料的浓度（Ahmed *et al*. 2009；Ahmed *et al*. 2010）。该简化不仅出于经济上的考虑，也出于便携式测量设备的考虑。生物传感器尺寸的减小，与集成微型化的微流控注射系统或需要同时检测多个靶标核酸相关，这些对水中病原微生物的检测十分有用。

7.4.2　电化学示踪物

该技术基于 Hoechst 33258（$2'$-［4-羟苯基］-5-［4-甲基-1-哌嗪基］-2，$5'$-二-1H-苯并咪唑的三盐酸五水化合物）的氧化，Hoechst 33258 结合双链 DNA 的效率远高于单链 DNA（见图 7.9）。氧化电位产生的法拉第电

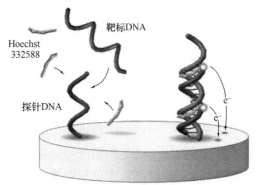

图 7.9　DINAMICS 项目所用电化学测量法的工作
原理（基于 Hoechst 33258 的氧化）

流的大小与表面的 Hoechst 33258 数量有关。Hoechst 33258 通常与 DNA 小沟结合，能优先结合 DNA 双螺旋结构中 AT 富集的区域（Guan *et al*. 2007）。研究还报道了其他结合方式，如结合到磷酸二酯骨架上（Guan *et al*. 2007）或 GC 富集区（Saito *et al*. 2004）。Hoechst 33258 可在 470mV（相对于 Ag/AgCl 参比电极）下发生不可逆氧化，通过氧化硝基苯并咪唑形成正比于电极附近染料数量的阳极电流（Sufen *et al*. 2002）。这种染料与固化的双螺旋结构的结合效率高，与探针 DNA 的结合效率低。以前在 DNA 分析和传感中，利用经典电化学技术对 Hoechst 33258 的研究表明，Hoechst 33258 可用于筛查 DNA 单核苷酸多态性，或检测浓度低至 1～10nM 的 DNA 寡核苷酸（Choi *et al*. 2005）。

7.4.3　测量原理

标准电化学测量采用三电极结构（工作原理见图 7.8），其优点是只对发生在工作电极表面的反应敏感，与对电极或参比电极上发生的反应无关。然而该结构有两个主要缺点：1）三个电极必须仔细设计，尤其是参比电极，大多数微型生物芯片中的参比电极采用银上镀氯化银薄膜的结构。商用三电极生物芯片已面世，但制造成本大大高于采用单一材料电极的芯片，最重要的是该结构降低了设备的微型化潜力；2）电化学控制需要复杂的反馈电路，这提高了微型化和便携化的成本，更为费电且难于操作。

如上一节所述，在常规伏安分析系统中，电位通常施加于工作电极（相对于参比电极）。在我们简化的测量系统中，有两个相同的寡核苷酸包被的金电极，其中一个当作工作电极，另一个当作参比电极，电位施加于工作电极（相对于参比电极）。类似于常规线性伏安扫描过程，流过这两个电极的电流也是激励电位的函数。这种电流是氧化电流峰与背景电流叠加的结果，这与标准三电极测量系统类似。由此产生的伏安图包含两个主要成分，由于 Hoechst 33258 氧化产生的法拉第电流峰，以及由于电极界面电容充电产生的指数型背景电流。

7.4.4　测量结果分析

在一个标准的测量系统中，激励电压扫描产生的电流响应只与工作电极上发生的反应有关。在我们这个简化的系统中，施加于电化学池的电位在两个电极间分配，而不是直接控制一个单独电极的电位，如等效模型图所示［见图 7.10（*a*）］。

这一模型有助于解释实验响应信号，特别针对前面讨论的标准三电极

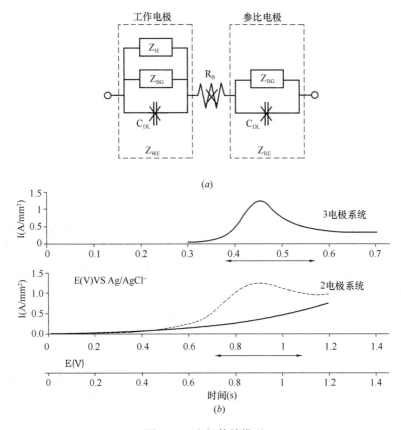

图 7.10　电极等效模型

（a）简化的双电极电化学系统的等效模型；（b）三电极和双电极系统产生的伏安图对比

测量。在染料氧化反应不会发生的电位，Hoechst 33258 氧化产生的阻抗 Z_H 可忽略不计，系统近似于两个背景阻抗 Z_{BG} 的串联。在这种情况下，双电极的等效模型大致对称，所施加的电位几乎平均分配到两个电极与样品的界面上。因此可假设在每个电极的电压降都近似等于激励电压的一半，仅当电压关联参数适当调整时，双电极与三电极的伏安图对比才有意义。特别是双电极系统的电压扫描速率必须是经典三电极系统的一倍。而且为了与三电极线性伏安图比较，双电极线性伏安图的电压轴尺度应收缩一半 [见图 7.10（b）]。在这些条件下，两个系统伏安图上的背景变量形状是相似的，两个氧化峰都有相似的最大电流和宽度。实验结果也证明了这些结论，如图 7.10（b）所示，三电极和双电极的线性伏安分析都采用相同的工作电极（固定了寡核苷酸并暴露于相同浓度的靶标 DNA 分析物）。二者的峰电流强度和尺度调整后的峰宽度十分吻合（经过大量测量得到的统计意义上的吻合）。

7.4.5　结果

在上一节中，说明了与已有电化学技术不同的测量原理及其验证。这里，进一步总结简化的双电极生物传感器的特点，包括片内、片间的再现性、检测限及敏感范围。

1. 再现性

采用数个生物芯片检测 10 nM 的靶标 DNA，所有测量值的统计分布用于评估测量的再现性。所有测量值的相对标准偏差都接近最高水准（约 2%）。这些测量使用了 5 个生物芯片，每个芯片上都有 4 对独立的电极，也就是说有 4 个独立的测量点位。

由于制造的不均一性，不同生物芯片输出的信号有时候是不一致的，虽然同一芯片上不同测量点的输出结果可能再现性良好。在这种不利情况下，芯片间的再现性比芯片内的再现性要差。我们计算和比较了 20 次测量结果的分布，结论是片间、片内的再现性相同——约为 2%。结果表明与三电极结构相比，双电极结构也很可靠，这很可能归功于制造工艺参数和测量技术的精心选择。

2. 检测限和敏感范围

图 7.11 展示了生物传感器的初步响应曲线，响应信号是扣除背景后的氧化峰电流，检测的是不同浓度的靶标 DNA 溶液。生物传感器的响应信号与靶标浓度呈对数关系，至少在 1nM～1μM 区间是这样的。如果检测限定义为引起背景加三倍标准偏差信号的浓度，那么本例中的检测限约为 1nM。作为质量控制实验，还检测了 100nM 的非特异性 DNA，其响应信号与背景信号相当（图 7.11 中分别用 100ctrl 和 0prb 表示）。

3. 反向扫描

此外，在两个金电极上测量之后，Hoechst 33258 染料在工作电极上

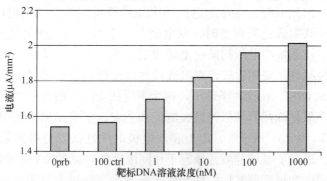

图 7.11　基于双电极电化学简化系统生物传感器的浓度响应曲线

变为氧化态，而在另一电极上仍处于还原态。事实上，这两个电极都采用了相同的功能化预处理程序。在这种情况下，可利用第二个电极进行第二次氧化与测量，此时只需反转电压扫描方向。正向扫描（图7.12中深色线所示）和反向扫描（图7.12中浅色线所示）检测10nM靶标DNA时有相似的峰电流，这说明两种测量可以独立使用，相当于增大每个电极上的测量数量。这对某些应用来讲是重大改进，比如医疗领域中植入设备的微型化。在水安全领域，这有利于提高单个生物芯片的寿命。

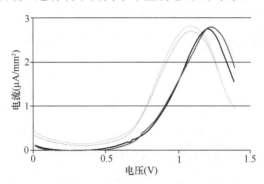

图7.12　生物传感器的典型正向（深色线）和反向（浅色线）响应曲线（通过电压反转获得）

7.4.6　结论

上述系统是适用于特定测量条件的样机系统，标准三电极结构的电化学传感理论可能也适合于双电极结构的生物传感器。本节阐述了基于LSV测量电化学活性小沟的DNA生物传感器的工作原理。

这个简化的电化学检测方法的灵敏度可达1nM，这与先前报道的利用Hoechst 33258的三电极方式的灵敏度相似或比其更好。该技术有两个优点，价格更便宜、操作更简便、更易于微型化和同时检测多种物质：

（1）我们提出的方法使生物芯片极易采用集成电路制造工序，且无需对标准工序进行调整。其主要好处是可以大量制造便宜的一次性生物芯片，提高市场竞争力，而且促进了微电极与微电子元件的集成，有利于降低噪声和提高读取装置的自动化程度。

（2）使每个生物芯片的测量次数最大化。采用该方法，有可能在每个电极上进行一次独立的测量，而不是每次测量都要用三个电极。其好处不仅在于能使单个芯片上待测靶标核酸的数量最大化，还可通过多次测量取平均值提高生物传感器的灵敏度，还可提高芯片寿命。

最重要的是，这种灵敏度的提高无损于该传感技术的检测限（1nM），该值与目前文献报道中采用标准配置可以达到的最好结果相当。

本章参考文献

Ahmed M. U., Hasan Q., Hossain M. M., Saito M. and Tamiya E. (2010). Meat species identification based on the loop mediated isothermal amplification and electrochemical DNA sensor. *Food Control*, **21**(5), 599–605.

Ahmed M. U., Saito M., Hossain M. M., Rao S. R., Furui S., Hino A., Takamura Y., Takagi M. and Tamiya E. (2009). Electrochemical genosensor for the rapid detection of GMO using loop-mediated isothermal amplification. *Analyst*, **134**(5), 966–972.

Choi Y. S., Lee K. S. and Park D. H. (2005). Single nucleotide polymorphism (SNP) detection using microelectrode biochip array. *Journal of Micromechanics and Microengineering*, **15**(10), 1938–1946.

Christensen P. A. and Hamnett A. (1994). Techniques and Mechanisms in Electrochemistry. Kluwer Academic Publishers, Blackie Academic & Professional, Glasgow.

D'Orazio P. (2003). Biosensors in clinical chemistry. *Clinica Chimica Acta*, **334**(1–2), 41–69.

Ekins R. and Chu F. W. (1999). Microarrays: their origins and applications. *Trends in Biotechnology*, **17**(6), 217–218.

Farré M., Brix R. and Barcelò D. (2005). Screening water for pollutants using biological techniques under European Union funding during the last 10 years. *Trends in Analytical Chemistry*, **24**(6), 532–545.

Gijs M. A. M. (2004). Magnetic bead handling on-chip: new opportunities for analytical applications. *Microfluidics Nanofluidics*, **1**(1), 22–40.

Guan Y., Shi R., Li X. M., Zhao M. P. and Li Y. Z. (2007). Multiple binding modes for dicationic Hoechst 33258 to DNA. *Journal of Physical Chemistry B*, **111**(25), 7336–7344.

Harvey D. (2000). Modern Analytical Chemistry. McGraw–Hill, USA.

Köster W., Egli T., Ashbolt N., Botzenhart K., Burlion N., Endo T., Grimont P., Guillot E., Mabilat C., Newport L., Niemi M., Payment P., Prescott A., Renaud P. and Rust A. (2003). Chapter 8: Analytical methods for microbiological water quality testing. In: Assessing Microbial Safety of Drinking Water: Improving Approaches and Methods, Book published on behalf of WHO and OECD: Water Sanitation and Health Programme, WHO, and Organisation for Economic Co-operation and Development, OECD. IWA Publishing, London, UK.

Lemieux B., Aharoni A. and Schena M. (1998). Overview of DNA chip technology. *Molecular Breeding*, **4**, 277–289.

Lipshutz R. J., Fodor S. P. A., Gingeras T. R. and Lockhart D. J. (1999). High density synthetic oligonucleotide arrays. *Nature Genetics*, **21**(Suppl S), 20–24.

Liu D. J., Perdue R. K., Sun L. and Crooks R. M. (2004). Immobilization of DNA onto poly(dimethylsiloxane) surfaces and application to a microelectrochemical enzyme-amplified DNA hybridization assay. *Langmuir*, **20**, 5905–5910.

Luong J., Male K. and Glennon J. (2008). Biosensor technology: technology push versus market pull. *Biotechnology Advances*, **26**(5), 492–500.

Matheson L. A. and Nichols N. (1938). The cathode ray oscillograph applied to the dropping mercury electrode. *Transactions of the Electrochemical Society*, **73**, 193–210.

Meadows D. (1996). Recent developments with biosensing technology and applications in the pharmaceutical industry. *Advanced Drug Delivery Reviews*, **21**(3), 179–189.

Mikkelsen S. R. (1996). Electrochemical biosensors for DNA sequence detection. *Electroanalysis*, **8**(1), 15–19.

Mir M., Dondapati S., Vreeke M. and Katakis I. (2007). Enzymatic self-wiring. *Electrochemistry Communications*, **9**(7), 1715–1718.

Mir M., Homs A. and Samitier J. (2004). Integrated electrochemical DNA biosensors for lab-on-a-chip devices. *Electrophoresis*, **30**, 3386–3397.

Randles J. E. B. (1948). A cathode ray polarograph. *Transactions of the Faraday Society*, **44**, 322–327.

Rodriguez-Mozaz S., Marco M. P., Lopez de Alda M. J. and Barcelo D. (2004). Biosensors for environmental monitoring of endocrine disruptors: a review article. *Analytical and Bioanalytical Chemistry*, **378**(3), 588–598.

Saito M., Kobayashi M., Iwabuchi S. I., Morita Y., Takamura Y. and Tamiya E. (2004). DNA condensation monitoring after interaction with Hoechst 33258 by atomic force microscopy and fluorescence spectroscopy. *Journal of Biochemistry*, **136**(6), 813–823.

Sufen W., Tuzhi P. and Yang C. F. (2002). Electrochemical studies for the interaction of DNA with an irreversible redox compound – Hoechst 33258. *Electroanalysis*, **14**(23), 1648–1653.

Wang J. (2000). Analytical Electrochemistry, Chapter 6 Electrochemical Sensors. 2nd edn, Wiley–VCH, New York, NY, U.S.A.

第 8 章

实现核酸检测中生物传感器信号放大的生化和纳米技术手段

Alessandra Vinelli，Manuele Onofri and Giampaolo Zuccheri

8.1 引言

目前的研究型实验室已经能够实现逐次对单个分子进行检测和表征。在适当的条件下（例如，将被测分子吸附在基底表面），诸如原子力显微镜（Atomic Force Microscope，AFM）和荧光显微镜（Fluorescence Microscope）等技术都有足够的灵敏度实现对一定体积溶液内单个分子的检测（Joo *et al*. 2008；Walter *et al*. 2008）。这其中，单分子荧光显微镜技术对单个核酸分子的检测在研究工作中已比较常用。通过在核酸分子上标记量子产率高、光稳定好的荧光基团，其受到强激光激发而发射的荧光可通过光电倍增管或高对比度摄像装置被检测到，借此即可实现对核酸分子的检测。然而，技术上能够实现单分子检测或常规高灵敏度检测并不意味着这些技术能方便地实施。即使在研究型实验室中，这些检测技术也依赖于昂贵的仪器设备和专业的操作技术，且检测时间较长。

对即用型生物传感等应用而言，开发自动化、低成本、高可靠性的传感器件至关重要。同时，传感器件还需要尽可能便于非专业技术人士使用，以便开拓市场，并以此对包括发展中国家在内的公共卫生与安全事业产生积极的影响。市场需求决定了发展可用低成本电子设备进行数据读取的一次性传感芯片具有重要意义，这一需求潜在决定了检测技术的发展方向，即应尽量避免使用复杂的实验技术。这些来自产品市场化和成本方面的约束往往使生物传感器对被测分析物的检测灵敏度指标下降几个数量级。在以临床诊断和环境监测为目的的液相核酸检测中，上述灵敏度降低的问题可通过对被测核酸分析物进行扩增来克服。一种常用的扩增方法是聚合酶链式反应（Polymerase Chain Reaction，PCR），样品的 PCR 扩增可以在检测开始前进行，也可以通过片上集成化的 PCR 技术直接在生物传感器上实现。

欧洲联合研究项目 DINAMICS 中提出了一项研究目标，旨在开发能够在生物传感器识别目标被测物之后对检测信号进行后端放大的技术手段。显然，这样的技术手段是与目标核酸扩增（如 PCR）等方法完全独立的。在本章中，将综述多种现有的，可以或可能用于实现对基于核酸特异性结合的传感信号后端放大的方法。一般来说，这样的方法需要在生物传感器表面的核酸探针从被测溶液中特异性捕获了目标被测物分子后对其进行一定的后处理，以使得因捕获目标分子较少而导致的微弱信号得以被放大到易于检测的水平。

对这些方法，我们将从传感器表面结合识别过程的适用性（这一点是 DINAMIC 项目的研究目的）及其用来实现核酸传感芯片的易用性两方面对其进行评价。出于简便易用的目的，只列出适用于室温条件下的恒温反应体系。由于基于 PCR 技术的扩增方法一般被视为检测前的样品预处理技术，因此不在我们针对后端传感信号放大技术的综述范围之内。而对于用来开发新一代 DNA 测序技术的表面 PCR（也称为固相 PCR）（Stamm *et al*. 1991）等专利仪器（属 Solexa 公司，现为 Illumina 公司），虽然可以用于后端传感信号放大，但因其需要使用复杂的技术设备，成本较高，在此也不予讨论。

在对传感信号放大技术的评价中，有两点最为重要。其一，在保持检测的特异性的基础上（一般而言，在病原微生物检测中假阳性相对于假阴性危害较小，但特异性也需尽量保证，以减少误报），对信号的放大能力要尽可能强。第二，根据 DINAMIC 研究项目的要求，信号的放大技术需要与传感技术相兼容。即需要适用于项目提出的两类主要传感器：检测由 DNA 识别产生的化学电信号（包括信号放大产生的同类电信号）的电子传感器和检测因敏感表面核酸分子结合导致的消光现象和化学荧光信号的光电传感器。

在某些应用中（如 DINAMIC 项目中），对小拷贝数目的样本中病原微生物的存在性进行判定时（检测它们的基因组或 RNA，判断阳性或阴性），需要对传感信号进行后端放大，而另一方面，对被测物浓度变化范围较大的样品产生定量（或半定量）的响应信号也是我们所需要的。这就是说，我们对这两种技术——用于检测较大数目核酸分子的前端传感信号放大读取技术（例如核酸检测中的后杂交），和用于检测低浓度核酸分子的后端传感信号放大读取技术——都有需求。为便于实现这一点，传感技术本身需要同时适用于有信号放大和无信号放大的检测。这一点在 DI-NAMIC 项目中也有所考虑。

分类原则

在以下各节中，笔者对学术文献中提出的各种传感信号后端放大方法，依据其放大信号所使用的不同化学机制进行分类综述，此种分类方法也有助于厘清各类方法的放大能力和实现（含制造）可行性。

使用酶对核酸分子杂交信号进行放大，有一种目前应用最广的（业已商品化）的方法。这种方法的原理是将单个的酶分子通过适当的方法固定在传感区域附近，被测物分子作为反应物可通过酶催化反应生成更易检测的产物，从而实现信号的放大。在此综述的第一大类就是基于核酸分子杂交的酶催化（也包括其他活性分子催化）信号放大方法。

用来识别核酸分子存在性的一种应用最广方法是通过标记实现的。可以对核酸目标被测物直接进行标记（例如通过 PCR），但更常见的方法是引入一种标记过的辅助核酸探针，它的一端可与传感器表面的基底核酸探针通过互补杂交结合，而另一端可与被测物结合形成"三明治"结构，从而实现对被测分子的识别。一般来说，传感器捕获的标记过的辅助探针总量一般与被测物分子的结合量正相关，这样就可产生可以读取的传感信号。如果信号需要放大，可以采用"大分子标记"的方法，即传感器捕获一个标记过的辅助核酸探针可以引入较强的可读取信号（例如荧光标记）或具有特别活性的标记物（例如纳米颗粒）。以上原理的信号放大方法，将在 8.2 节和 8.3 节中进行综述。

在最后一个大类（详见 8.4 节）中，给出了一种由基于 DNA 的技术衍生出来的放大方法。这种方法通过使用核酸的特性生化反应或 DNA 纳米技术实现大量标记的后期追加，从而放大核酸杂交的响应水平。DI-NAMIC 研究团队的学术背景决定了此类后端信号放大方法研究被格外重视，为了实现 DINAMIC 项目提出的实用化目标，笔者还对这类技术进行了可视化测试。

8.2　基于催化反应的放大方法

基于酶催化的放大方法通常要将酶分子与被测物分子共同耦合到检测位点附近。通常使用过氧化物酶和磷酸酯酶将被测物转化成可检测产物，通过体系中有限的催化剂对反应底物进行催化，产物不断累积从而实现信号的放大，这种原理的实现方法参见图 8.1。

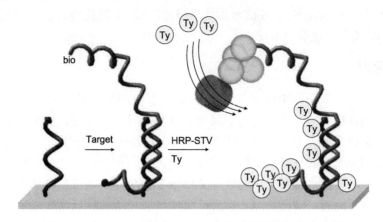

图 8.1　酪胺-过氧化物酶信号放大原理

注：催化反应的产物（依酶催化的反应底物不同，可能是荧光酪胺或其他产物）可以通过光学或电化学方法加以检测。在图中，目标 DNA 分子的生物素化可以通过两种方式实现：在扩增中通过使用生物素化的引物（即图中所示），或使用互补的辅助核酸链（三明治法）。再对生物素化的目标 DNA 分子进行辣根过氧化物酶（horseradish peroxidase，HRP）-联袂亲和素联合体（peroxidase-streptavidin chimera，HRP－STV）的固定，荧光标记酪胺分子即可在催化作用下，产生大量荧光基团，并沉积在目标 DNA 附近区域。

　　此外，还有多种酶可以用来放大信号。在三明治结构的分析中，葡萄糖氧化酶可以被用作信号的放大标记。Xie 及其同事使用含铈的电活性聚合物作为电荷载体，将电荷从葡萄糖氧化酶转移到电极上（Xie *et al.* 2004），在使用 1 μL 样液的条件下实现了对目标核酸分子 1fM 水平的极低浓度检测。

8.2.1　使用过氧化物酶放大核酸检测信号

　　1. 以酪胺为中介的荧光信号产生

　　在这里，以使用酪胺实现信号放大（Tyramide Signal Amplification，TSA）的方法为例介绍使用过氧化物酶对核酸检测信号进行放大的基本原理。酪胺中介放大法是一种已经商品化应用的成熟方法，除了可用于放大核酸检测信号，也适用于多类其他生物分子的检测。这种方法的典型实现步骤如图 8.1 所示，即将生物素化的目标被测物分子固定在传感位点上，再通过生物素－亲和素之间的不可逆结合将过氧化物酶修饰到目标被测物分子上。在此基础上，加入荧光素修饰的酪胺分子，在酶的催化下，荧光酪胺分子生成难溶的荧光素衍生物，堆积在目标被测分子附近，产生可测的荧光信号。Jin 及其同事通过将这种酪胺中介放大法用于 DNA 微阵列上，实现了对 6 种可致人腹泻的水生病原微生物的检测（Tin *et al.* 2008）。通过再在 TSA－Cy3 荧光标记方法与多重 PCR 技术结合，此项工作实现了对 6 种病原微生物 10^3 CFU/mL 水平的检测。这说明酪胺中介放大是一种可以替代对被测物直接进行荧光标记的高效替代方法。

2. 使用过氧化物酶标记的三明治分析

使用与上述工作相同的检测原理，Alfonta 及其同事在其研究中将过氧化物酶直接固定在了辅助寡核苷酸分子上（Alfonta *et al.* 2001），并将酶标记的辅助寡核苷酸分子通过互补配对与预先固定在电极表面的目标 DNA 分子杂交。当溶液中存在过氧化氢时，4－氯萘酚可以在过氧化物酶的催化下生成难溶化合物，沉积在电极表面，从而使电极上流过的电流产生可观测的衰减。

与 Alfonta 的研究原理相似，Ostroff 及其同事使用同一类信号放大方法，在敏感表面沉积难溶性生成物，通过检测反射率变化实现了对被测分子 5pM 检测限水平的低浓度检测（Ostroff *et al.* 1999）。

3. 使用电活性插层剂的电致发光和电致沉积信号放大

阿霉素是一种可以用于双链 DNA 分子中 C－G 碱基配对之间的电活性插层。当被测目标 DNA 单链被电极上固定的探针 DNA 单链通过互补配对捕获时，若其附近溶液中有阿霉素存在，即会发生插层。其中，插入 C-G 碱基对之间的阿霉素分子中，足够靠近电极表面一部分可以通过电化学反应被还原（Patolsky *et al.* 2002）。被还原掉的阿霉素分子还可以在溶液中溶解的氧气被还原成双氧水的氧化还原反应中再次被氧化形成阿霉素，从而完成循环。由此可知，随着 DNA 杂交过程的持续，体系内双氧水的浓度不断上升。双氧水的浓度变化容易检测，通过在溶液中加入可溶性的过氧化物酶，催化双氧水将 3-氨基苯二甲酰肼（发光氨）氧化成化学发光分子，3-氨基邻苯二甲酸，即可通过荧光强度测得双氧水浓度，并间接计算目标 DNA 分子浓度。相应地，如果溶液体系中存在的是 4-氯萘酚，则其难溶性的生成物会在电极表面累积，可以通过检测电极上电流的变化对其进行检测。

这种基于插层剂的信号放大机制可以实现 10 pM 量级的浓度检测限，然而，在体系中有一部分与识别目标被测核酸分子无关的双链核酸分子也能导致插层的产生，这可能导致非特异性响应信号的干扰。除阿霉素外，还有多种电活性插层剂可用于类似的检测（有时不是为了放大信号）。

8.2.2　基于一对多的碱性磷酸酯酶的核酸电化学检测

1. 基于有机中介物氧化还原反应的检测

在基于三明治结构的核酸检测中，被测 RNA 分子可以通过传感器表面位点上的核酸探针被捕获，而其上未被探针占据的碱基序列还可以被用来结合多种些生物素化的辅助核酸短链（见图 8.2），从而再结合多种亲和素修饰的碱性磷酸酯酶（Alkaline-Phosphatase，AP）。对-氨基苯基磷酸酯可以在碱性磷酸酯酶的催化下生成对—氨基苯酚，这一过程会伴随着被测 RNA 分子的结合而持续，使对-氨基苯酚在 RNA 结合位点附近发生累积。对—氨基苯酚可以被氧化成其对应的喹啉酰胺化合物，将此氧化还原反应循环进行，通过检测电化学电流即可实现对被测 RNA 分子的间接检测（电化学电极可设计成梳状平面交叉电极）。在上述反应中，固定的酶所扮演的角色是催化持续累积的电活性分子发生反应，并产生氧化还原电流，从而达到放大检测信号的目的。这种信号放大方法可以直接在微型传感器的表面完成，其中，基于碱性磷酸酯酶的信号放大已经被用于 16S 核糖体 RNA 的检测中（Elsholz *et al*. 2006，Elsholz *et al*. 2009，Walter *et al*. 2011）。一些存在于饮用水中且具有潜在的生物威胁性的病原微生物（如大肠杆菌、绿脓杆菌、粪肠球菌、金黄色葡萄球菌、鼠疫耶尔森氏菌、炭疽杆菌、表皮葡萄球菌）已经可以通过使用基于纳米基质的梳状平面交叉金电极分别进行识别（Elsholz *et al*. 2006；Elsholz *et al*. 2009）。通过在恒定电流条件下改变梳状电极的电势，反应底物在酶的催化作用下的化学反应过程显示，这一氧化过程所需的时间与被测物的浓度成正比。此种方法对大肠杆菌 RNA 的检测限可达 0.5ng/μL。

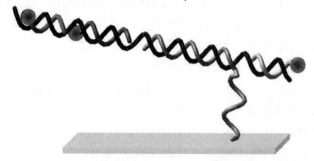

图 8.2　基于表面固定核酸探针的目标单链 RNA 或
DNA（黑色长链）结合和标记方案
注：目标单链核酸分子上通过富余碱基的互补配对杂交标记了
一种或多种碱性磷酸酯酶（圆形标记）。

与之同类的信号放大方法——碱性磷酸酯酶生成物的循环氧化还原——也已被熟练地用于 DNA 的检测中。检测所使用的电化学平台和微型电极与上文所介绍的完全类似（Schienle *et al.* 2004）。

2. 基于金属中介物氧化还原反应的检测

碱性磷酸酯酶还有另一类用法来放大信号，即在三明治结构中催化还原可溶性一价银离子，检测生成的不溶性的银单质（Hwang *et al.* 2005），反应原理和前文所述的对一氨基苯基磷酸酯在碱性磷酸酯酶的催化下生成对一氨基苯酚的反应相同。在此反应中，少量的酶即可催化出大量的银单质，通过阳极电化学剥离法可测得银单质的沉积量，从而可以实现对目标核酸分子的定量检测。

由于沉积的银单质具有固体的形貌，石英晶体微天平（Quartz Crystal Microbalance，QCM）和表面等离子体共振（Surface Plasmon Resonance，SPR）等高性能传感技术也可以在此用来检测核酸杂交。我们有理由认为随着还原反应的进行，传感器的消光量（或散射）也会相应变化。参考文献的作者宣称，基于金属中介物氧化还原法的检测可以达到对目标 DNA 分子 10 zM（100 aM）量级的浓度检测限，同时当 DNA 杂交中发生仅一个碱基对错配时，传感器也能准确地感知到（Hwang *et al.* 2005）。

3. 结合多个碱性磷酸酯酶的大量酶标记方法

Munge 及其同事制备了由多种蛋白质包裹的碳纳米管，这些蛋白质中包括碱性磷酸酯酶和链霉亲和素。这种修饰过的碳纳米管可以通过与核酸分子作用被用于基于三明治结构的分析中。三明治结构形成的方法是：被测核酸分子首先被固定在电极或微珠表面的核酸探针捕获，然后再捕获经蛋白修饰过的碳纳米管，从而在一个核酸分子上结合更多的酶（Mange *et al.* 2005）。

此项工作的作者宣称，由于这种方法可以在相同被测核酸分子数量的条件下固定更多的酶，核酸的检测限可以被降低到 80 个拷贝数的水平，这大约相当于 5 aM 水平的浓度检测限。

8.2.3　使用末端转移酶在检测位点上生长 DNA

末端脱氧核糖核苷酸转移酶（Terminal deoxynucleotidil Transferase，TdT）是一种存在于哺乳动物体内的酶，可以使 DNA 单链在没有复制模板的情况下实现 3′-OH 端的延伸生长。延伸生长过程中的链，在不同的阳离子影响下会倾向于去结合不同的成分，但在此过程中也会随机地包含进三磷酸脱氧核糖核苷分子（deoxy-ribonucleoside triphosphate，dNTP）。研究显示，TdT 可以用于对 5′ 端固定于表面相上的单链核酸进行延伸生长

（Chow *et al.* 2005）。这一结论具有非常重要的理论价值，即 $3'$ 被固定的单链核酸是不能被 TdT 延伸生长的，这一点恰好使用于固定目标 DNA 分子的单链探针保持不变（$3'$ 端固定），而被其杂交的目标 DNA 单链可以生长（$5'$ 端固定）。这种 DNA 单链在传感器表面发生的延伸生长会导致核酸量的积累，如果传感器响应信号的强度与核酸量成正比的话，信号值便会因此而得到放大（见图 8.3）。

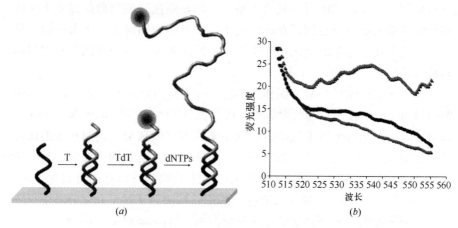

图 8.3　使用 TdT 延伸生长法进行信号放大的 DNA 生物传感器设计

注：TdT 可以催化 $3'$ 端悬空的 DNA 单链延伸生长的反应。(a) $3'$ 端悬空的目标被测 DNA 单链 (T) 由 $3'$ 端被固定于敏感表面的 DNA 探针分子捕获，在 TdT 的催化下进行延伸生长，从而引起敏感位点附近 DNA 含量的增加；(b) 生物传感器表面 TdT 催化反应实现的荧光光谱信号放大：背景信号（绿）、目标检测信号（蓝）、TdT 放大后的信号（红）。随后，用巯基乙醇将表面结合的 DNA 分子洗脱（Demers *et al.* 2000），并对得到的样液进行 SybrGold 染色后，检测荧光光谱数据显示，TdT 催化 DNA 延伸生长产生了大约 3 倍的信号增长。而随着检测技术的发展，信号的放大能力还有改善空间。

　　笔者在自己的实验室中，使用电泳凝胶法对液相中的上述反应进行了研究。结果显示，这种反应高效而迅速，因此适合用来对传感信号进行放大。$3'$ 端悬空的短核酸单链在 TdT 的作用下延伸生长为分子量较大的长链，而 $3'$ 端被占用的核酸则没有观测到延伸生长现象。这说明，反应的特异性非常理想。而当反应被转移到表面相上进行时，荧光信号检测的结果（通过对表面结合的 DNA 分子进行 SybrGold 非特异性标记实现）显示，该反应的效率有所下降（放大因子低于 5），而提高该效率仍依赖于发展新的标记和检测技术。

8.2.4　使用切口酶的荧光信号放大

　　当荧光探针被用于目标被测物的检测时（例如分子荧光探针法），核酸杂交引起的荧光探针的分解会将被测物分子释放到溶液中，从而导致使下一步的结合。以使用切口酶为例，Zheleznaya 及其同事使用了分子荧光探针法和位点特异性切口酶，实现了放大因子为 100 的信号放大（Zheleznaya *et al*. 2006）。

有趣的是，研究人员在分析中存在外来 DNA 时发现了会导致信号减弱的干扰作用（非特异性结合应导致信号变强），其可能的原因是这些外来 DNA 也会结合一部分切口酶。

在近期的应用中，切口酶被与硒化镉/硫化锌（CdSe/ZnS）量子点结合在一起使用，对建兰花叶病毒检测进行信号放大（Chen *et al*. 2010）。作者先将一端修饰了巯基的生物素化发卡状 DNA 探针通过金－硫键固定在金电极表面。DNA 形成的发卡环中含有核酸内切酶 BfuCI 的束缚位点。当体系中没有被测物分子时，DNA 发卡闭合，锁定核酸内切酶，从而导致闭环被切断。这样一来，DNA 单链上有生物素修饰的部分核苷酸会被释放到溶液中，因此不能与亲和酸化的量子点相结合。相反，当溶液中存在目标被测物时，DNA 发卡打开，使得核酸内切酶无法切断 DNA 链，由此，使 DNA 链上的生物素可以捕获亲和素修饰的量子点。在清洗除去未结合的量子点后，作者使用酸溶液溶解将结合的量子点溶解，再以原位放置在玻碳电极上的水银薄膜，按电化学溶出伏安法检测镉离子（Cd^{2+}）的量。通过这样的检测电化学测量，可实现 3.3×10^{-14} 个目标分子水平的检测。

8.2.5 使用 RNA 酶 H 作为目标物循环操作子的 RNA 传感器

Goodrich 及其同事设计了一种通过使用 RNA 探针进行敏感表面修饰的方法，实现了对微量的目标被测 DNA 分子循环利用（Goodrich *et al*. 2004）。在完成 RNA－DNA 互补配对杂交之后，这样的双链核酸分子被用作 RNA 酶 H（RNase H）的反应底物。在这种情况下，RNA 单链被催化水解，并将目标被测 DNA 分子释放到溶液中，再与表面固定的剩余 RNA 杂交。一段时间后，所有与酶对应的 RNA 分子都被水解，从而导致显著的信号放大（例如，SPR 信号或其他信号）。在使用 13 μL 样液的条件下，文献报道的检测限为 10fM 水平。在笔者看来，这种方法有一种与生俱来的缺点，即 RNA 分子本身容易分解，在基质成分比较复杂的分析体系中，可能存很多种能水解 RNA 的物质引发非特异性响应。即使这类非特异性的水解可以被区分开来，也不可避免地会削弱方法的有效性和可靠性。

8.2.6 基于核酸序列扩增的信号放大（NASBA）

NASBA 技术也称为自维持序列复制技术（Self sustained sequence replication，3SR），是指一类通过恒温条件下一系列的复杂酶催化反应实现 RNA 分子扩增的技术（Guatelli *et al*. 1990）。该技术常用于 RNA 目标被测物的检测前端扩增（已有商品化试剂盒）。按图 8.4 所描述的原理，RNA 目标分子按步骤被翻译为 DNA 模板，经多轮转录过程实现扩增。简而言之，这样的扩增就是让作为目标被测物的 RNA 单链在逆转录酶的催化下使一段 DNA 引物（P1）延伸生长，逆转录成与该 RNA 序列匹配的 DNA 模板。然后，用 RNase H 酶将目标 RNA 链水解掉，留下刚刚合成出来的 DNA 单链，并以其作为逆转录底物，结合另一条 DNA 引物（P2），再次逆转录，合成出完整的双链 DNA 分子。在 P1 链上含有一个 T7-RNA 聚合酶启动位点，当体系中存在 T7-RNA 聚合酶时，此双链 DNA 可作为模板来重复合成与目标被测物 RNA 单链序列互补的副本，并完成扩增。在扩增后的混合溶液中，P2 链能与复制出的互补 RNA 副本单链结合，靠 P2 启动对与目标被测物 RNA 链互补的 RNA 单链，并以此循环，对互补 RNA 单链实现扩增，并最终复制出多个目标 RNA 单链。

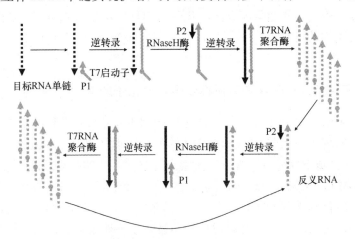

图 8.4　NASBA 技术实现核酸序列的扩增放大

注：图中 RNA 链以虚线表示，DNA 链以实线表示。黑线表示被测 RNA 链（或与之序列相符的 DNA 链），灰线表示与被测 RNA 链互补的 RNA（或 DNA）链。图中引物 P1 上的圆点表示 T7 启动子与合成序列的分界点。在 NASBA 处理过程中，溶液体系保持不变且恒温，各个反应步骤依次进行，最终通过生成大量与目标被测物 RNA 链互补的 RNA 序列，实现对目标被测物 RNA 的扩增。

在实际表面体系上的应用中，NASBA 技术已实现了高效的信号放大（Edman *et al*. 2006）。其对溶液中被测核酸分子极高的扩增能力（可检测 50 个拷贝数的目标核酸），具有实用化的潜力。在近期报道的研究中，NASBA 技术业已成功地在微型整列上得到应用。Scheler 及其同事对 NASBA 的步骤进行了优化，获得了有化学修饰的 RNA 产物（Scheler *et al*. 2009）。在此项研究中，作者对扩增后的产物进行了荧光染色，并通过微阵列技术对其进行了检测。Carter 等人开发了基于横向液流的炭疽芽胞杆菌扩增子检测平台（Carter *et al*. 2007）。在此应用中，目标 RNA 分子并未被直接标记，而是通过与 DNA 探针和修饰了探针的微球进行三明治结构的结合来实现。探针对目标 RNA 分子的捕获作用引起微球累积，导致肉眼即可识别比色信号的变化。这样，使用普通的平板扫描仪即可对浓度低于 fM 量级的 RNA 分子进行检测。

转录中介放大（Transcription Mediated Amplification，TMA）技术是一种和 NASBA 技术具有相似机制的信号放大技术（已商品化）。它的区别仅在于使用了多种逆转录酶，从而避免了使用 RNase H 酶（Hill，2001；Chelliserrykattil *et al*. 2009；Bachman *et al*. 2010；Rao *et al*. 2010）。

目前已有的应用在表面体系上的 NASBA 放大技术在某些方面还不完善，但这种技术的新意在于指出了一种将基于核酸杂交的信号放大集成在传感单元内的设计思路，从而省去了单独的反应容器、设备和步骤（通常需要 1h 左右）。

8.2.7　替换核酸链扩增实现信号放大

与 NASBA 放大技术的出发点相同，核酸链替换（Strand Displacement Amplification，SDA），是另一种易于在生物传感器内部集成的核酸扩增技术。SDA 技术是一种恒温放大 DNA 的方法，由 Walker 及其同事在 1992 首先提出（Walker *et al*. 1992；Walker *et al*. 1992）。这种技术的机制比较复杂，继续一系列的扩增和限制操作，共需使用 4 条引物（2 条扩增引物，2 条限制引物）。目前，转录中介放大法已经商用化（TMA 试剂盒），虽然其性能尚可，核酸扩增的速度以及与生物传感器集成的集成度也较好，但其 4 条引物的复杂设计和扩增对人工操作的需求还是使其相比其他技术不甚成熟（例如欧盟 DINAMIC 研究项目提出的方法）。

SDA 技术已被用于检测溶液中的病原微生物（Bachmann *et al*.，2010）。近期，SDA 技术被与压电检测相结合，用于人类巨细胞病毒的实时监测（Chen *et al*. 2009）。作者用 DNA 探针分子对石英晶体进行了修饰，在发生核酸链的替换时，石英晶体表面即会有生成物的累积。此项工作报道的检测限为 1 ng/mL 水平。

8.2.8　环形中介等温扩增信号放大

环形中介等温扩增信号放大（loop mediated isothermal amplification，LAMP）由 Notomi 及同事提出（Notomi *et al*. 2000）。LAMP 的机制与 SDA 类似，也以 DNA 聚合酶的链替换活性为基础，在 LAMP 反应中，同样需要 4 种特定的引物。其中，引物的设计是 LAMP 机制中的要点：4 条引物要与模板 DNA 上的 6 个特定片段杂交，各个片段之间由一定长度的序列隔开。其中，外引物对双链 DNA 分子进行复制，并低缓内引物生成的产物，以此成环。这种环形产物与环形引物一起可以通过自引导和链替换实现多聚反应。在 LAMP 机制下，所有反应都在同一步骤内完成，不需要外部设备和操作进行干预。扩增产物的序列由各个目标序列反向拼接而成。

有研究报道 LAMP 具有很高的灵敏度和很快的反应速度：可以在 45min 内检测溶液中仅 6 个拷贝数的乙肝病毒基因组（Notomi *et al*. 2000）。若在 LAMP 技术中加入逆转录（Reverse Transcription，RT）步骤，则可实现 RNA 的扩增（RT-LAMP）（Notomi *et al*. 2000）。

LAMP 技术作为一种灵敏的检测水生病原微生物的手段，已经在液相和表面相检测中得到证实。Inomata 及同事开发了用于小球隐孢子虫检测的特异性 RT-LAMP 分析方法（Inomata *et al*. 2009）。当选用 18S RNA 为目标检测物时，可从 25μL 反应混合液中检测出隐孢子虫卵囊。Yang 等人设计了特别的引物，用来检测肠炎沙门氏菌（Yang *et al*. 2010）。此项工作在 65℃ 条件下持续 20min，理论检测限可达 4 CFU/μL。LAMP 技术在固相载体上的实现是由 Maruyama 及其同事提出的，用于对大肠杆菌 O157：H7 细胞的 stx2 基因进行特异性扩增（Maruyama *et al*. 2003）。

8.2.9　使用金属纳米颗粒作为信号放大标记

金属纳米粒子除具有有趣的光学特性外，也可以用于催化，因此，可以被用在核酸探针报到子周围，用来放大电化学信号。Polsky 及其同事通过在电极表面固定被测物和铂纳米颗粒修饰的核酸报到子，制成了一种三明治结构（Polsky *et al*. 2006）。在一定的电化学电势下，铂纳米颗粒可以催化双氧水分解成水，从而实现对 10 pM 级别 DNA 杂交的计时检测。

8.3　基于纳米颗粒和纳米结构的信号放大手段

8.3.1　使用脂质体的方法

脂质体是细胞输送中的一类多功能的容器，它是一种由磷脂双分子层形成的小泡，其表面可以与分子共价结合，并将其包含在双分子层之内或之间（Edwards *et al*. 2006）。在分析研究中，脂质体的这一特点使之可以被用作核酸检测的标记物。

Esch 等人使用羧基荧光素充填的脂质体实现了对小球隐孢子虫的三明治分析（Esch *et al*. 2001），荧光显微镜测得了 0.4 fM/μL 水平的结合。Baeumner 及其同事发表了多篇基于脂质体的三明治分析的论文（Baeamner *et al*. 2003；Baeumner *et al*. 2004），关注的目标被测物分别是 NAS-BA 扩增后的大肠杆菌、炭疽芽胞杆菌、小球隐孢子虫的信使 RNA 转录产物。

还有一类不同的脂质体标记方法，即使用细胞溶解酶来溶解脂质体，释放出大量可测的标记物（Zaytseva *et al*. 2005）。使用改进方案的脂质体标记方法可以获得更高性能的检测结果，但会使操作步骤和使用的材料变得复杂。一般来说，在这样的改进型分析中，对目标被测物进行前端扩增往往是不可少的。

8.3.2　使用荧光纳米颗粒标记

Tan 及其同事开发了一种用于片上三明治 DNA 分析的寡核苷酸标记二氧化硅纳米颗粒荧光染色掺杂方法（Zhao *et al*. 2003）。二氧化硅纳米颗粒被大量的荧光基团包裹，在此，纳米颗粒不仅能增强目标被测物被结合时产生的荧光信号，还起到防止荧光漂白的保护作用。该方法可以实现约 8 fM 水平的浓度检测限，同时实现对只有一个碱基错配的 DNA 链大约 14∶1 的区分特异度。此外，Tan 的研究团队还使用了类似的纳米颗粒完成了对单个细菌的检测。

8.3.3　使用金属纳米颗粒的比色分析

金属纳米颗粒因其稳定性，且具备易于检测的等离子体共振的特性，已经被广泛用作 DNA 杂交检测的标记物（Alivisatos *et al*. 1996；Mirkin *et al*. 1996）。纳米颗粒表面的核酸杂交对 DNA 解链引起的表面尖锐的具有很高的选择性。

Storhoff 及其同事实现了在不使用 PCR 的情况下对基因组 DNA 的检测（Storhoff *et al*. 2004）。实验的原理基于 DNA 结合引起的纳米颗粒团聚沉淀导致的等离子体共振峰红移（Storhoff *et al*. 2000）。该原理通过在纳米颗粒表面修饰两种可以互补配对杂交的 DNA 单链来实现，DNA 单链间的结合可通过光学方法来观测。此项工作可实现对 333 zM 浓度水平的目标 DNA 分子进行检测。

Joung 及其同事使用金纳米颗粒将 16S rRNA 的检测信号提高了 5500 倍（Joung *et al*. 2008）。在此项工作中，被测 RNA 分子由固定在表面等离子体共振（SPR）传感器表面的多肽核酸（Peptide Nucleic Acid，PNA）探针进行检测。由于 RNA 骨架不带电，与目标 16S RNA 的杂交会导致其带负电。在此，带正电的金纳米颗粒被用来放大这样的杂交结合信号。这种方法曾被用于大肠杆菌全 RNA 提取（58.2 ＋ 1.37 pg/mL 水平）。而对于金黄色葡萄球菌，检测在不进行前端核酸提取的情况下，可以达到 7 × 10^5 CFU/mL 的水平。

除了纳米颗粒外，一些像纳米棒之类的纳米结构也因其特殊的物理化学性质，适用于生物检测信号放大（Yu *et al*. 1997）。最近，Parab 及其同事实现了使用金纳米棒（Gold Nanorods，GNR）对溶液中的沙眼衣原体 DNA 进行光学检测。通过观测探针修饰的金纳米棒的消光谱变化，可实现在 100μL 样液中 250～50nM 浓度水平的目标 DNA 分子的可靠检测（Parab *et al*. 2010）。

DNA 的扫描检测

Chad Mirkin 及其同事使用了另一种借助于纳米颗粒放大 DNA 检测信号的步骤。由于这种方式使得 DNA 检测信号可以用标准平板扫描仪读取，因此被定名为"扫描检测"（Taton *et al*. 2000）。在这种方法中，极低浓度的目标 DNA 在被核酸修饰的纳米颗粒标记的条件下，可以通过在纳米颗粒表面引入银还原实现扫描检测。在三明治分析中，被固定在表面上的纳米颗粒以目标 DNA 链相互连接，最终团聚成微米级别尺寸的颗粒，甚至可以用肉眼观测到。作者称，使用纳米颗粒标记的方法可以使信号被放大 3～4 个数量级，大大超过荧光标记（Parab *et al*. 2010）。在样液体积为 50 μL 时，200 fM 水平的目标 DNA 分子可以被检测出来。

8.3.4　结合崩溃带来的信号放大：生物条码分析

Nam 及其同事使用寡核苷酸修饰的纳米颗粒对表面固定的核酸进行标记（Nam *et al*. 2003；Nam *et al*. 2004），这种操作与三明治分析中常见的二级结合有些类似，但其特殊点在于，这些被用来做标记纳米颗粒上，本已存在大量的寡核苷酸短链。在完成与目标核酸的结合后，纳米颗粒与核酸链之间的结合被解除，由此导致实现固定的核苷酸短链被大量释放出来，导致溶液过饱和，从而容易被检测。

最近，Zhang 及其同事报道了一种使用生物条码 DNA 分析的检测肠炎沙门氏菌的方法（Zhang *et al*. 2009）。传感器中使用了两种纳米颗粒：金纳米颗粒（AuNPs）和磁纳米颗粒（MNPs），两条特异性的核酸探针被分别用来修饰金纳米颗粒和磁纳米颗粒。其中，金纳米颗粒还要与荧光标记的条码 DNA 结合，探针和条码结合的比例为 1∶100。金纳米颗粒、磁纳米颗粒与被测样品混合，形成一种三明治结构：磁纳米颗粒-目标被测 DNA－金纳米颗粒-条码 DNA。混合并杂交稳定后，形成的三明治结构通过磁力分离出来，再将条码 DNA 从纳米颗粒上释放出来，即可通过荧光检测获知目标被测 DNA 的量。这种方法可以实现约 1 ng/mL 的检测限。

8.3.5　使用量子点取代有机物染色

量子点（Quantum Dots，QDs）正在逐渐体现出越来越重要的应用价值，相比于有机荧光基团，量子点具有更高的光子学稳定性，且可以由一种光源激发出多种不同波长的光。尽管能够对量子点传感信号进行高效放大的方案还在开发之中，基于量子点进行 DNA 检测的工作已经出现。例如，Gerion 等人成功地使用量子点对单核苷酸多聚形态（Single-Nucleo-tide Polymorphism，SNP）进行了检测（Gerion *et al*. 2003），尽管传感器的灵敏度尚不及荧光染色，但已是一个崭新的开端。

最近几年，量子点在 DNA、RNA 和蛋白质的阵列化标记中找到了重要应用（Liang *et al*. 2005；Zayac *et al*. 2007；Giraud *et al*. 2009），由此也被频繁用于生物传感器中。Zhang 及其同事报道了一种基于荧光共振能量转移（Fluorescence Resonance Energy transfer，FRET）的纳米传感器（Zhang *et al*. 2005），这项工作以硒化镉－硫化锌（CdSe－ZnS）核壳结构纳米晶体作为激发源，Cy5 荧光基团作为发射源。在溶液中，作为被测物的单链 DNA 分子与一条生物素化的探针链及一条 Cy5 荧光标记的响应链同时杂交，形成三明治结构。再通过联袂亲和素与量子点之间的亲和实现含有 Cy5 基团的三明治结合体与量子点的结合。在这种体系下，荧光基团就会被量子点发射的光能激发。由此，只需检测 Cy5 荧光的量，即可实现对目标 DNA 分子的定量检测。此项研究实现了很高的检测灵敏度，由于没有结合的量子点几乎不会形成背景信号（光波长不吻合），FRET 信号非常明确，对 DNA 的检测限可以达到最小约 50 个拷贝数。

8.4　基于 DNA 纳米结构的方法

本节将介绍使用核酸纳米结构（包括形成这类结构的过程）来产生传感信号并实现信号放大的方法。这些方法可能会使用酶，但总体上简单易行（例如 PCR）且在恒温条件下进行。

8.4.1　结合循环滚动放大方法的信号级联放大

Chengde Mao 及其同事提出了一种二次放大机制，用以实现对 DNA 互补配对信号进行放大（Tian *et al.* 2006）。被测物 DNA 序列杂交在一个环形模板上，从 3′端起互补配对。在存在 DNA 聚合酶的条件下，被测物 DNA 序列起到引物的作用，按照模板生成与之互补的 DNA 长链，该长链即可被视为对目标被测物的响应信号。由于生成的长链 DNA 片段更容易被检测到，称这种循环滚动放大（Rolling Circle Amplification，RCA）为第一种放大机制。

由于生成的长链 DNA 上存在被测 DNA 序列以外的序列，该序列含有额外的信息，可以用来进行二次信号放大。若对模板进行一定的设计，使该额外序列具有多次重复的特点，则在该链与血晶素结合的条件下会形成 G-四聚体结构。在此，血晶素是一种含铁的卟啉，可以起到类似过氧化物酶的作用。

由此产生的大量过氧化物酶可催化 2，2-联氮-二（3-乙基-苯并噻唑-6-磺酸）二铵盐（2，2′-azino-bis（3-ethylbenzthiazoline）-6-sulfonic acid，ABTS）的氧化反应，生成蓝绿色的 ABTSC＋产物。该产物的吸收光波长为 415 nm，可以方便地用作显色反应输出信号。此反应是催化反应，因此可以多次重复，从而引起反复的二次信号放大。

笔者在此项工作提出，基于这种显色反应信号可以检测浓度在 1pM 水平的被测 DNA 分子。实验信号的输出依赖于对两个放大步骤的协调优化，因此不能分别进行优化。如果 RCA 步骤的放大时间过长，形成的 DNA 链就会过度纠缠，难以有效扩散到第二个放大步骤中。

Itamar Willner 实验室的 Cheglakov 及其同事使用同样的信号放大机理进行了生物传感器方向上的推广应用（Cheglakov *et al.* 2007），实现了对病毒 DNA 分子 10 fM 浓度水平的检测。特别地，此项工作还使用了分子探针技术来提升检测的特异性，以便使其能够将放大机制顺利地在表面相微传感器上实现。

在使用 RCA 放大机制的工作中，最高效、最有吸引力的当属 Paul

Lizardi 及其同事完成的在表面相传感器上的实现（Lizardi *et al.* 1998）。在此项工作中，探针的 3′ 端被固定在固相表面，不能用作 RCA 引物的 5′ 端悬挂在固液界面上。当它与目标被测物完全配对时，另一条与被测物序列互补的核酸链也捆绑于其上。这第二条核酸链是具有反向骨架的特殊核酸，有两个 3′ 端（可用于测试 SNP 等序列变化）。在配对结合和捆绑都完成后，第二条核酸链可以通过引入可溶性的环形模板通过 RCA 机制放大，从而间接证实目标被测物的存在。RCA 放大完成后，生成的延长 DNA 链可以通过在其重复序列上杂交荧光标记的短链核酸片段进行检测。

Lizardi 及其同事还使用了超支链（hyper-branched）RCA 放大技术（虽然看起来不是用于表面相传感器）。它与常规 RCA 的不同之处在于使用了一条额外的核酸链作为 RCA 引物。这样，在同一个 DNA 链上可以通过一系列相互衔接的引物位点产生几何级数倍增的放大效果。

PNA 起始子可以用来将双链 DNA 中的目标序列显示出来，从而避免使用 DNA 灭活操作。RCA 放大在 PNA 释放目标序列 DNA 的操作中也有很大用处。Smolina 及其同事已经在他们的工作中实现了这一思路（Smolina *et al.* 2007）。

8.4.2　基于分叉 DNA 链的信号放大

核酸探针上或在标记端的分叉通常可以增强响应信号，有时这种变化非常有益，但也有时也会因非特异性杂交导致噪声上升（Tsongalis，2006）。20 世纪 90 年代末期，Mark Collins 及其同事进行了一项有趣的工作，他们将目标被测 DNA 分子支撑在传感器表面的多个捕获探针上，并用寡核苷酸将目标 DNA 与数个放大核酸链相连（Kern *et al.* 1996；Collins *et al.* 1997）。这些用来进行信号放大的寡核苷酸可连接大量的碱性磷酸酶（Alkaline-Phosphatase，AP）分子（见图 8.5）。实验结果显示，上述的这种复杂的纳米结构只有在目标被测 DNA 链被成功捕获的情况下能够顺利捕获 AP 分子，从而实现较强的信号输出。但也由于最终输出的信号涉及多处 DNA 杂交，非特异性响应可能引起假阳性信号。为了避免假阳性，作者在他们的工作中使用了灭活碱基制成的标记寡核苷酸链，用以防止它们与错误的目标分子结合。

作者宣称，经过优化的实验可以实现对每毫升仅含 60 个目标 RNA 分子的极低浓度样液实现可靠的检测。此项技术已被用于定量检测接受药理治疗的艾滋病患者血清中的 HIV 病毒，同时也可以被用于高效检测水生病原微生物的核酸检测。

上述检测方法使用了一个光照度计，以及比较复杂的仪器设备，因此

不易小型化。实验操作的时间也较长（样液孵育需隔夜），因此难以实现
快速响应，不易用于治疗效果的快速跟踪（指快速检测样品中已知存在的
某种被测物的浓度水平）。实验的反应物比较复杂、昂贵、种类多，且应
用不便。分叉放大这一思路本身很有创意，目前，想要推进其应用还需进
一步研究其通用的实现机制。

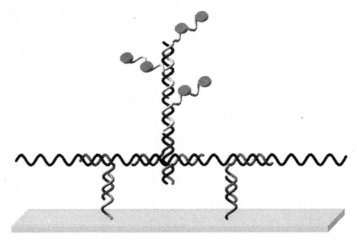

图 8.5　DNA 分叉法实现对目标核酸放大检测的原理简化示意图
注：一条单链 RNA/DNA 长链通过多个捕获探针被固定在传感器表面，
与此同时，再在其上杂交一个标记寡核苷酸链，用来固定多个产生传感
信号的寡核苷酸链。图中的圆盘表示碱性磷酸酶分子（Collins *et al.*
1997）。按照这样的原理，传感器每捕获一个目标核酸分子即可导致数
百到术前个碱性磷酸酶被结合，从而产生信号放大。该检测原理可以实
现对低到数百个目标被测物分子水平的检测。

8.4.3　适体和 DNA 酶

适体是指一类经过体外筛选和演化过程得到的用来与目标被测物分子
进行特异性结合的单链核酸短序列。DNA 酶则是通过类似手段获取的具
有催化特性的 DNA 分子（例如天然存在的酶性核糖核酸）。这些功能核酸
的纳米结构可以被用于对溶液中化合物的存在性进行分析，而催化特性则
可用来设计信号放大机制。

Liu 及其同事使用铅离子触发的 DNA 酶实现了对 DNA-纳米颗粒团
聚效应的渐进式终止（Liu *et al.* 2003）。在该体系中，团聚由金纳米颗粒
之间相互交联的寡核苷酸链产生，但当 DNA 酶被激活时，这些交联的寡
核苷酸链断裂开来。纳米颗粒的团聚被破坏会导致可见的等离子体共振峰
平移，而因团聚解体而被释放出来的纳米颗粒也可以通过多种其他方法检

测出来。一个 DNA 酶分子可以催化很多寡核苷酸链断裂（虽然有时会比较慢），这一点可以用来解释其对信号的放大效果。Liu 及其同事将此机制用于对铅离子的检测。可以想象，该机制还可以被推广到核酸检测中去。

Sando 等人用类似的机制实现了对核酸的检测（Sando *et al*. 2003）。一种能够将自身切断的 DNA 酶被设计成折叠结构，当目标 DNA 存在时，此 DNA 酶被激活，使自身断裂，从而使荧光淬灭剂与荧光基团分离，产生出荧光信号。由于被测 DNA 分子只起到催化作用，可以循环使用，因此可以实现信号的放大。作者宣称，该机制实现了对检测信号 4 倍的放大，在使用 100 μL 样液进行检测时，检测限可达 10 pM。此种机制可以直接在生物传感器上得到应用。

8.4.4　杂交链的响应和表面起始的 DNA 聚合

DNA 已经大量应用于在纳米尺度上自下而上地组装构建复杂纳米结构（Bath *et al*. 2007；Good man *et al*. 2008），而 DNA 还可以通过杂交被用于对组装纳米结构的控制，从而实现高效的信号放大。

杂交链反应（Hybridization Chain Reaction，HCR）的概念由 Dirks 和 Pierce 在 2004 年提出（Dirks *et al*. 2004），这是一种恒温的，且不涉及酶催化的，由杂交触发寡核苷酸聚合成有缺刻的长链核酸分子的过程。两类共单体寡核苷酸以折叠发卡的形态存在于溶液中，它们只有在杂交被触发开始后才会以（发卡）打开的形态成为聚合体生长的组件（见图 8.6）。

HCR 机制从概念上讲很简单：它需要两段 DNA 序列，在室温下这两段序列都以发卡的形态稳定存在，形成较长的折叠双链和较短的环。HCR 的关键在于，发卡的形态是稳定不易改变的，除非有启动子单链存在。启动子 DNA 链可以触发一系列碱基杂交，从而打开发卡的形态。在溶液中，几个启动子即可打开大量发卡，并形成长度不等的各种可能存有错配的双链。这样，DNA 单链最后有聚合成长双链的趋势，从而变得易于检测。

我们的实验室在 DINAMIC 项目的研究中，用电化学 DNA 表面生物传感器实现了 HCR 机制（见图 8.7 所示）。检测方法是测量双链 DNA 的总量，通过使用电活性染色剂 HOECHST 33258 对其进行标记，HCR 引发的 DNA 累积将在测量电极上产生显著的响应信号。经过少量性能优化，HCR 机制将信号水平提升了 5 倍左右，信号水平的上升正是源于传感位点表面聚合形成了较长的双链 DNA。HCR 操作之后，用荧光标记的发卡替代掉原来被捕获的 DNA，进行一个独立的实验，表征 HCR 的性能。荧光信号显示，每个 DNA 位点可以对应最多 20 个发卡 DNA 链。至于信号放大水平达不到同样水平的原因，笔者认为是由于电活性染料中电子的转移

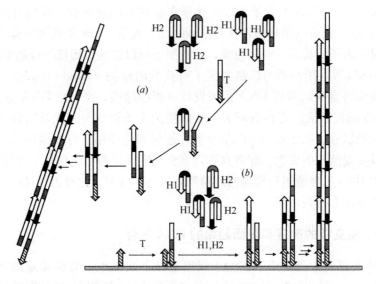

图 8.6　杂交链反应方案以及在表面相上的实现（Dirks *et al*. 2004）

注：在这种结构中，颜色相同的序列片段表示互补。图（*a*）表示在液相中，当同时存在发卡状单链 H1、H2，和启动子 DNA（被测分子）单链 T 时，发卡单链纷纷打开并交联起来，形成更稳定的液相存在形态。图（*b*）表示在表面相中（生物传感器表面），短链间的交联只能在被测 DNA 链被表面识别位点通过探针核酸链互补结合时，才会发生。特异性结合发生后，H1 和 H2 可以在传感器表面聚合成长链。在生物传感器的实现上，被测 DNA 分子上有两个片段需要被识别：其一与传感器表面结合，另一与发卡单链结合。

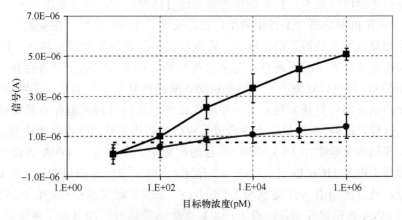

图 8.7　表面相 HCR 对电化学生物传感器的信号放大举例

注：图中圆点线所示的是检测由工作电极上的 Hoechst 33258 产生的峰值氧化电流趋势（Choi *et al*. 2004），图中的误差线表示 1 倍标准误差。方点黑线所示的是经过 HCR 信号放大后的响应趋势（使用的两种发卡状 DNA 浓度均为 1 μM，反应 1h）。图中的虚线为背景噪声水平（标准误差的 3 倍）。HCR 对传感器信号强度的改善显而易见。

受到一定的限制。但即使如此，5 倍的信号放大水平也已很有价值。而早先由表面等离子体共振传感器获得的实验数据也支持我们的结论。

还发现，HCR 机制是一种由核酸在表面被识别而产生的通用的信号方法方法。为了识别如贾第鞭毛虫、隐孢子虫、戊型肝炎病毒等水生病原微生物的核酸，设计了传感器表面的固定探针和可溶性的发卡状核酸单链。虽然，HCR 机制可能不能保证适用于对病原微生物本身的特异性识别，但上述病原微生物的相关核酸检测都是适用的。实验结果显示，选择一种具有有限的二级结构的核酸单链作为被测病原微生物的目标序列即可成功设计表面相 HCR 检测。从被测病原微生物的较长的核酸序列中筛选出相对简单的序列即可完成这项工作。

Niu 及其同事实现了将 HCR 于基于酶放大信号技术的 DNA 检测的结合。在此项工作中，链霉亲和素修饰的磁珠被用来和生物素修饰的发卡状核酸单链结合（生物素－链霉亲和素结合用于固定）。当磁珠表面的发卡单链与溶液中的被测 DNA 发生互补配对杂交时，发卡形态打开，溶液中的此类 DNA 单链发生连锁聚合反应（Niu *et al*. 2010）。目标 DNA 的定量可以通过荧光检测来实现：4－羟基苯乙酸（p-HPA）在辣根过氧化物酶（horseradish peroxidase，HRP）的催化下生成联二对羟基苯乙酸（bi-p, p'-4 hydroxyphenylacetic acid，DBDA）。由此，实现了 30 倍的信号放大以及月 0.8 fM 的浓度检测限。

就在近期，Zheng 及其同事在电化学 DNA 传感器上实现了另一类表面启动 DNA 聚合的信号放大机制（Zheng *et al*. 2011）。他们使用了由 Turbefield 实验室开发的组装链反应技术（Lubrich *et al*. 2009），来放大金电极上结合的单链 DNA 引起的电化学信号。简而言之，组装链反应是一种使用双链 DNA 单体和辅助"垃圾回收"链的机制（Lubrich *et al*. 2009）。

这种方法不使用酶，也对温度控制没有要求，反应只有 DNA 纳米结构本身驱动。由于 DNA 相比于酶更加稳定，寿命也更长，因此，此种方法有利于生物传感器的工业化应用。

8.5 结论与展望

能够使核酸生物传感器实现信号放大的方法有很多种，有些借助商品化试剂盒实现，有些使用 ELISA 或类似技术实现。方便、全自动的方法目前还未完全实现，不过可以确定的一点是，虽然 PCR 目前是、将来也会是实现灵敏核酸检测的重要手段，但它已被证明不是唯一途径。

在现实的医学诊断和环境监测中，成功的检测机制通常需要兼备大（分析）容量、低成本、高可靠性、高灵敏度和低复杂度等优点。一种解决方案很可能不能满足所有检测任务的需求，除了本章中介绍的检测方案之外，其他很多方法也可能在提升生物传感器检测性能中扮演重要的角色。

本章参考文献

Alfonta L., Bardea A., Khersonsky O., Katz E. and Willner I. (2001). Chronopotentiometry and Faradaic impedance spectroscopy as signal transduction methods for the biocatalytic precipitation of an insoluble product on electrode supports: routes for enzyme sensors, immunosensors and DNA sensors. *Biosensors and Bioelectronics*, **16**(9–12), 675–687.

Alivisatos A. P., Johnsson K. P., Peng X., Wilson T. E., Loweth C. J., Bruchez M. P. and Schultz P. G. (1996). Organization of 'nanocrystal molecules' using DNA. *Nature*, **382**(6592), 609–611.

Bachmann L. H., Johnson R. E., Cheng H., Markowitz L., Papp J. R., Palella F. J. and Hook E. W. (2010). Nucleic acid amplification tests for diagnosis of neisseria gonorrhoeae and chlamydia trachomatis rectal infections. *Journal of Clinical Microbiology*, **48**(5), 1827–1832.

Baeumner A. J., Cohen R. N., Miksic V. and Min J. (2003). RNA biosensor for the rapid detection of viable *Escherichia coli* in drinking water. *Biosensors & Bioelectronics*, **18**(4), 405–413.

Baeumner A. J., Leonard B., McElwee J. and Montagna R. A. (2004). A rapid biosensor for viable *B. anthracis* spore. *Analytical and Bioanalytical Chemistry*, **380**(1), 15–23.

Baeumner A. J., Pretz J. and Fang S. (2004). A universal nucleic acid sequence biosensor with nanomolar detection limits. *Analytical Chemistry*, **76**(4), 888–894.

Bath J. and Turberfield A. J. (2007). DNA nanomachines. *Nature Nanotechnology*, **2**(5), 275–284.

Carter D. J. and Cary R. B. (2007). Lateral flow microarrays: a novel platform for rapid nucleic acid detection based on miniaturized lateral flow chromatography. *Nucleic Acid Research*, **35**(10), e74.

Cheglakov Z., Weizmann Y., Basnar B. and Willner I. (2007). Diagnosing viruses by the rolling circle amplified synthesis of DNAzymes. *Organic & Biomolecular Chemistry*, **5**(2), 223–225.

Chelliserrykattil J., Nelson N. C., Lyakhov D., Carlson J., Phelps S. S., Kaminsky M. B., Gordon P., Hashima S., Ngo T., Blazie S. and Brentano S. (2009). Development of a quantitative real-time transcription-mediated amplification assay for simultaneous detection of multiple nucleic acid analytes. *Journal of Molecular Diagnostics*, **11**(6), 680–680.

Chen J., Zhang J., Yang H., Fu F. and Chen G. (2010). A strategy for development of electrochemical DNA biosensor based on site-specific DNA cleavage of restriction endonuclease. *Biosensors & Bioelectronics*, **26**(1), 144–148.

Chen Q. H., Bian Z. H., Chen M., Hua X., Yao C. Y., Xia H., Kuang H., Zhang X., Huang J. F., Cai G. R. and Fu W. L. (2009). Real-time monitoring of the strand displacement amplification (SDA) of human cytomegalovirus by a new SDA-piezoelectric DNA sensor system. *Biosensors & Bioelectronics*, **24**(12), 3412–3418.

Choi Y. S. and Park D. H. (2004). Electrochemical gene detection using multielectrode array DNA chip. *Journal of the Korean Physical Society*, **44**(6), 1556–1559.

Chow D. C., Lee W. K., Zauscher S. and Chilkoti A. (2005). Enzymatic fabrication of DNA nanostructures: extension of a self-assembled oligonucleotide monolayer on gold arrays. *Journal of the American Chemical Society*, **127**(41), 14122–14123.

Collins M. L., Irvine B., Tyner D., Fine E., Zayati C., Chang C. A., Horn T., Ahle D., Detmer J., Shen L. P., Kolberg J., Bushnell S., Urdea M. S. and Ho D. D. (1997). A branched DNA signal amplification assay for quantification of nucleic acid targets below 100 molecules/ml. *Nucleic Acids Research*, **25**(15), 2979–2984.

Demers L. M., Mirkin C. A., Mucic R. C., Reynolds R. A., Letsinger R. L., Elghanian R. and Viswanadham G. (2000). A fluorescence-based method for determining the surface coverage and hybridization efficiency of thiol-capped oligonucleotides bound to gold thin films and nanoparticles. *Analytical Chemistry*, **72**(22), 5535–5541.

Dirks R. M. and Pierce N. A. (2004). Triggered amplification by hybridization chain reaction. *Proceedings of the National Academy of Sciences of the United States of America*, **101**(43), 15275–15278.

Edman C. and Nerember M. I. (2006). Electronically Mediated Nucleic Acid Amplification in NASBA. Nanogen/Becton Dickinson Partnership, USA. US7070961.

Edwards K. A. and Baeumner A. J. (2006). Liposomes in analyses. *Talanta*, **68**(5), 1421–1431.

Elsholz B., Nitsche A., Achenbach J., Ellerbrok H., Blohm L., Albers J., Pauli G., Hintsche R. and Woerl R. (2009).

Electrical microarrays for highly sensitive detection of multiplex PCR products from biological agents. *Biosensors & Bioelectronics*, **24**(6), 1737–1743.

Elsholz B., Wörl R., Blohm L., Albers J., Feucht H., Grunwald T., Jürgen B., Schweder T. and Hintsche R. (2006). Automated detection and quantitation of bacterial RNA by using electrical microarrays. *Analytical Chemistry*, **78**(14), 4794–4802.

Esch M. B., Baeumner A. J. and Durst R. A. (2001). Detection of cryptosporidium parvum using oligonucleotide-tagged liposomes in a competitive assay format. *Analytical Chemistry*, **73**(13), 3162–3167.

Gerion D., Chen F., Kannan B., Fu A., Parak W. J., Chen D. J., Majumdar A. and Alivisatos A. P. (2003). Room-temperature single-nucleotide polymorphism and multiallele DNA detection using fluorescent nanocrystals and microarrays. *Analytical Chemistry*, **75**(18), 4766–4772.

Giraud G., Schulze H., Bachmann T., Campbell C., Mount A., Ghazal P., Khondoker M., Ross A., Ember S., Ciani I., Tlili C., Walton A., Terry J. and Crain J. (2009). Fluorescence lifetime imaging of quantum dot labeled DNA microarrays. *Internation Journal of Molecular Science*, **10**(4), 1930–1941.

Goodman R. P., Heilemann M., Doose S., Erben C. M., Kapanidis A. N. and Turberfield A. J. (2008). Reconfigurable, braced, three-dimensional DNA nanostructures. *Nature Nanotechnology*, **3**(2), 93–96.

Goodrich T. T., Lee H. J. and Corn R. M. (2004). Enzymatically amplified surface plasmon resonance imaging method using RNase H and RNA microarrays for the ultrasensitive detection of nucleic acids. *Analytical Chemistry*, **76**(21), 6173–6178.

Guatelli J. C., Whitfield K. M., Kwoh D. Y., Barringer K. J., Richman D. D. and Gingeras T. R. (1990). Isothermal, *in vitro* amplification of nucleic acids by a multienzyme reaction modeled after retroviral replication. *Proceedings of the National Academy of Sciences of the United States of America*, **87**(5), 1874–1878.

Hill C. (2001). Molecular diagnostic testing for infectious diseases using TMA technology. *Expert Review of Molecular Diagnostic*, **1**(4), 445–455.

Hwang S., Kim E. and Kwak J. (2005). Electrochemical detection of DNA hybridization using biometallization. *Analytical Chemistry*, **77**(2), 579–584.

Inomata A., Kishida N., Momoda T., Akiba M., Izumiyama S., Yagita K. and Endo T. (2009). Development and evaluation of a reverse transcription-loop-mediated isothermal amplification assay for rapid and high-sensitive detection of Cryptosporidium in water samples. *Water Science and Technology*, **60**(8), 2167–2172.

Jin D., Qi H., Chen S., Zeng T., Liu Q. and Wang S. (2008). Simultaneous detection of six human diarrheal pathogens by using DNA microarray combined with tyramide signal amplification. *Journal of Microbiological Methods*, **75**(2), 365–368.

Joo C., Balci H., Ishitsuka Y., Buranachai C. and Ha T. (2008). Advances in single-molecule fluorescence methods for molecular biology. *Annual Review of Biochemistry*, **77**, 51–76.

Joung H.-A., Lee N.-R., Lee S. K., Ahn J., Shin Y. B., Choi H.-S., Lee C.-S., Kim S. and Kim M.-G. (2008). High sensitivity detection of 16s rRNA using peptide nucleic acid probes and a surface plasmon resonance biosensor. *Analytica Chimica Acta*, **630**(2), 168–173.

Kern D., Collins M., Fultz T., Detmer J., Hamren S., Peterkin J. J., Sheridan P., Urdea M., White R., Yeghiazarian T. and Todd J. (1996). An enhanced-sensitivity branched-DNA assay for quantification of human immunodeficiency virus type 1 RNA in plasma. *Journal of Clinical Microbiology*, **34**(12), 3196–3202.

Liang R.-Q., Li W., Li Y., Tan C.-Y., Li J.-X., Jin Y.-X. and Ruan K.-C. (2005). An oligonucleotide microarray for microRNA expression analysis based on labeling RNA with quantum dot and nanogold probe. *Nucleic Acid Research*, **33**(2), e17.

Liu J. and Lu Y. (2003). A colorimetric lead biosensor using DNAzyme-directed assembly of gold nanoparticles. *Journal of the American Chemical Society*, **125**(22), 6642–6643.

Lizardi P. M., Huang X. H., Zhu Z. R., Bray-Ward P., Thomas D. C. and Ward D. C. (1998). Mutation detection and single-molecule counting using isothermal rolling-circle amplification. *Nature Genetics*, **19**(3), 225–232.

Lubrich D., Green S. J. and Turberfield A. J. (2009). Kinetically controlled self-assembly of DNA oligomers. *Journal of the American Chemical Society*, **131**(7), 2422–2423.

Maruyama F., Kenzaka T., Yamaguchi N., Tani K. and Nasu M. (2003). Detection of bacteria carrying the stx2 gene by in situ loop-mediated isothermal amplification. *Applied and Environmental Microbiology*, **69**(8), 5023–5028.

Mirkin C. A., Letsinger R. L., Mucic R. C. and Storhoff J. J. (1996). A DNA-based method for rationally assembling nanoparticles into macroscopic materials. *Nature*, **382**(6592), 607–609.

Munge B., Liu G., Collins G. and Wang J. (2005). Multiple enzyme layers on carbon nanotubes for electrochemical detection down to 80 DNA copies. *Analytical Chemistry*, **77**(14), 4662–4666.

Nam J.-M., Stoeva S. I. and Mirkin C. A. (2004). Bio-bar-code-based DNA detection with PCR-like sensitivity. *Journal of the American Chemical Society*, **126**(19), 5932–5933.

Nam J.-M., Thaxton C. S. and Mirkin C. A. (2003). Nanoparticle-based bio-bar codes for the ultrasensitive detection of proteins. *Science*, **301**(5641), 1884–1886.

Niu S. Y., Jiang Y. and Zhang S. S. (2010). Fluorescence detection for DNA using hybridization chain reaction with enzyme-amplification. *Chemical Communications*, **46**(18), 3089–3091.

Notomi T., Okayama H., Masubuchi H., Yonekawa T., Watanabe K., Amino N. and Hase T. (2000). Loop-mediated isothermal amplification of DNA. *Nucleic Acid Research*, **28**(12), e63.

Ostroff R. M., Hopkins D., Haeberli A. B., Baouchi W. and Polisky B. (1999). Thin film biosensor for rapid visual detection of nucleic acid targets. *Clinical Chemistry*, **45**, 1659–1664.

Parab H. J., Jung C., Lee J.-H. and Park H. G. (2010). A gold nanorod-based optical DNA biosensor for the diagnosis of pathogens. *Biosensors and Bioelectronics*, **26**(2), 667–673.

Patolsky F., Katz E. and Willner I. (2002). Amplified DNA detection by electrogenerated biochemiluminescence and by the catalyzed precipitation of an insoluble product on electrodes in the presence of the doxorubicin intercalator. *Angewandte Chemie*, **114**(18), 3548–3552.

Polsky R., Gill R., Kaganovsky L. and Willner I. (2006). Nucleic acid-functionalized Pt nanoparticles: Catalytic labels for the amplified electrochemical detection of biomolecules. *Analytical Chemistry*, **78**(7), 2268–2271.

Rao V., Fabrizi F., Pennell P., Schiff E., de Medina M., Lane J. R., Martin P. and Ivor L. (2010). Improved detection of hepatitis C virus infection by transcription-mediated amplification technology in dialysis population. *Renal Failure*, **32**(6), 721–726.

Sando S., Sasaki T., Kanatani K. and Aoyama Y. (2003). Amplified nucleic acid sensing using programmed self-cleaving DNAzyme. *Journal of the American Chemical Society*, **125**(51), 15720–15721.

Scheler O., Glynn B., Parkel S., Palta P., Toome K., Kaplinski L., Remm M., Maher M. and Kurg A. (2009). Fluorescent labeling of NASBA amplified tmRNA molecules for microarray applications. *BMC Biotechnology*, **9**(1), 45.

Schienle M., Frey A., Hofmann F., Holzapfl B., Paulus C., Schindler-Bauer P. and Thewes R. (2004). A fully electronic DNA sensor with 128 positions and in-pixel A/D conversion. Solid-State Circuits Conference, 2004. Digest of Technical Papers. ISSCC. 2004 IEEE International, San Francisco, CA, U.S.A.

Smolina I., Lee C. and Frank-Kamenetskii M. (2007). Detection of low-copy-number genomic DNA sequences in individual bacterial cells by using peptide nucleic acid-assisted rolling-circle amplification and fluorescence in situ hybridization. *Applied and Environmental Microbiology*, **73**(7), 2324–2328.

Stamm S. and Brosius J. (1991). Sanchored PCR – PCR with cDNA coupled to a solid-phase. *Nucleic Acids Research*, **19**(6), 1350–1350.

Storhoff J. J., Lazarides A. A., Mucic R. C., Mirkin C. A., Letsinger R. L. and Schatz G. C. (2000). What controls the optical properties of DNA-linked gold nanoparticle assemblies? *Journal of the American Chemical Society*, **122**(19), 4640–4650.

Storhoff J. J., Lucas A. D., Garimella V., Bao Y. P. and Muller U. R. (2004). Homogeneous detection of unamplified genomic DNA sequences based on colorimetric scatter of gold nanoparticle probes. *Nature Biotechnology*, **22**(7), 883–887.

Taton T. A., Mirkin C. A. and Letsinger R. L. (2000). Scanometric DNA Array detection with nanoparticle probes. *Science*, **289**(5485), 1757–1760.

Tian Y., He Y. and Mao C. (2006). Cascade signal amplification for DNA detection. *ChemBioChem*, **7**(12), 1862–1864.

Tsongalis G. J. (2006). Branched DNA technology in molecular diagnostics. *American Journal of Clinical Pathology*, **126**(3), 448–453.

Walker G. T., Fraiser M. S., Schram J. L., Little M. C., Nadeau J. G. and Malinowski D. P. (1992). Strand displacement amplification: an isothermal, in vitro DNA amplification technique. *Nucleic Acid Research*, **20**(7), 1691–1696.

Walker G. T., Little M. C., Nadeau J. G. and Shank D. D. (1992). Isothermal *in vitro* amplification of DNA by a restriction enzyme/DNA polymerase system. *Proceedings of the National Academy of Sciences of the United States of America*, **89**(1), 392–396.

Walter A., Wu J., Flechsig G. U., Haake D. A. and Wang J. (2011). Redox cycling amplified electrochemical detection of DNA hybridization: application to pathogen E. coil bacterial RNA. *Analytica Chimica Acta*, **689**(1), 29–33.

Walter N. G., Huang C.-Y., Manzo A. J. and Sobhy M. A. (2008). Do-it-yourself guide: how to use the modern single-molecule toolkit. *Nature Methods*, **5**(6), 475–489.

Xie H., Zhang C. and Gao Z. (2004). Amperometric detection of nucleic acid at femtomolar levels with a nucleic acid/electrochemical activator bilayer on gold electrode. *Analytical Chemistry*, **76**(6), 1611–1617.

Yang J. L., Ma G. P., Yang R., Yang S. Q., Fu L. Z., Cheng A. C., Wang M. S., Zhang S. H., Shen K. F., Jia R. Y., Deng S. X. and Xu Z. Y. (2010). Simple and rapid detection of Salmonella serovar Enteritidis under field conditions by loop-mediated isothermal amplification. *Journal of Applied Microbiology*, **109**(5), 1715–1723.

Yu Chang S.-S., Lee C.-L. and Wang C. R. C. (1997). Gold nanorods: electrochemical synthesis and optical properties. *The Journal of Physical Chemistry B*, **101**(34), 6661–6664.

Zajac A., Song D., Qian W. and Zhukov T. (2007). Protein microarrays and quantum dot probes for early cancer detection. *Colloids and Surfaces B: Biointerfaces*, **58**(2), 309–314.

Zaytseva N. V., Goral V. N., Montagna R. A. and Baeumner A. J. (2005). Development of a microfluidic biosensor module for pathogen detection. *Lab on a Chip*, **5**(8), 805–811.

Zhang C.-Y., Yeh H.-C., Kuroki M. T. and Wang T.-H. (2005). Single-quantum-dot-based DNA nanosensor. *Nature Materials*, **4**(11), 826–831.

Zhang D., Carr D. J. and Alocilja E. C. (2009). Fluorescent bio-barcode DNA assay for the detection of *Salmonella enterica* serovar *Enteritidis*. *Biosensors and Bioelectronics*, **24**(5), 1377–1381.

Zhao X., Tapec-Dytioco R. and Tan W. (2003). Ultrasensitive DNA detection using highly fluorescent bioconjugated nanoparticles. *Journal of the American Chemical Society*, **125**(38), 11474–11475.

Zheleznaya L. A., Kopein D. S., Rogulin E. A., Gubanov S. I. and Matvienko N. I. (2006). Significant enhancement of fluorescence on hybridization of a molecular beacon to a target DNA in the presence of a site-specific DNA nickase. *Analytical Biochemistry*, **348**(1), 123–126.

Zheng Y., Li Y., Lu N. and Deng Z. (2011). Surface-initiated DNA self-assembly as an enzyme-free and nanoparticle-free strategy towards signal amplification of an electrochemical DNA sensor. *Analyst*, **136**(3), 459–462.

第 9 章

水环境中微米和纳米通道的计算模型

D. Mantzalis， K. Karantonis， N. Asproulis，
L. Könözsy and D. Drikakis

9.1 引言

近来，流体的微米和纳米级运动行为引起了科技界的兴趣。微纳流控装置不断发展，在材料、环境科学、生物工程和医学领域的应用也不断拓展。为了深入研究它们的性能并进一步拓展应用范围，需要对其物理性质进行系统性探索。由于尺度已达纳米级，其表面积－体积比增加，这使得界面间相互作用成为主要的流动特性（Asproulis and Drikakis，2010a）。在宏观和微观环境下纳米流体表现出不同的流体行为。此类流动的主要特点是体积力弱化且同时表面力迅速增大，因而导致流体的界面特性对其静态和动态行为产生强烈的影响。

由于研究涉及的最主要问题是牛顿流体动力学，所以通过求解 Navier-Stokes 方程来得到期望的结果。其中最重要一点是对固体表面附近流体的无滑移假设的研究。宏观上，流体和壁表面相互作用的效果可根据传统的无滑移边界条件来建模，这意味着固体表面附近流体的静止状态。该假设表明，在固液体界面的流体运动速度等于管壁的移动速度。在较大规模范围内，大量的数值模拟和实验已确认（Priezjev，2005；Karniadakis，2005）著名的无滑移条件。然而微米和纳米流体系统中经常违反无滑移假设，这种类型的流体在界面区域中表现出相当大的滑移。在纳米级体系中，违反连续流动假设的主要原因是存在分子自由程，该自由程与流体通道的特征尺寸相似。为了量化滑移，将滑移长度定义为：管壁切向分流速度等于零的点的外推延长线到管壁的距离。一般来说，基于实验和计算模拟的滑移长度受很多参数影响，如表面能、润湿性和剪切速率等。

在疏水系统中，分子运动理论预期分子滑移的通常长度可达数百 Å

(Li *et al*. 2010)。如果计算结果显示更大的数值，则说明不能仅仅从动力学角度考虑流体运动。大量研究集中在疏水表面出现的滑移，由于在某些表面可以达到滑移条件，一些研究还致力于探究疏水表面和防滑之间的关系（Li *et al*. 2010；Voronov and Papavasiliou，2008；Pratt and Pohorille，2002）。Ho *et al*.（2011）最近发现，疏水表面显示出的亲水性与疏水性直接相关。

如分子动力学（MD）的计算方法用于模拟发生在微米和纳米级范围内的运动过程和现象，但在此范围内，连续介质模型无法对其内在本质进行准确的物理性描述。将描述运动和分子间势函数的牛顿方程与 MD 相结合，可以用于计算体系内颗粒的运动轨迹。通过对这些信息的合理解释，可以用于研究分子系统的运动及物理化学现象。在文献中，MD 模拟已被用于探索跨越固液体分界区的滑动机制和滑动效应（Tropea *et al*. 2007）。固液体相互作用的减少导致分子滑动增加。同样，有很多研究更为详细地描述了物理滑移条件，当液体密度或管壁密度同时降低时，分子滑移也将呈现相同趋势。与此相反，随着压力增加，滑动会减弱。

MD 模拟出现了微观层面的相应信息，将这些数据转换成宏观术语对计算方法的要求很高。计算能力限制了模拟系统最大只能达到几千个颗粒大小的水平，并保持在较低的空间和时间尺度。分子质量 m、相互作用能 ε 和分子大小 σ 是 MD 模拟的基本输入参数。对于上述问题，在文献中大多数对应于 $\sqrt{m\sigma^2/\varepsilon}$ 的单元采用减少空间尺度顺序 σ 和时间尺度顺序 τ 的方法研究，从而将该系统限制在几百 Å 或 nm。MD 模拟扩展了在限制流中的滑动机理；Thompson 和 Robbins（1989）发表了在两壁之间 Lennard Jones（LJ）液体流动的详细研究。滑移程度的边界条件受限于管壁流体相互作用势能，其决定了在管壁与流体颗粒之间的分子内和分子间力的强度。对于一个显著的相互作用的外延分布，引入无滑移条件时，在固体壁面附近观察到明显的单或双液层顺序。而当相互作用减弱，管壁附近的顺序变的不明显时，滑动会更明显。

需要强调的是，与实验测量值相比，除了平衡研究外（Bocquet and Barrat，1993；Bocquet and Barrat，1994），MD 用更高的剪切速率检验了系统（Tropea *et al*. 2007）。在对 MD 解释的框架内出现了一个明显的问题，致使连续限值主要针对的是固体管壁附近颗粒的扩散。Brenner 和 Ganesan（2000）将界面扩散作为他们研究的一部分，在这个范围内，对连续分子和单分子现象进行尺度分离。他们应用扰动分析提出，在连续尺度上的边界条件可以表达为：通过对运输过程的物理描述（更确切的宏观描述）和分子内尺度条件的外推极限相匹配，证明滑移长度不能在分子尺度上计算，而应该是通过对测定的远场结果（在边界处）应用外延法而得到。

9.2 物理特性的影响

9.2.1 表面粗糙度

对于纳米级流量，触发不同滑移运动的关键因素是沿着几何特征分布的表面粗糙度。Asproulis 和 Drikakis（2010b）利用 MD 模拟研究了可变高度的矩形表面粗糙度对诱发滑移的影响。矩形轮廓表明在纳米通道的中心，流体颗粒层流传播的一种机制。随着波纹高度的增加，波动位移密度更接近通道的中心。研究引力能与表面粗糙度的影响，证明增加表面粗糙度对流体的速度影响趋于零，而对结合能造成的影响无法察觉。在不考虑表面粗糙度的情况下，结合能的变化可对滑移速度产生线性影响。相反，当研究一个粗糙固体壁时，流动特性和滑动速度之间出现非线性变化。他们认为不同性质表面的粗糙度增加时，其滑移长度呈指数衰减。当高度超过 2σ，无滑移边界条件的假设已被证明是有效的。

9.2.2 表面硬度

最近研究者认为管壁的表面刚度是影响滑动过程的因素。Asproulis 和 Drikakis（2010a）利用 MD 研究了 LJ 流体的滑移长度与管壁表面刚度的关系。为了使剪切速率的影响最小化，在一个大的剪切速率范围内，完成了全面的表面刚度对于滑动现象影响的探索。在 Asproulis 和 Drikakis（2010a）的文章中，颗粒壁与其平衡晶格位点 r_0 通过弹簧力 $F = k(r_i - r_0)$ 连接，其中 k 是管壁表面刚度。其中引入的刚度是一个关键的参数，形成了实体模型和材料的物理特性连接桥梁。k 值越低，意味着壁粒子围绕其平衡位置振动有更高的幅度和更低的频率，同时理论上流体分子也被允许贴近固体壁面移动。固体壁已通过采用两个（111）面立方晶格壁平面进行模拟，并且颗粒密度等于流体密度。使用一个简单的 LJ 势函数对流体和固体之间相互作用进行模拟。同样固-流相互作用参数对于滑动现象的灵敏度也非常重要。具体而言，当界面的表面能减少时，将导致更高的滑移值，就会使穿过界面移动有一个下降的势头（Thompson and Troian，1997）。作者计算出不同表面刚度的近似墙壁表面平均密度分布，在固体管壁附近表面刚度密度分布呈现独立的振荡。它们的刚度变化不改变密度分布的拓扑结构，一定的长度范围里，在（5~7）σ，k 值的变化只影响绝对最大值和最小值，而宏观值不变。使用 LJ 参数值 $\varepsilon_{wf} = 0.4\varepsilon$，$\sigma_{wf} = 0.75\sigma$ 和一个外部驱动力 $f_x = 0.01\varepsilon\sigma^{-1}$，他们研究了表面刚度的函数滑移长度的运动。更小的 k 值表明由于较大的固体壁颗粒位移从而增加表面粗糙度。k 增加，墙变得更为光滑，从而导致滑移更高。它已被证明滑移长度与壁硬度之间不存在单调增加。相反，随着减少它获得的值最高。就更硬的固体表面来说，振动的振幅减小而振荡频率增加，成为主导因素，这轻微增加跨越界面的动量传递将导致滑移减小。一般情况下，他们发现可以从主曲线估算表面刚度变化的滑移长度。

9.2.3　润湿性—表面能—接触角

从早期研究（Goldstein，1938）来看，固液体相界面上滑移受固体和液体各种物理化学性质的影响已成为广泛共识。详细地说，在许多实验研究中已经证明固体的润湿性具有非常重要的作用，并且对其效应也进行了计算研究。De Gennes（1985）和 De Gennes 等（2004）利用液体研究固体的润湿性，并尝试引入扩散系数 S 量化其效果，如下所示：

$$S = \gamma_S - (\gamma_L + \gamma_{LS}) \tag{9.1}$$

其中 γ_S、γ_L、γ_{LS} 分别为固体、液体和固液的界面能。由于干燥固体表面和相同润湿的液体表面观察到的表面能存在差异，因而定义了分布系数。润湿程度可以根据分布系数来表征。当 $S > 0$ 时，固体完全润湿，而 $S < 0$，则对应于部分润湿。为了探索固相表面亲疏水性，必须引入接触角 θ_C，其中 θ_C 定义为液滴面接触线与液—固界面切线所得夹角角度。式（9.1）结合杨氏方程来说明 S 和 θ_C 之间的关系：

$$S = \gamma_C(\cos\theta_C - 1) \tag{9.2}$$

在亲水表面，当接触角为 $0° \leqslant \theta_C \leqslant 180°$ 时流体表现出润湿行为；在憎水表面，当接触角为 $90° \leqslant \theta_C \leqslant 180°$ 时流体显示非润湿行为。但是实际表面具有粗糙度和其他各种性质非理想化，因而会产生接触角滞后的现象，为最大（前进）接触角和最小（后退）接触角之差，固体表面与接触线之间的相对速度和该差值密切相关。在实践中，接触角滞后可以估算由液滴大小变化引起的接触线的偏差。在完全润湿（Bonaccurs et al，2003；Bonaccurso et al，2002；Pit et al，2000）和部分润湿（Baudry et al，2001；Boehnke et al，1999；Cheikh and Koper，2003；Zhu and Granick，2001；Churaev，1984；Cho et al，2004）条件下进行滑移测量，表明在一个系统模式中作为接触角函数的滑移增加（Zhu and Granick，2001），只适用于非极性液体（Cho et al 2004）。Tropea 等（2007）总结了几项关于滑移和接触角之间关联性的研究结果，结论是两者之间并无太大关联。

9.2.4 剪切速率－压力

Priezjev（2007）研究了在简单的流体中分子尺度的表面粗糙度对滑移速率的影响。他指出，在分子水平上，伴随着微弱的固—液相互作用，在光滑、刚性的表面，滑移长度随着剪切速率线性递增。表面粗糙度的变化形式是随机和周期性的，随机和周期性起伏的刚性壁粗糙度的特征是振幅更小，这导致随着对剪切速率改变，在滑移长度上的分子直径高度减小。他研究了有限的刚性固体上的管壁原子的热表面粗糙度，发现其防滑行为改变。在软壁的情况下，由于大量振动壁原子渗透到流体中，观察到速率依赖性较弱。然而当表面刚度增加且管壁趋于平滑时，将得出滑移长度与线性速率的依赖关系。Tretheway（2004）进行了滑移长度受压力的影响的实验研究。当绝对压力增加时，滑移长度减小。在水存在的情况下，当压力达到 6 个大气压时，他发现没有有效的滑移条件产生。Ruckenstein 和 Rajora（1983）应用热动力学平衡理论研究了压力梯度造成的表面滑移性的可能性。他们提出压力梯度的存在将产生化学势能的梯度。

本章将重点综述密闭几何体中的液体纳流行为，并讨论水通过纳米结构的行为以及它们的分子建模。

9.3 计算方法

9.3.1 原子模型

MD 模拟核心是基于对单个质点的牛顿运动方程的积分。应用在文献中提出的积分方法，可以确定一些基本的热力学量，比如每个质点的位置、速度和相互作用力等。之后进行统计力学计算可以模拟热物理特性，譬如压力、平均流速、温度、数密度等。在 MD 框架中，每个原子 i 的牛顿第二定律作为一个点质量表述如下：

$$m_i \dot{\gamma}_i = \frac{\partial V_i}{\partial r_i} \tag{9.3}$$

式中 m_i——原子质量；

$\quad\quad r_i$——原子 i 的加速度；

$\quad\quad V_i$——势能，可以通过对表述真正原子间作用力的半经验分析函数求和获得。

LJ 成对势能模型是最基本的势函数，其中对范德华吸引力以及排斥力的表述如下：

$$V_{ij} = 4\varepsilon\left[\left(\frac{\sigma}{r_{ij}}\right)^{12} - \left(\frac{\sigma}{r_{ij}}\right)^{6}\right] \tag{9.4}$$

式中　r_{ij}——i 和 j 质点之间的距离；

　　　ε——相互作用强度参数；

　　　σ——定义零势能位置的分子长度尺度。

在多原子流体情况下，比如气体混合物，可以使用 Lorentz-Berthelot 混合定律：

$$\sigma_{ij} = \frac{\sigma_i + \sigma_j}{2}, \varepsilon_{ij} = \sqrt{\varepsilon_i\varepsilon_j} \tag{9.5}$$

通过计算所有独立成对质点的势能和来计算总势能：

$$V = \sum_{i}^{N}\sum_{j>i}^{N}V_{(r_{ij})} \tag{9.6}$$

其中 N 是模拟箱中总的原子数。为了计算单个原子的势能 V_i 总和，原子 i 参与的所有势能相互作用总和如下：

$$V_i = \sum_{i\neq j}^{N}V_{(r_{ij})} \tag{9.7}$$

当一个双体相互势用于模拟时，一对质点间的相互作用力由下式计算：

$$f_i = \nabla_{r_i}V_i \tag{9.8}$$

对式（9.4）进行时间积分可计算出每个质点 i 的运动轨迹。要进行时间积分，必须使用有限差分法，如 Verlet 算法或预测校正法（Verlet，1967；Allen and Tildesley，1987）。应用上述方案的特点在于可进行数学简化，但是仍然需要大量计算，特别是对大量质点进行模拟的系统。Verlet 算法是最常见的时间积分法，通过对第 i 个质点的二阶近似，可以获得牛顿运动方程的解析解：

$$r_i(t+\delta_i) = 2r_i(t) - r_i(t-\delta_t) + \delta t^2 \cdot \alpha_i(t) + O(\delta_t)^4 \tag{9.9}$$

式中　δ_t——模拟的时间步长；

　$\alpha_i(t)$——每个质点的加速度。

如果要计算在下一时间步长 $t+\delta_t$ 的第 i 个质点所在位置 O，不需要有关当前速度 $u(t)$ 的信息。然而，在更复杂的分子系统中，为了获取更准确的结果，在计算系统总势能时也需要包括一些附加条款。基本思路是在对分子系统进行解析时，包括键合和非键合相互作用的方程。系统中已经观察到原子振动，所导致的键平衡值以及角度值的偏差可以通过以下建模获得：

$$V = \sum_{bonds}\frac{k}{2}(l_i - l_{eq})^2 + \sum_{angles}\frac{k}{2}(\theta_i - \theta_{eq})^2 + \sum_{torsion}\frac{V_n}{2}[1+\cos(n\omega-\gamma)]$$

$$+\sum_{i}^{N}\sum_{j>i}^{N}4\varepsilon\left[\left(\frac{\sigma_{ij}}{r_{ij}}\right)^{12}-\left(\frac{c_{ij}}{r_{ij}}\right)^{6}\right]+\frac{q_{i}q_{j}}{4\pi\varepsilon_{0}r_{ij}} \tag{9.10}$$

式（9.10）中前三项用于模拟系统中观察到的任何分子内的相互作用；第一项采用调和函数形式计算键合相互作用，第二项采用相同的函数形式对分子中所有的角度求和（键角）。第三项描绘了键旋转时能量的变化，其中 k 为胡克定律常数，l_{eq} 和 θ_{eq} 分别为参考键长和角度长度。第四项是非键合项，其中第一部分通过上述分析的 LJ 势模拟。第二部分通过库仑法则描述了长距离静电相互作用，其中 q_i 指第 i 个原子的电荷，ε_0 是真空介电常数。

采用 MD 计算对多相纳流建模，该过程通常需要计算数量庞大的原子间相互作用力。在模拟计算过程中，对长距离相互作用的估算是计算量最大的部分，概括地说包括静电相互作用和色散相互作用。假设没有捷径，对于一个具有 N 个质点的系统，计算量等于 $O(N^2)$。已经运用各种算法来减少冗长的运算时间，包括从上述提及的带有琐碎排序方案的 Verlet 算法，到颗粒－颗粒、颗粒－网孔（PPPM）技术（Hockney and Eastwood，1973；Hockney and Eastwood，1988），Ewald 的总结（Ewald，1921；Petersen，1995）以及颗粒-网孔 Ewald 算法（PME）（Darden et al. 1993），只需要分别进行 $O(NlogN)$、$O(N^{1.5})$、$O(NlogN)$ 的计算。

9.3.2 连续介质模型

微米和纳米尺度流体中遇到的许多问题不仅仅是连续介质理论。当操作尺寸减小至更低尺度时，连续性假设和常规的计算流体动力学（CFD）模型难以充分把握流体的物理运动行为。在这种情况下，必须应用以上章节展示的分子或原子建模方法。

实际上，在微纳流体建模中，尽管在某些区间不具有连续性，但仍然可以用传统的连续性方法对部分区域进行描述。连续性建模已经广泛应用于解决绝大多数实际工程问题，涉及范围从流体力学、固体力学、结构力学到生物工程力学系统。已经有部分工作利用连续性假设对微流相关的工程问题开展研究。此外，通过预先将连续性假设与原子模型耦合，解决了溶液流体流动和质量运输问题（在宏观、微米和纳米尺度范畴），使连续介质模型在多尺度方法中发挥了重要作用。

本节包含了双重内容。首先，简述连续介质模型的基本概念，重点讲述流体流动的控制方程，之后描述方程离散化过程，这对于系统的数值求解是必不可少的。本节的主旨是为了强调控制方程的物理意义，以及讨论在有限体积法框架下最常见的离散方法。在 CFD 领域，已经有大量教科书对数值模拟工具和方法进行了系统描述（Anderson，1995；Laney，1998；Drikakis and Rider，2005；Karniadakis *et al*. 2005；Toro，2009）。

推导流体运动的基本方程是基于以下三个基本的物理定律：

- 流体的质量守恒定律；
- 施加在流体质点上的所有力之和等于动量变化率；
- 根据热力学第一定律，能量变化率等于流体质点做功的速率和流体质点的热增加速率之和。

合理的流体模型应运用以上物理定律，即可以描述有一个有限的可操控体积 V，或者是具有微分流体 dV 的一个无限小的流体微团。对应的流体流动方程既可以表示为积分形式，也可以表示为偏微分方程的形式。此外，与有限控制体积（CV）或无限小流体微团的形式（即它们可以固定在空间某个位置并且有流体流过，或者随着流体一起运动）类似，控制方程具有两种形式，即保守或非保守，如上所述，本节将通过固定在空间某个位置的 CV 法列出流体运动的控制方程。提出质量、动量和能量守恒定律，接着利用 Navier-Stokes 方程（NSE）对可压缩的、时间依赖性黏性流体的完整系统进行一般性描述。需要注意的是，有大量文献报道了不同的子模型和简化形式的流体控制方程，这些内容已经超出了本节的范围。

根据质量守恒原理建立了连续性方程，这意味着通过其表面积 S 流出体积 CV 的净质量应该等于 CV 内质量随时间变化的下降速率。如图 9.1 所示的流动模型，穿过任何固定空间的运动流体的净质量流量等于（密度）×（沿着表面 S 的速度分量）×（表面积 dS）。因此，穿过面积 dS 的质量流单元如下所示：

$$\rho V_n dS = \rho V dS \tag{9.11}$$

其中 $V = ui = vj = wk$ 为速度矢量。

通过表面积 S 穿过整个 CV 体积上的净质量流量应该等于 S 上通过的质量流单元之和，如式（9.11）所示。在极限情况下，方程可以通过曲面

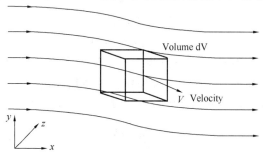

图 9.1　流体流过固定在空间中的
无限小控制体积的示意图

积分获得，如下所示：

$$\rho \boldsymbol{V} \cdot \mathrm{d}\boldsymbol{S} \to \iint_S \rho \boldsymbol{V} \cdot \mathrm{d}\boldsymbol{S} \tag{9.12}$$

值得注意的是，当 $\boldsymbol{V}$ 矢量背离 $\boldsymbol{CV}$ 时，$\rho \boldsymbol{V} \cdot \mathrm{d}\boldsymbol{S}$ 乘积为正，流动状态可视为流出。相反，当 $\boldsymbol{V}$ 矢量指向 $\boldsymbol{CV}$ 时，$\rho \boldsymbol{V} \cdot \mathrm{d}\boldsymbol{S}$ 乘积值为负，流动状态可视为流入。

相应地，$\boldsymbol{CV}$ 体积内质量的增加或减少的时间变率可以用以下方程表示：

$$(-) \frac{\partial}{\partial t} \iiint_V \rho \mathrm{d}\boldsymbol{V} \tag{9.13}$$

因此，保守形式的连续性方程的积分表达式的最终数学形式可以通过将式（9.13）代入式（9.12）获得，如下所示：

$$\frac{\partial}{\partial t} \iiint_V \rho \mathrm{d}\boldsymbol{V} + \iint_S \rho \boldsymbol{V} \cdot \mathrm{d}\boldsymbol{S} = 0 \tag{9.14}$$

动量方程基于牛顿第二运动定律，即"施加在物体上的力等于动量随时间的变化率"。当质点运动通过一个固定的 $\boldsymbol{CV}$ 时，动量随时间的变化率等于以下两个表达式之和。

在一个固定的 $\boldsymbol{CV}$ 内动量随时间的变化率可以通过以下积分形式表达：

$$\frac{\partial}{\partial t} \iiint_V \rho \boldsymbol{V} \cdot \mathrm{d}\boldsymbol{V} \tag{9.15}$$

其中 $\rho \boldsymbol{V} = [\rho u, \rho v, \rho w]^T$。动量方程左手边第二项包含了对流通量张量，它描述了沿着 $\boldsymbol{CV}$ 边界的动量转移，如下所示：

$$\iint_S \rho \boldsymbol{V}(\boldsymbol{V} \cdot \mathrm{d}\boldsymbol{S}) \tag{9.16}$$

需要注意的是，在直角坐标系中，式（9.16）中对流通量张量的三个分量可以分析如下：

$$\begin{cases} K—\text{组合}: \rho u \boldsymbol{V} \\ Y—\text{组合}: \rho v \boldsymbol{V} \\ Z—\text{组合}: \rho w \boldsymbol{V} \end{cases} \tag{9.17}$$

力由两个要素引起，可分为两大类。第一类是质量力，即万有引力、惯性力、电磁力等等。这些力直接作用在流体微团内均匀分布质量的质心上，导致其加速。每单元体积质量力，$\rho \boldsymbol{f}_b$，对动量方程的贡献如下所示：

$$\iiint_V \rho \boldsymbol{f}_b \mathrm{d}\boldsymbol{V} \tag{9.18}$$

第二类是表面力，如直接作用于 $\boldsymbol{CV}$ 体积的表面 S 上，通常有两大来源：$a)$ 压力分布，也作用于流体微团的表面，由体积外的流体施加，$b)$

正应力和剪切应力，由分别平行和垂直于表面法线方向的力矢量产生。伴随正应力和剪切应力的压力分布对动量守恒方程的贡献如下：

$$-\iint_S \rho \, \mathrm{d}\boldsymbol{S} \iint_S \overline{\overline{\tau}} \, \mathrm{d}\boldsymbol{S} \tag{9.19}$$

式中　p——压力；

　　　$\overline{\overline{\tau}}$——剪切应力张量。

将上述所有表达式代入守恒方程，得到在空间某固定位置的内部任意可控体积 $\boldsymbol{V}$ 内的动量守恒方程如下：

$$\frac{\partial}{\partial t} \iiint_V \rho \boldsymbol{V} \mathrm{d}\boldsymbol{V} + \iint_S \rho \boldsymbol{V}(\boldsymbol{V} \cdot \mathrm{d}\boldsymbol{S}) = \iiint_V \rho \boldsymbol{f}_\mathrm{b} \mathrm{d}\boldsymbol{V} - \iint_S \rho \mathrm{d}\boldsymbol{S} + \iint_S \Sigma \, \mathrm{d}\boldsymbol{S} \tag{9.20}$$

最后，基于热力学第一定律（即能量既不会消失也不能创造，只能改变其形式）建立能量方程。流体微团内的能量变化速率等于通过 $\boldsymbol{CV}$ 表面的热通量 q 和质量力及表面力对微团作功的速率之和。净热通量包括两个部分。重点是单位质量热增加的体积率或者化学反应，q_h，导致的热通量，以及由于温度梯度产生的净热通量。根据傅立叶热传导定律，局部热通量值等于导热系数 k 乘以部温度梯度的负数 $-\nabla T$。

$$q = -K \nabla T \tag{9.21}$$

此外，表面力 f_s 与压力、正应力和剪切应力对微团做功的时间变率相关，可用如下方程式表述：

$$\boldsymbol{f}_\mathrm{s} = -p\overline{\overline{I}} + \overline{\overline{I}} \tag{9.22}$$

其中 $\overline{\overline{I}}$ 是单位矢量。

考虑到能量方程中的上述特征，最终的数学公式采用以下形式：

$$\frac{\partial}{\partial t} \iiint_V \rho E \, \mathrm{d}\boldsymbol{V} + \iint_S \rho E \boldsymbol{V} \mathrm{d}\boldsymbol{S} = \iiint_V q_\mathrm{h} \mathrm{d}\boldsymbol{V} + \iint_S K \nabla \boldsymbol{T} \mathrm{d}\boldsymbol{S}$$

$$+ \iiint_V (\rho \boldsymbol{f}_\mathrm{b} \cdot \boldsymbol{V}) \mathrm{d}\boldsymbol{V} - \iint_S \rho \boldsymbol{V} \mathrm{d}\boldsymbol{S} + \iint_S (\overline{\overline{I}} \cdot \boldsymbol{V}) \mathrm{d}\boldsymbol{S} \tag{9.23}$$

E 是单位体积的总能量，由内部能和动能组分构成：

$$E = \rho \left(e + \frac{1}{2} \boldsymbol{V}^2 \right) \tag{9.24}$$

正应力和剪切应力来自于微团表面和流体之间的摩擦。剪切变形的时间变率与剪切应力 τ_xy 相关，而流体微团体积变化的时间变率与正应力 τ_xx 相关，如图 9.2 所示。直角坐标系中，应力张量 $\overline{\overline{\tau}}$ 的通用公式如下：

$$\overline{\overline{I}} = \begin{bmatrix} \tau_\mathrm{xx} & \tau_\mathrm{ky} & \tau_\mathrm{xz} \\ \tau_\mathrm{yk} & \tau_\mathrm{yy} & \tau_\mathrm{yz} \\ \tau_\mathrm{zx} & \tau_\mathrm{zy} & \tau_\mathrm{zz} \end{bmatrix} \tag{9.25}$$

其中 τ_{xx}、τ_{yy}、τ_{zz} 分别表示在 x、y、z 方向上的正应力，而剩下的 6 个组分代表流体的剪切应力。

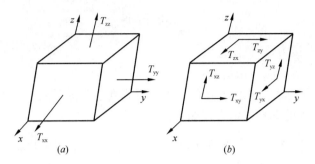

图 9.2　笛卡尔坐标系中施加于流体单元的
正应力（左）和剪切应力（右）

通常，符号 τ_{ij} 代表作用在垂直于 i 轴、沿 j 轴方向平面上的应力分量，如图 9.2 所示。对于牛顿流体，剪切应力与速度梯度成正比，黏性应力可以表示如下：

$$\tau_{xx} = \lambda\left(\frac{\partial u}{\partial x} + \frac{\partial v}{\partial y} + \frac{\partial w}{\partial z}\right) + 2\mu\frac{\partial u}{\partial x}$$

$$\tau_{yy} = \lambda\left(\frac{\partial u}{\partial x} + \frac{\partial v}{\partial y} + \frac{\partial w}{\partial z}\right) + 2\mu\frac{\partial v}{\partial y} \tag{9.26}$$

$$\tau_{zz} = \lambda\left(\frac{\partial u}{\partial x} + \frac{\partial v}{\partial y} + \frac{\partial w}{\partial z}\right) + 2\frac{\partial w}{\partial z}$$

$$z_{xy} = z_{yk} = \mu\left(\frac{\partial u}{\partial y} + \frac{\partial v}{\partial x}\right)$$

$$z_{xz} = z_{zx} = \mu\left(\frac{\partial u}{\partial x} + \frac{\partial w}{\partial x}\right) \tag{9.27}$$

$$z_{yz} = z_{zy} = \mu\left(\frac{\partial u}{\partial z} + \frac{\partial w}{\partial y}\right)$$

根据 Stokes 假设，当体积以有限速率变化时，第二黏性系数 $\lambda = -2/3\mu$，很大程度上决定了均匀温度下流体的能量耗散。然而需要注意的是，对诸如血液、涂料、淀粉悬浊液等液体，剪切应力与流速梯度不成正比，其他不同形式的应力张量可能更合适。

要重点强调的是，质量、动量和能量守恒定律［见式（9.14）、式（9.20）和式（9.23）］中的诸多参数项可集中出现于一个方程组中。然而未知流场的变量数总多于方程数，因此方程组不是封闭的。比如有 6 个未知量（u, v, w, ρ, e, p），而对应只有 5 个方程。为克服这个问题，通常假设气体为理想气体（即分子间的作用力可以忽略不计），在方程组中加入热力学方程，使其封闭。

$$p = \rho RT \tag{9.28}$$

其中 R 是气体常数。

尽管方程数增至 6 个，但方程组还引入了一个新的未知变量——温度 T，因此未知变量有 7 个。这时将热力学状态变量之间的关系式作为第七个方程，从而使方程组封闭。对于具有比热常数的理想气体，这个方程可写为：

$$e = \frac{p}{(r-1)\rho} \tag{9.29}$$

其中，γ 为比热比，也称为绝热指数。

描述流体运动的控制方程的离散化（如 Navier-Stokes、Euler、Stokes 方程等），可以通过使用下列方法之一来完成：a) 有限差分法（FDM），b) 有限元法（FEM），c) 有限体积法（FVM）。在某些情况下，上述每种方法都可能提供较精确的近似解，这与要解决问题的性质有关。

液体和气体纳流的连续介质模型是数学流场建模的方法，其中未知物理量在迁移控制方程中被假定为连续可微函数。对于纳米级流体的建模，由于尺度小，连续性假设的有效性是有限的。根据文献（Heller, 2005），模型系统的特征长度一定比原子内空间的平均值更大。

$$\lambda_A = \left(\frac{M_A}{\rho N_A}\right)^{\frac{1}{3}}$$

式中　M_A——摩尔质量；

　　　ρ——流体密度；

　　　N_A——阿伏伽德罗常数，$N_A = 6.022 \times 10^{23} \, \text{mol}^{-1}$。

在满足上述标准后，连续物理量的质量、动量、能量和物质迁移方程对纳流数学建模是有效的。

连续性方程来源于质量守恒原理（Versteeg and Malalasekera, 1995），其公式如下：

$$\frac{\partial \rho}{\partial t} + \nabla \cdot (\rho u) = 0$$

其中 u 为速度场。动量守恒原理来源于流体运动的牛顿第二定律，其一般形式如下：

$$\rho \frac{Du}{Dt} = \rho g + \nabla \cdot \underline{\underline{\sigma}} + \rho f$$

其中 g 是重力场，$\underline{\underline{\sigma}}$ 是应力张量，f 是任何其他外部（附加）力。应力张量 $\underline{\underline{\sigma}}$ 由两个主要部分组成，如：

$$\underline{\underline{\sigma}} = -pI + \underline{\underline{\tau}}$$

第一部分是含流体压力 p 的表面力，$\boldsymbol{I}$ 是单位张量，第二部分是黏性应力张量 $\underline{\underline{\tau}}$。应力张量 $\underline{\underline{\tau}}$ 对不同流态下动量方程的推导起重要作用。理想流体黏性应力消失（$\underline{\underline{\tau}}=0$）后，Euler 动量方程的矢量形式如下：

$$\rho\frac{Du}{Dt}=\rho\boldsymbol{g}-\nabla p+\rho\boldsymbol{f}$$

对于牛顿流体和气体流，Navier 和 Stokes 推导出类似于胡克定律的黏性应力张量可表示如下：

$$\underline{\underline{\tau}}=\mu(\boldsymbol{u}\otimes\nabla+\nabla\otimes\boldsymbol{u})-\frac{2}{3}\mu(\nabla\cdot\boldsymbol{u})\boldsymbol{I}$$

其中 μ 为流体的动力黏度。因此 Navier－Stokes 方程也可写为如下矢量形式：

$$\rho\frac{Du}{Dt}=\rho\boldsymbol{g}-\nabla p+\mu\nabla^2\boldsymbol{u}+\frac{\mu}{3}\nabla(\nabla\cdot\boldsymbol{u})+\rho\boldsymbol{f}$$

对于不可压缩流体，速度场的散度消失（$\nabla\cdot\boldsymbol{u}=0$），因此 Navier-Stokes 动量方程变为：

$$\rho\frac{Du}{Dt}=\rho\boldsymbol{g}-\nabla p+\mu\nabla^2\boldsymbol{u}+\rho\boldsymbol{f}$$

能量守恒原理可写作如下微分形式：

$$\rho\frac{DE}{Dt}=-\nabla\cdot(\rho\boldsymbol{u})+\nabla\cdot(\underline{\underline{\tau}}\cdot\boldsymbol{u})+\nabla\cdot(\lambda\nabla T)+\phi_E+\phi_D$$

其中比能量 E 是内能 i、动能 k 和势能 U 之和。此外，T 是温度，Φ_E 是内热源，$\Phi_D=\underline{\underline{\tau}}\cdot(\nabla\otimes\boldsymbol{u})$ 是耗散函数。为获得针对内能和温度的方程，有必要使用机械动能方程（Versteeg and Malalasekera，1995）的变形公式。动能迁移方程可由动量方程的通用形式乘以速度场 $\boldsymbol{u}$ 导出，如该微分方程所示：

$$\rho\frac{Dk}{Dt}=\rho\boldsymbol{u}\cdot\boldsymbol{g}-\boldsymbol{u}\cdot\nabla p+\boldsymbol{u}\cdot(\nabla\cdot\underline{\underline{\tau}})+\rho\boldsymbol{u}\cdot\boldsymbol{f}$$

从能量守恒方程中减去机械动能方程，可得内能随时间变化的微分方程如下：

$$\rho\frac{Di}{Dt}=-p(\nabla\cdot\boldsymbol{u})+\nabla\cdot(\lambda\nabla T)+\phi_E+\underline{\underline{\tau}}\cdot\cdot(\nabla\otimes\boldsymbol{u})-\rho\boldsymbol{u}\cdot\boldsymbol{f}$$

其中 $i=c_p T$，针对不可压缩流动，并考虑无散度约束（$\nabla\cdot\boldsymbol{u}=0$），获得针对温度的微分方程如下：

$$\rho c_p\frac{DT}{Dt}=\nabla\cdot(\lambda\nabla T)+\phi_E+\underline{\underline{\tau}}\cdot\cdot(\nabla\otimes\boldsymbol{u})-\rho\boldsymbol{u}\cdot\boldsymbol{f}$$

其中 c_p 是恒压比热。针对纳流建模，多组分流体的物质迁移方程也可能是控制方程的一部分：

$$\frac{\partial c_i}{\partial t} + \nabla \cdot J_i = 0$$

其中，c_i 为第 i 种物质的浓度，J_i 是第 i 种物质的通量。

模拟水环境中的物理现象往往要进行多场耦合问题的建模，涉及数学、物理、工程、计算科学等不同领域。在连续性假设的条件下，动量方程中任何其他的外力场，如电流体效应和磁流体效应都应该考虑，例如单链或双链 DNA 的 Eulerian-Lagrangian 耦合流模型。另一个需要重点考虑的是相关的无量纲数，如 Reynolds 数、Mach 数和 Knudsen 数出现在非维度化的迁移控制方程组里。

Reynolds 数是惯性力与黏性力之比，表示为：

$$Re = \frac{\rho u_0 \cdot L}{\mu} \tag{9.30}$$

式中　u_0——特征参考速度；

　　　L——特征物理长度；

　　　μ——流体的动力黏度。

Mach 数是流体特征速度与声速的比率：

$$Ma = \frac{u_0}{a} \tag{9.31}$$

式中　a——介质中的声速。

Mach 数是测量流体压缩程度的一种方法，它将流体的速度与声速联系起来。对于低 Mach 数的流体，特征流速小于声速，不可压缩性假设成立。在该特定状态下，流体密度是恒定的，质量守恒方程〔见式（9.14）〕可写为：

$$\nabla \cdot \boldsymbol{u} = 0 \tag{9.32}$$

此外，通过利用不可压缩条件，动量方程可简化为：

$$\frac{\partial \boldsymbol{u}}{\partial t} + \boldsymbol{u} \cdot \nabla \boldsymbol{u} = -\frac{1}{p} \nabla p + \nu \nabla^2 \boldsymbol{u}$$

式中　ν——流体的运动黏度；

　　　p——不可压缩流体的压力。

Knudsen 数为平均自由程 λ 与特性几何长度 L 的比值。Knudsen 数也与 Mach 数和 Reynolds 数有关，可表示为：

$$Kn = \frac{\lambda}{L} = \sqrt{\frac{\pi y}{2}} \frac{M}{Re} \tag{9.34}$$

对 $Kn > 1$ 的流体，在具有三维空间梯度的复杂微几何体中，瞬时宏观值的定义会出现问题。随着宏观性质分布的失效，连续性假设不再有效。

随着 Knudsen 数的进一步增加，流体不能被视作连续体，稀薄效应会占据优势。在这种 Kn 条件下，基于连续性假设的普通流动和传热模型不足以预测热通量、剪应力和相应的质量流率。Schaaf 和 Chambre（1961）基于 Knudsen 数，给出了流区的经验性分类。

当 $Kn \leqslant 10^{-2}$ 时，流体位于连续流区，因此流体流动的控制方程（如 Navier－Stokes 和 Euler 方程）可按常规连续介质模型处理。在这种特殊的流区中，也可采用靠近固体表面的无滑移边界条件。

当 $10^{-2} < Kn < 10^{-1}$ 时，流体位于滑移流区，该条件下的稀薄气体流动既不是绝对连续流动也不是自由分子流动。在某些特定的具有类似几何问题的情况下，可使用 Navier-Stokes 或 Burnett 方程。

当 $10^{-1} < Kn < 1$ 时，流区具有过渡性。Navier－Stokes 和 Burnett 方程可与高阶滑移边界条件联合使用。

当 $Kn > 1$ 时，连续介质模型不再有效。

就气体流动的边界条件来说，当 $Kn < 0.001$ 时，流－固界面上速度的无滑移边界条件是有效的（Gad-el-Hak，2001）。因此在微纳流领域，引入了不同的滑移模型如 Maxwell 一阶滑移边界条件和高阶滑移模型等，用于克服无滑移边界条件的丧失（Gad-el-Hak，2002；Karniadakis，Beskok and Aluru，2005）。Gad-el-Hak（2002）研究了分子模拟和连续介质模拟相结合的方法。Karniadakis，Beskok 和 Aluru（2005）对气、液微纳流的数值算法进行了综述。

Bahukudumbi 和 Beskok（2003）使用了宽范围的 Knudsel 数（$Kn < 12$），开发出一种半分析滑移模型来预测滑动轴承的速度、剪应力、承载力和压力分布。该模型是 Navier-Stokes 方程与广义滑移模型的结合，通过使用从二维 Boltzmann 方程解获得的 Poiseuille 流速数据库来实现方程组的封闭。他们的研究证明该方法能够给出合理的结果，获得的物理信息类似于 Monte Carlo 直接模拟法（DSMC）的计算结果。然而在自由分子流区，采用新的自洽滑移模型不能获得流体的流动特性。

Beskok（2001）开发了高阶的速度滑移边界条件，用气体微流进行了验证。模型预测结果与一阶滑移条件和 DSMC 的结果进行了比较。另外，当 $Kn = 0.1$ 时，连续滑移模型也被用于分析和测试其稳定性和有效性。为此，采用后台阶（BWFS）几何体研究气体微流在高负压梯度、分离和再附着管道内的行为。模拟在 BWFS 这样复杂的几何体中的稀薄气体流动，是微流体研究领域的热点。对于附着流和分离流，该方法与 DSMC 技术之间具有很好的一致性。

为检测细菌和病毒等生物制剂，连续尺度的单链和双链 DNA 流动模拟也在纳流领域发挥重要作用。数值模拟有助于更好地理解检测系统中的物理过程，亦有助于进一步改善工艺参数的优化方法。检测方法可能依赖于核酸反应，也被称为杂交。

　　DAS、DAS 和 Chakraborty（2006a）给出了微通道内电渗流中 DNA 杂交速率的解析解，其结果可用于 DNA 微芯片和微阵列的设计。DAS、DAS 和 Chakraborty（2006b）研究了电渗效应下 DNA 杂交过程中的动量、热量和溶质传输，他们发现增加累积时间可显著提高探针捕获 DNA 的量，其结果可用于研究 DNA 杂交速率。Benke、Shapiro 和 Drikakis（2008）通过引入一种新的快速线性校正算法（FALCO），提出了一种针对流体中单链 DNA 运动的有效多尺度大分子建模方法。他们通过基于控制方程组耦合求解的元建模方法，提出了一个多尺度建模策略。他们将一个简化的机械大分子模型应用于顶盖驱动微腔中，这种新算法相比于广泛使用的 SHAKE 算法，提高了计算效率和数值稳定性。在检测系统中，此方法也可用于模拟大分子流动。

9.4　密闭几何体中的液体流动

　　将液体限制在纳米级的环境中，可能会发生相变，而这在体相中难以观察。如果是以水为基础的液体，水分子之间的强氢键作用会驱使液体转变为干燥状态。随着纳米级结构制造技术的发展，以及对密闭几何体中流体流动的数值模拟和实验研究的加深，科学家对纳流控设备的各种应用产生了兴趣。大量工作致力于研究水基液体流过碳基纳米结构，如碳纳米管（CNTs）。上述研究的焦点在于深入解释液体和纳米结构体之间的相互作用。在以 CNTs 为主要研究对象的文献中，圆柱形中空几何体可表示为纳米管道。这些纳米管与大部分流体的相互作用力较弱，而与邻近纳米管内部边界流体的相互作用力较大；邻近内部边界的流体在密闭空间内会发生各种相变。几项研究表明，当液体与原子尺度的固体管壁发生螯合作用时，液体性质会产生约束性变化。MD 和 Monte Carlo（MC）模拟是纳米系统（包括各种分子和结构）模拟的基本计算工具。Bitsanis 等（1990）研究了分子级窄孔内流体的动力学行为，阐述了其与连续性理论之间存在的偏差。由于发现研究的孔洞内液体发生密度变化，改变了局部黏度和密度之间的关系，这就解释了上面的现象。若孔的直径超过 4 个分子的直径，那么可通过重新定义局部黏度来表征孔内流体的流动特征。然而随着直径的减小，有效黏度迅速增加，这是因为流体不能平稳、迅速地转化为平面流。Asproulis（2010a）研究了 Poiseulle 流，观测到平行于管壁的流体速度偏离了连续性理论假设下的计算结果。Tuzun 等（1996）研究了在碳纳米管中多种 LJ 流体的动力学行为，研究显示在某些情况下为减少计算成本而使用刚体假设，影响了对流体行为的定量和定性。比如建立了一个包括原子间相互作用的管道模型，如果管道是刚性的，分子速度降低会得更快。Kalra 等（2003）的研究表明，水分子流过两端开口 CNTs 的膜时经历了渗透梯度，这样的梯度使水以微小偏差控制的几乎无摩擦的单列模式流动。Striolo 等（2006）的研究表明，应用周期性边界条件可实现水分子在一个无限长狭窄 CNTs 中的传输，这种传输是以一种不依赖于 CNTs 填充度的单独成列的运动形式发生的。水分子在纳米管中的扩散机制具有时间依赖性。在吸附水分子之间持久的氢键的作用下，光滑的碳表面（C∗）与弱 C∗－H$_2$O 相互吸引作用相结合，触发了预料中的超长时间（约 500 ps）的冲击运动。然而模拟更长时间，观察到扩散机制接近于 Fick 扩散。

　　室温下，水在单壁纳米管（SWNTs）中的吸附等温线是 V 形的（Striolo *et al.*，2005），表明带弱亲和力的中孔吸附剂具有吸附/脱附滞后性（见图 9.3），滞后宽度与管的直径有关。如（6，6）或（8，8）SWNT 的

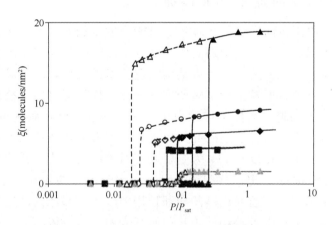

图 9.3　模拟的吸附等温线（298 K 时）

注：多孔表面的盖度 ξ（多孔表面每平方纳米吸附水分子的数量）是体相相对压力的函数。三角形代表水在（20：20）SWCNs 中的吸附等温线，圆圈代表水在（12：12）SWCNs 中的吸附等温线，菱形代表水在（10：10）SWCNs 中的吸附等温线，正方形代表水在（8：8）SWCNs 中的吸附等温线，灰色的三角形代表水在（6：6）SWCNs 中的吸附等温线。实心符号代表沿吸附等温线路径的模拟结果，空心符号代表沿脱附等温线路径的模拟结果。这些线条便于指引视线，这些符号大于统计上的不确定性。本图源于 Striolo 等（2005）并获得许可转载。

窄孔没有吸附/脱附滞后性。此外，如（8，8）－（20，20）的管，当孔被填充时，相对压力随孔宽度的减小而减小。而在（6，6）纳米管中则与上述趋势不同，其表现为孔筛分效应，即较之于更宽的CNT，孔在填充过程中具有更高的压力。水分子排列的受约束程度强烈依赖于管的宽度。与（6，6）CNT中假定的水分子一维构型相比，直径大于（8，8）的管中水分子的径向密度分布证明有结构层形成。后续液体构造的主要属性基于氢键网络，它通常限定了密闭几何体中水分子的结构。

　　尽管有大量关于水流经CNTs方面的研究，但大量的计算研究都集中在碳－狭缝纳米孔方面（Striolo *et al*. 2003；Liu and Monson，2005；Striolo *et al*. 2004）。在宽孔条件下（>1 nm），当作用于流体上的压力高于体相汽化值（P_0）时，水才能展现出压缩行为特性。上述现象可解释为，碳表面缺乏氢键导致高密度水流的不稳定。当孔直径接近分子直径时，来自石墨两表面的强相互作用使高密度水流保持平衡（见图9.4和图9.5）。然

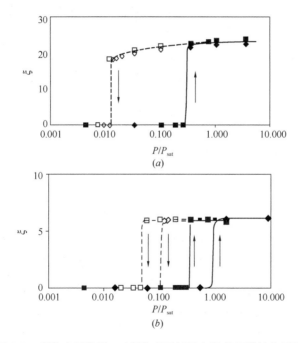

图9.4　多孔表面盖度 ξ（多孔表面每平方纳米吸附的分子数）
随吸附在碳狭缝孔内水的相对压力变化的函数（298 K时）

注：图（*a*）为 $H=1.6$ nm 的情况，图（*b*）为 $H=0.6$ nm 的情况。实心符号表示吸附过程，空心符号表示脱附过程。灰色方块表示用 Steele 势来说明孔隙水之间的相互作用，黑色菱形表示考虑每个碳水相互作用势的结果。这些线条便于指引视线，这些符号大于统计上的不确定性。箭头表示随压力的增加或减少（分别对应吸附和脱附），获得结果的顺序。本图源于 Striolo 等（2003）并获得许可转载。

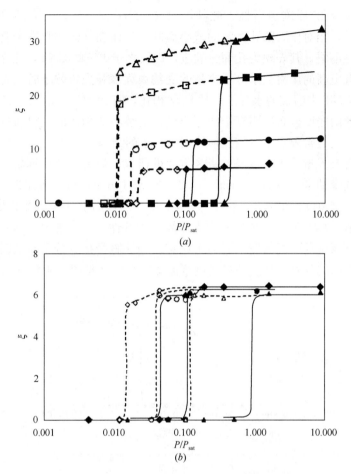

图 9.5　多孔表面盖度随吸附在碳狭缝孔内水的
相对压力变化的函数（298 K 时）

注：图（a）表示孔宽 0.8 nm（菱形）、1.0 nm（圆圈）、1.6 nm（正方形）和
2.0 nm（三角形）时得到的结果。图（b）表示孔宽 0.7 nm（菱形）、0.625 nm
（圆圈）和 0.6 nm（三角形）时得到的结果。实心符号代表吸附过程中的结果，
空心符号代表脱附过程中的结果。这些线条便于指引视线，这些符号大于统计上
的不确定性。使用 $H=2.0$ nm 时的 Steele 势，并考虑所有其他情况下每个碳-水
对的相互作用，计算了孔隙-水相互作用。本图源于 Striolo 等（2003）并获得许
可转载。

而若孔的宽度小于 0.6nm，高密度水流在 $P<P_0$ 时会出现额外的不稳定
（Liu and Monson，2005）。Striolo 等（2003）研究了孔隙填充的过程，发
现这是由毛细凝聚作用造成的。计算的吸附等温线再一次显示出吸附和脱
附循环间的滞后现象。在近来的研究中，Striolo 等（2004）支持上面的结

论并指出，上述滞后效应与孔隙填充过程中的相对压力 P/P_0，会随孔宽度的减小而减小。特别是在孔隙填充过程中，如果是疏水性纳米孔，由分子间氢键作用引起的簇生长，会使水发生毛细凝聚。与此相反，在孔排空时暴露出一些低密度区，显示出明显的接近疏水 C^* 一表面的趋势。以上表明脱附循环较吸附循环过程具有更大的界面面积，这是对观察到的水吸附等温线中广泛存在的滞后行为的一种可能的解释。在束缚水静力学中，径向分布函数的计算表明，孔隙填充前水分子呈气态，填充后则呈液态。因此通过使用碳基孔将水分子束缚于其内部，可以在孔隙填充过程中实现类气-液转换。

1. 压力驱动流

文献中已经提出了在纳米通道中的各种不同的流动模式，其中压力、电场和热驱动流的研究占大多数（Li *et al*. 2010）。通常纳米通道中的流动模式为压力诱导流，流体渗入纳米舱和流体在其间传输与两个物理机制有关。考虑渗透过程，流动带来的阻力和液体结构的变化是关键因素。此外，分子结构与体相平均流速也影响传输过程。纳流中的渗透和反渗透机制与宏观流不同。就纳米通道中的流体研究而言，其关键在于揭示分子结构和流速之间是如何关联的。Thomas 和 McGautney（2009）使用 MD 方法研究了经过直径 $0.83 \sim 1.66$ nm SWNTs 的压力驱动水流。他们推测，在子连续系统尺度，流动面积的减少可能导致流动增强现象的非单调增加。当液体分子与横截面大小相当时，可观察到流动增强现象的减弱，这可被认为是液体分子受束缚造成的结构变化。继而确定了纳米通道横截面临界直径的取值范围为 $1.25 \sim 1.39$ nm。作者强调了特征流动的时间尺度与分子结构的弛豫时间等价时，液体结构和流动的依赖性。Qiao 等（2009）利用 MD 计算模拟了二氧化硅纳米通道内的压力驱动水流。他们研究了水分子渗透和进入纳米通道时受到的阻力。为使水分子进入纳米腔，必须克服能量势垒。能量势垒由两部分构成，第一部分代表渗透水分子自由能的变化，因为每个水分子进入纳米通道时会失去两个氢键；第二部分由受束液体分子与固体原子间的范德华力和静电相互作用组成。除先前所讲的阻力，还观察到一种阻力模式——柱阻力。作者认为，持续渗透还必须克服上述能量势垒外的一种阻力，这种阻力随渗透量的变化而变化。柱阻力主要表现在渗透分子束缚在与其尺寸相当的纳米孔中的情况，这驱使分子直接与固体壁面相互作用。

到目前为止，大多数研究集中在纳米流体力学和纳米通道（沿通道轴向有恒定环形截面）。然而文献对具有不同横截面和倾斜固体管壁的纳米通道，如圆锥形纳米孔，关注不够。圆锥形纳米孔已在不同科学领域得到应用，如结合 DNA 传感的生物工程，纳米螯合粒子捕获技术以及带泵冷却回路的冷却技术（Harrel et al. 2006；Kovarik et al. 2008；Jung et al. 2008）。Liu 等（2009）试图深入研究上述纳米结构的性能，继而通过渗透机理理解重要的纳流行为。为分析通过圆锥形纳米孔的流动机理，必须定义两个几何因子：固体壁面的倾斜角和尺寸效应，如不同变量的接触角。利用纳米尺寸效应调整 Young's 方程，已被用来分析圆锥形纳米孔内观察到的独特机理。在一般环境条件下，尽管固体表面具有疏水性，如果圆锥顶角大于一个特定值，则会发生自发渗透。此外他们还发现，为了使纳米管中的流体发生渗透，施加的压力必须高于临界渗透压。在自发渗透（亲水性）和压力驱动渗透（疏水性）过程之间，需要存在一个过渡区域。有关进入纳米孔幅度的研究表明，水分子需要更高的压力才能在纳米锥孔中行进得更远。最后，如果顶角较大，会使渗透在较低压力下发生。

2. 电驱动流和热驱动流

尽管纳米通道中的压力驱动流非常简单，但实现起来还需要在实验技术中采用大压力梯度。由于这个原因，如电场（Kuo et al. 2001；Qiao and Aluru，2003）和温度梯度等其他驱动力（Linke et al. 2006）已被仔细考察研究。就电场驱动流而言，最重要的传输机理是电渗流。当带电固体表面接近离子溶液时，固液界面附近会产生双电层。沿固体表面的切向施加外部电场，会形成电渗流驱动双电层中的离子。MD 计算必须考虑库仑势，即在方程组的运动方程中添加电场力。模拟电渗流最常用的技术是联合应用 Navier-Stokes 方程（NSE）和 Poisson-Boltzmann equation 方程（PBE）。前者用于模拟流体传输，而后用于模拟离子分布（Ermakov et al. 1998）。不过 Kuo 等（2001）发现使用上述技术会产生一些问题。采用连续计算，纳米流中的物理过程会被忽略，例如在 PBE 中水是介电连续体而不是点电荷构型（Li et al.，2010）。在这个方向，通过对连续性理论假设的质疑，MD 体现出对纳米物理学更透彻的理解。例如 Qiao 和 Aluru（2003；2005）用 MD 技术修改 PBE，发表了一系列专注于电渗流的研究成果。他们根据带正电荷和负电荷表面上计算的不同离子分布情况指定氢键。他们的工作还得到了扩展，在管壁与离子带相同电荷的条件下，证明了电渗流方向与连续介质模型给出的方向相反。

热泳是将运动中的分子加入到具有温度梯度的静止流体中，造成上述分子直接迁移至较冷区域的现象。液体中的热泳理论已经确立，但也可能涉及动力相互作用外的其他机理，因而出现了重大困难（Li et al. 2010）。为此 Han（2005）开展 MD 模拟研究了热泳。他认为在液体中检测得到的有限热泳速度，不能通过稀薄气体动力学理论计算得到。他的研究还表明，分子间相互作用在研究液体状态时至关重要。

最近深入开展的关于密闭几何体中流体流动的研究，发现一种纳米结构的几何体，即碳纳米卷（CNS），它能使流体传输更可控。为了更好地操控纳米结构的几何体，必须要对纳米尺度的流体流动机理及其物理和化学原理有所理解。利用受束缚流动的性质将促进纳米设备的发展。在制造几个碳基纳米结构的过程中，发现很难形成孤立的形式，而是以束的形式存在。范德华力使其产生聚集并保持 3.4 Å 的间距。已经提出几种技术克服上述困难。管增溶技术是其中之一，它提供了可行的探索路径。此外，最近开发出一种管支架技术，它通过引入不同类型的连接子，增加了一定距离内管子的数目并能维持住。纳米流体是指由纳米级颗粒组成的流体。纳米流体的其他特性中，改善热传递能力是显著的。除去常见的不溶于水的杂质，热导率与小体积颗粒的对流换热能力都被放大了。众所周知，在工业生产中，有效地加热和冷却流体是当务之急。因此热导率是制造高能效、高热转换设备的关键因素。有关纳米流体的数值模拟和实验研究，表明它比传统流体具有更好的热传递性能。

此外，对密闭结构中纳米流体的理解，进一步拓展了该技术在气体存储和吸附设备方面的应用。CNTs 和 CNSs 被认为是最有前途的纳米材料，目前已开展了一些氢气和水与其相互作用的研究。重视上述研究是因为，氢是发展以水为副产品的氢燃料的关键，氢燃料的可再生性符合环境友好型燃料的特点。虽然花费了很大精力研究纳米存储，但由于无法生产低重量且能高速加载/卸载存储/吸附液体的设备，氢能源的应用受到限制。

对于许多纳米级结构的应用来说，理解其动力学行为是非常重要的。就水在纳米级密闭结构中的动力学研究而言，对分子扩散的研究是最受关注的。这类研究测量水分子的移动性，获得一个关于氢键如何影响平移运动的指示性因子，解释了水在纳米通道中的运动机理。也可以研究水分子在密闭状态下的几个属性，例如偶极关联速度分布、停留时间和再取向动力学。对于上述性质的透彻理解，可以详细解释受限运动条件下的水分子扩散。尽管扩散是纳米尺度下最主要的传输机理，并可表征水的纳米流动，但大多数潜在模型还没有被参数化，以用于自扩散系数值的重现。一些研究已致力于探索水在不同种类纳米孔中的行为，如 CNTs、二氧化硅和狭缝纳米孔。理论上探索了具有不同表面行为（如疏水性或亲水性通道）的圆柱状孔中水分子的扩散系数。Allen 等（1999）的研究表明，当疏水孔的半径为 3.6～4.1 Å 之间时，水分子的自扩散系数下降，该值超出了由氢键网络阐释的体相值。随着孔半径的增加，自扩散值趋向于体相值。水分子具有更好的偶极取向，这可以解释一个实际情况，即亲水通道

（如CNTs）的情况下，水的扩散速度比按疏水通道情况下的计算值更低。但是Hummer等（2001）总结他们的工作，指出即使在疏水纳米通道（如CNTs）情况下，尽管氢键数比在体相中明显减少，但水的占有率仍很显著。

Mashl等（2003）研究流经CNTs的水流，发现在一个临界孔径下，水分子的流动性最小；即使在常规环境温度下，水仍有冷凝和结冰现象。上述文章间接指出，扩散机理强烈依赖于圆柱形孔的半径；受束缚水分子在狭窄孔中的扩散可表征为单列扩散（SDF），而分子在更宽孔中的扩散表现为三维移动引起的Fick扩散。Thomas和McGaughey（2008b）的研究表明，在CNTs外部的非束缚水的密度与管半径无关，水分子接近通道表面时密度分布不均匀。在纳米管内部，碳管壁的曲率影响水分子的分布和密度。

9.5 水的分子模型

自五十年前分子模拟开始以来，水是数值模拟研究最多的液体。由于水在自然界和人类活动中的重要性，科学界一直积极研究水和水的性质（在能观察到的各种形态下）。由于水无处不在，它被认为是文献中研究的最多的元素之一。然而尽管有大量关于水的研究，它的性质还远未被研究清楚。随着纳米技术的进步，可实现用不同材料制造纳米通道，这使我们有可能深入了解有限体积中水的性质，验证分子模拟的结果。本章首先介绍了受束纳米通道中水的整体行为并涉及相关的静力学和动力学，然后简要介绍了水分子模型。在这一点上，描述MD理论中水分子所需基本信息是明智的。水由三个原子组成，即两个氢原子和一个氧原子。在气相中一个孤立的水分子有两个键，键长$r_{OH} = 0.95718$ Å，形成的键角$\theta_{HOH} = 104.474°$。在液相中由于存在额外的相互作用（水—水或/和水—离子相互作用），上述值略微有所调整，即$r_{OH} = 0.97$ Å，$\theta_{HOH} = 106.0°$（Ichikawa et al.，1991）。在氢原子和具有更高电负性的氧原子之间可观测到电荷分离现象，由此产生电偶极，这可以表征电场中水分子的行为（Karniadakis et al. 2005）。在探索水的性质的进程中，人们建立了大量的理论模型。这些模型包括随LJ位点布设静电位点，某些情况下会有一个或多个带电点共存的现象。通常每个模型已经设定与单个属性匹配，或在某些情况下与一组属性不匹配但能与其余物理结构和参数匹配。大多数模型是经验模型，其基础是一个广泛共识，即氢键是引力势能共同存在的主要原因，这是由经典静电相互作用和排斥电子能估算出的。为模拟水分子的电荷分布，使用了原子核上的点电荷（SPC 模型）；很少使用几个人造位点，这些位点可能在水分子所确定的平面上（TIP4P），也可能在其外（ST2）。LJ 势用来计算两个水分子之间的电子排斥力，也包括氧原子位点上的分散能。下面简要描述最常用的几个水分子模型。

简单点电荷（SPC）模型被视为三点模型，包含一个四面体水模型，O-H 距离等于 1 Å，H-O-H 键角等于 109.47°。在氧和氢上分别引入两个点电荷，电量分别为 $-0.82e$ 和 $+0.41e$。SPC 模拟的两个水分子间的总相互作用能包括一个 LJ 势和一个库仑势。SPC 模型中水分子几何体的质心位于氧原子的位置，而软黏偶极（SSD）模型中质心位于人造点位。SPC 模型在多种用途中的表现令人满意，但在密度、扩散系数、径向分布函数和临界性质方面仍需要改进。扩展的简单点电荷（SPC/E）模型的特征是有三个质点，原子间的距离为 1 Å，角度等于 109.47°，氧原子和氢原子上的电荷量分别等于 $-0.8476e$ 和 $+0.4238e$。与 SPC 相比，SPC/E 在扩散系数和模型结构上有相当大的改进。SSD 模拟的水分子被视为一个带嵌入点偶极的 LJ 球，并伴有一个四面体电势。两个偶极子均位于分子的质心（M），相距 0.654 Å，在键长 0.9572 Å、104.52° H-O-H 键角的平分线上。H-M-H 的键角为 109.47°，质心是模型的单一相互作用位点。计算两个分子间总相互作用势能的 SSD 模型包括三个部分：LJ 势、点偶极-偶极点电势和四面体粘势。

TIPnP 模型也是一类被广泛使用的水分子模型，其基本变体为 TIP3P、TIP4P 和 TIP5P。上述三个模型中，键长和 H—O—H 键角都等于气相中的实验值，分别为 0.9572 Å 和 104.52°。TIP5P 模型中，负电荷位点沿孤对方向对称分布，形成 109.47° 角。每个伴随孤对相互作用位点的氢原子上的电荷为 $+0.241e$，而氧原子是不带电荷的。TIP4P 模型中，四个相互作用位点位于一个平面。Karniadakis 等（2005）总结了 TIPnP 模型的所有细节。ST2 模型是四点位带电的刚性分子模型，两个 ST2 分子间的相互作用与氧原子产生的 LJ 中心势和点电荷的库仑势相互作用一起模拟。上述许多经验势能是成对添加的，尽管能有效考虑许多的体效应，但偶极机理在许多的体贡献中还是至关重要的。为此，开发接近几个点电荷的刚性或柔性模型是一个可行的方法，通过在氧位点上分配极化点重现气相中的偶极矩，选择点电荷的带电量（Guilot，2002）。极化点电荷（PPC 模型）是一个有效的模型，保持了三点模型的特征，然而它保持了从头计算法得出的与电场的反应（Guilot，2002）。最后 Nade 和 Eerden（2003）基于含六个相互作用位点的刚性分子，提出了六点模型，成功重现了接近熔点时冰和水的性质。

本章参考文献

Allen M. P. and Tildesley D. J. (1987). Computer Simulation of Liquids. Oxford University Press, Oxford.

Anderson J. D., Jr. (1995). Computational Fluid Dynamics: The Basics with Applications. McGrawhill Inc, London.

Asproulis N. and Drikakis D. (2010a). Surface roughness effects in micro and nanofluidic devices. *J. Comput. Theor. Nanosci.*, **7**(9), 1825–1830.

Asproulis N. and Drikakis D. (2010b). Boundary slip dependency on surface stiffness. *Phys. Rev. E.*, **81**(6), 061503.

Bahukudumbi P. and Beskok A. (2003). A phenomenological lubrication model for the entire Knudsen regime. *J. Micromech. Microeng.*, **13**, 873.

Baudry J., Charlaix E., Tonck A. and Mazuyer D. (2001). Experimental evidence for a large slip effect at a nonwetting fluid-solid interface. *Langmuir*, **17**, 5232–5236.

Benke M., Shapiro E. and Drikakis D. (2008). An efficient multi-scale modelling approach for ssDNA motion in fluid flow. *J. Bionic Eng.*, **5**, 299–307.

Beskok A. (2001). Validation of a new velocity-slip model for separated gas microflows. *Numer. Heat Transf. Part B: Fundam.*, **40**(6), 451–471.

Bitsanis I., Somers S. A., Davis H. T. and Tirrell M. (1990). Microscopic dynamics of flow in molecularly narrow pores. *J. Chem. Phys.*, **93**(5), 3427–3431.

Blazek J. (2005). Computational Fluid Dynamics: Principles and Applications. Elsevier Science Ltd, Oxford.

Bocquet L. and Barrat J. L. (1993). Hydrodynamic boundary conditions and correlation functions of confined fluids. *Phys. Rev. Lett.*, **70**, 2726–2729.

Bocquet L. and Barrat J. L. (1994). Hydrodynamic boundary conditions, correlation functions, and Kubo relations for confined fluids. *Phys. Rev. E*, **49**, 3079–3092.

Boehnke U. C., Remmler T., Motschmann H., Wurlitzer S., Hauwede J. and Fischer M. Th. (1999). Partial air wetting on solvophobic surfaces in polar liquids. *J. Colloid Int. Sci.*, **211**, 243–251.

Bonaccurso E., Butt H. S. and Craig V. S. J. (2003). Surface roughness and hydrodynamic boundary slip of a Newtonian fluid in a completely wetting system. *Phys. Rev. Lett.*, **90**, 144501.

Bonaccurso E., Kappl M. and Butt H. S. (2002). Hydrodynamic force measurements: boundary slip of water on hydrophilic surfaces and electrokinetics effects. *Phys. Rev. Lett.*, **88**, 076103.

Brenner H. and Ganesan V. (2000). Molecular wall effects: are conditions at a boundary 'boundary conditions'? *Phys. Rev. E*, **61**, 6879–6897.

Cheikh C. and Koper G. (2003). Stick-slip transition at the nanometer scale. *Phys. Rev. Lett.*, **91**, 156102.

Cho J. H., Law B. M. and Rieutord F. (2004). Dipole-dependent slip on Newtonian liquids at smooth solid hydrophobic surfaces. *Phys. Rev. Lett.*, **92**, 166102.

Churaev N. V., Sobolev V. D. and Somov A. N. (1984). Slippage of liquids over lyophobic solid surfaces. *J. Colloid Int. Sci.*, **97**, 574–581.

Darden T., York D. and Pedersen L. (1993). Particle Mesh Ewald-an N.Log(N) method for Ewald sums in large systems. *J. Chem. Phys.*, **98**, 10089–10092.

Das S., Das T. and Chakraborty S. (2006a). Analytical solutions for the rate of DNA hybridization in a microchannel. *Sensors and Actuators*, **114**, 957–963.

Das S., Das T. and Chakraborty S. (2006b). Modeling of coupled momentum heat and solute transport during DNA hybridization in a microchannel. *Microfluid Nanofluid*, **2**, 37–49.

De Gennes P. G. (1985). Wetting – statics and dynamics. *Rev. Mod. Phys.*, **57**, 827–863.

De Gennes P.-G., Brochard-Wyart F. and Quéré D. (2004). Capillarity and Wetting Phenomena: Drops, Bu4bbles, Pearls, Waves. Springer, Berlin, Heidelberg.

Drikakis D. and Rider W. (2005). High-Resolution Methods for Incompressible and Low-Speed Flows. Springer Verlag, Berlin.

Ermakov S. V., Jacobson S. C. and Ramsey J. M. (1998). Computer simulations of electrokinetic transport in microfabricated channel structures. *Anal. Chem.*, **70**, 4494–4504.

Ewald P. (1921). Die Berechnung optischer und elektrostatischer Gitterpotentiale. *Ann. Phys.*, **369**, 253–287.

Ferziger J. H. and Peric M. (1999). Computational Methods for Fluid Dynamics. Springer, Berlin.

Gad-el-Hak M. (2001). The MEMS Handbook. CRC Press, Boca Raton, Florida.

Gad-el-Hak M. (2002). Use of continuum and molecular approaches in microfluidics. 3rd Theoretical Fluid Mechanics Meeting 24–26 June, St. Louis, Missouri, AIAA 2002–2868.

Goldstein S. (1938). Note on the condition at the surface of contact of a fluid with a solid body. In: Modern Development in Fluid Dynamics, S. Goldstein (ed.), Vol. 2, Clarendon, Oxford, 676–680.

Guillot B. (2002). A reappraisal of what we have learnt during three decades of computer simulations on water. *J. Mol. Liquids*, **101**(1–3), 219–260.

Han M. (2005). Thermophoresis in liquids: a molecular dynamics simulation study. *J. Colloid Int. Sci.*, **284**, 339–348.

Harrell C. C., Choi Y., Horne L. P., Baker L. A., Siwy Z. S. and Martin C. R. (2006). Resistive-pulse DNA detection with a conical nanopore sensor. *Langmuir*, **22**, 10837–10843.

Ho T. A., Papavassiliou D. V., Lee L. L. and Striolo A. (2011). Liquid water can slip on a hydrophilic surface. *PNAS*, **108** (39), 16170–16175.

Hockney R. W. and Eastwood J. W. (1989). Computer Simulation Using Particles. Adam Hilger, NY.

Hockney R. W., Goel S. P. and Eastwood J. W. (1973). A 10,000 particle molecular dynamics model with long range forces. *Chem. Phys. Let.*, **21**(3), 589–591.

Hoffmann K. A. (1989). Computational Fluid Dynamics for Engineers. Engineering Education System, Austin, TX.

Hummer G., Rasaiah J. C. and Noworyta J. P. (2001). Water conduction through the hydrophobic channel of a carbon nanotube. *Nature*, **414**, 188–190.

Ichikawa K., Kameda Y., Yamaguchi T., Wakita H. and Misawa M. (1991). Neutron-diffraction investigation of the intramolecular structure of a water molecule in the liquid-phase at high-temperatures. *Mol. Phys.*, **73**, 79–86.

Jung J.-Y., Oh H.-S., Lee D. K., Choi K. B., Dong S. K. and Kwak H.-Y. (2008). A capillary-pumped loop (CPL) with microconeshaped capillary structure for cooling electronic devices. *J. Micromech. Microeng.*, **18**, 017002.

Kalra A., Garde S. and Hummer G. (2003). Osmotic water transport through carbon nanotube membranes. *Proc. Natl. Acad. Sci. USA*, **100**(8), 10175–10180.

Karniadakis G., Beskok A. and Aluru N. R. (2005). Microflows and Nanoflows: Fundamentals and Simulation. Springer Verlag, New York.

Kovarik M. L. and Jacobson S. C. (2008). Integrated nanopore/microchannel devices for AC electrokinetic trapping of particles. *Anal. Chem.*, **80**, 657–664.

Kuo T. C., Sloan L. A., Sweedler J. V. and Bohn P. W. (2001). Manipulating molecular transport through nanoporous membranes by control of electrokinetic flow: effect of surface charge density and debye length. *Langmuir.*, **17**, 6298–6303.

Laney C. B. (1998). *Computational Gas Dynamics*. Cambridge University Press, Cambridge.

LeVeque R. J. (2002). Finite volume methods for hyperbolic problems. Cambridge University Press, Cambridge.

Li Y., Xu J. and Li D. (2010). Molecular dynamics simulation of nanoscale liquid flows. *Microfluid Nanofluid*, **9**, 1011–1031.

Linke H., Aleman B. J., Melling L. D., Taormina M. J., Francis M. J., Dow-Hygelund C. C., Narayanan V., Taylor R. P. and Stout A. (2006). Self-propelled Leidenfrost droplets. *Phys. Rev. Lett.*, **96**, 154502.

Liu J.-C. and Monson P. A. (2007). Studies of a lattice model of water confined in a slit pore. *J. Phys. Chem. C*, **111**(43), 15976–15981.

Liu L., Yin C.-Y., Culligan P. J. and Chen X. (2009). Mechanisms of water infiltration into conical hydrophobic nanopores. *Phys. Chem. Chem. Phys.*, **11**, 6520–6524.

Mashl R. J., Joseph S., Aluru N. R. and Jakobsson E. (2003). Anomalously immobilized water: a new water phase induced by confinement in nanotubes. *Nano Lett.*, **3**(5), 589–592.

Nada H. and van der Eerden J. P. (2003). An intermolecular potential model for the simulation of ice and water near the melting point: a six-site model of water. *J. Chem. Phys.*, **118**, 7401–7413.

Petersen H. G. (1995). Accuracy and efficiency of the particle mesh Ewald method. *J. Chem. Phys.*, **103**, 3668–3679.

Pit R., Hervert H. and Léger L. (2000). Direct experimental evidence of slip in hexadecane: solid interfaces. *Phys. Rev. Lett.*, **85**, 980–983.

Pratt L. R. and Pohorille A. (2002). Hydrophobic effects and modeling of biophysical aqueous solution interfaces. *Chem. Rev.*, **102**, 2671–2692.

Priezjev N. V. (2007). Effect of surface roughness on rate-dependent slip on simple fluids. *J. Chem. Phys.*, **127**, 144708.

Priezjev N. V., Darhuber A. A. and Troian S. M. (2005). Slip behavior in liquid films on surfaces of patterned wettability: comparison between continuum and molecular dynamics simulations. *Phys. Rev. E.*, **4**(71), 041608.

Qiao R. and Aluru N. R. (2003). Ion concentrations and velocity profiles in nanochannel electroosmotic flows. *J. Chem. Phys.*, **118**, 4692–4701.

Qiao R. and Aluru N. R. (2005). Atomistic simulation of KCl transport in charged silicon nanochannels: interfacial effects. *Colloids Surf. A.*, **267**, 103–109.

Ruckenstein E. and Rajora P. (1983). On the no-slip boundary condition of hydrodynamics. *J. Colloid Int. Sci.*, **96**, 488–491.

Striolo A., Chialvo A. A., Cummings P. T. and Gubbins K. E. (2003). Water adsorption in carbon-slit nanopores. *Langmuir*, **19**(20), 8583–8591.

Striolo A., Chialvo A. A., Gubbins K. E. and Cummings P. T. (2005). Water in carbon nanotubes: adsorption isotherms and thermodynamic properties from molecular simulation. *J. Chem. Phys.*, **122**(23), 1–14.

Striolo A., Chialvo A. A., Cummings P. T. and Gubbins K. E. (2006). Simulated water adsorption in chemically heterogeneous carbon nanotubes. *J. Chem. Phys.*, **124**(7), 074710.

Striolo A., Gubbins K. E., Chialvo A. A. and Cummings P. T. (2004). Simulated water adsorption isotherms in carbon nanopores. *Mol. Phys.*, **102**(3), PART II, 243–251.

Thomas J. A. and McGaughey A. J. H. (2008a). Reassessing fast water transport through carbon nanotubes. *Nano Lett.*, **8**, 2788–2793.

Thomas J. A. and McGaughey A. J. H. (2008b). Density, distribution, and orientation of water molecules inside and outside carbon nanotubes. *J. Chem. Phys.*, **128**, 084715.

Thompson P. A. and Robbins M. O. (1989). Simulations of contact line motion – slip and the dynamic contact-angle. *Phys. Rev. Lett.*, **63**, 766–769.

Thompson P. A. and Troian S. M. (1997). A general boundary condition for liquid flow at solid surfaces. *Nature*, **389**, 360–362.

Toro E. F. (2009). Riemann Solvers and Numerical Methods for Fluid Dynamics: A Practical Introduction. Springer Verlag, London.

Tretheway D., Stone S. and Meinhart C. (2004). Effects of absolute pressure and dissolved gases on apparent fluid slip in hydrophobic microchannels. *Bull. Am. Phys. Soc.*, **49**, 215.

Tropea C., Yarin A. L. and Foss J. F. (2007). Spinger Handbook of Experimental Fluid Mechanics. Springer, Berlin.

Tuzun R. E., Noid D. W., Sumpter B. G. and Merkle R. C. (1996). Dynamics of fluid flow inside carbon nanotubes. *Nanotechnology*, **7**(3), 241–246.

Verlet L. (1967). Computer 'experiments' on classical fluids. I. Thermodynamical properties of Lennard–Jones molecules. *Phys. Rev.*, **159**, 98–103.

Versteeg H. K. and Malalasekera W. (2007). An Introduction to Computational Fluid Dynamics: The Finite Volume Method. Prentice Hall, London.

Voronov R. S. and Papavassiliou D. V. (2008). Review of fluid slip over superhydrophobic surfaces and its dependence on the contact angle. *Ind. Eng. Chem. Res.*, **47**, 2455–2477.

Werder T., Walther J. H., Jaffe R. L., Halicioglu T., Noca F. and Koumoutsakos P. (2001). Molecular dynamics simulation of contact angles of water droplets in carbon nanotubes. *Nano Lett.*, **1**(12), 697–702.

Zhu Y. and Granick S. (2001). Rate-dependent slip of Newtonian liquid at smooth surfaces. *Phys. Rev. Lett.*, **87**, 096105.

Zhu Y. and Granick S. (2002). Limits of the hydrodynamic no-slip boundary condition. *Phys. Rev. Lett.*, **88**, 106102.

第 10 章
微纳流体传输现象的计算方法
N. Asproulis

10.1　引言

　　微纳流控设备（Micro and Nanof luidic Devices，MNFDs）在过去十年中快速发展。与传统的大型仪器设备相比，MNFDs 在提高准确度、减小运行空间和缩短分析时间等方面提供了很多益处。这些优点使它们在一些领域内有巨大的应用优势，如化学工程和生物工程（Freemantle，1999；Nguyen and Wu，2005；Whitesides，2006；Ehrfeld *et al*. 2000）。微纳米制造技术的最新发展使构建不同材质的高精度微流控设备成为可能。聚二甲基硅氧烷（PDMS）在制造上的优点使其成为最常用的微流控制备材料（McDonald *et al*. 2000；Thorsen *et al*. 2002）。在需要化学和热稳定性或刚性壁面的情况下，玻璃和硅树脂被广泛使用（Whitesides，2006）。为使流体通道有预期的表面性质，通常会在基底材料表面覆盖薄膜涂层。MN-FDs 由于其独特之处和可调整的表面性质，已广泛应用于生物医学领域（Ehrfeld *et al*. 2000；Weigl and Yager，1999）。尤其是生物分析系统，其主要目的是检测样品中特定目标物是否存在。这些目标物大多是人工合成的或有机大分子，如药品、脂类、酶和 DNA。检测效率由传感器的灵敏度和传感区样品分子的浓度决定。如果浓度不够，检测效率会急剧下降，从而导致系统故障。对于大多数生物检测，MNFDs 的主要目的是保证样品送至传感区并充分停留。为此，理解并模拟 MNFDs 中的基本传输过程是至关重要的。本章旨在对描述样品大分子在不同尺度传输的现有数学模型进行全面概述。

10.2　模拟方法

　　最初确定了两个主要的模型，基于长度尺度的分离，模拟 MNFDs 内的传输过程，即连续水平模型和分子水平模型。前者基于 Navier-Stokes 方程组和样品传输模型，后者是基于经典力学定律的分子运动模型。在实际操作中应根据流体的特征长度和物理模型所需的细致程度选择最合适的模型（Karniadakis *et al*. 2005；Drikakis and Kalweit，2006；Gad-el-Hak，2005）。

在连续水平模型中，样品在流体中的传输和混合由两个主要机制决定，对流和扩散（Clusser，1997）。对流是载液速度引起的传输，扩散取决于分子随机运动。尽管高速流体中对流是主要的传输机制，但 MNFDs 中流速通常较低。对于与微流体相关的流态，以上两种机制同样重要。在纳米级设备中，扩散是横截面方向的主要传输机制，因为纳米尺度下样品和载液的运动只取决于分子间相互作用。扩散有两种不同的机制，一种是样品颗粒和载液颗粒大小相当的情况下遵从 Fick 扩散定律，另一种是样品颗粒比载液颗粒大的情况下引起 Brown 扩散运动。前一种机制描述了系统内众多尺寸相近粒子的运动，因此这种机制尤其能反映溶剂分子的纳米级运动。后一种机制描述了溶剂小分子随机碰撞产生的净动量造成的大颗粒位移。本章研究比载液分子大得多的分子的运动，因此把研究内容限制在与 Brown 运动有关的扩散。

10.2.1　多尺度模拟

许多 MEMS 应用中的基本过程涵盖了广泛的时间和长度尺度。虽然连续水平模型描述了系统的宏观行为，但在微机电系统（MEMS）中，如微反应器、微全分析系统（μTAS）、载药系统、燃料电池和分离器等，仅用连续模型不能全面预测流体的流动。连续法将时间和长度均分为微元，因此这种尺度下的基本现象只能从统计意义上解决。连续模型无法获得系

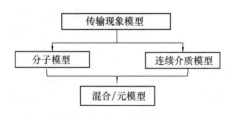

图 10.1　跨尺度的模型方法

统的详细物理特征时，就得利用分子模型（见图 10.1）。原子模型能提供小至 1 nm 和 10^{-9} s 内的详细过程。纯分子模型基于单个粒子的 Newton 运动方程组。作用力是分子间势能引起的。Newton 运动方程组的解是通过对分子位置的控制方程进行数值积分得来的。看似简单的模型实则需要极严格的计算。分子模型的主要缺点是计算成本高，这限制了其在极短时间内对纳米尺度系统的模拟。因此，由于连续模型的低准确度和分子模型的低效率，要模拟 MNFDs 中的流动现象是十分困难的。为解决这种困难，开发了多尺度方

法用来耦合系统的微观和宏观描述过程并促进信息交换。混合法消除了微观和宏观在长度尺度上的差别，并为纳米及更大尺度的液体流动提供了统一描述。在多尺度模拟中，同时使用了分子模型和连续模型。通过一个连接相应接口的混合溶液界面（HSI），实现了分子域和连续域间的双向信息交换。在选定的计算区域，多尺度方法能对物理现象进行原子水平的描述，而在其余计算区域可采用连续模型描述。因此对基本过程的局部小尺度描述能避免纯分子模型的局限性。在连续水平的框架内，通过元模型方法能研究单个大分子的传输，该方法依靠分子结构的力学模型来描述。为明确模型参数，元模型通过分子技术获取信息，但元模型本质上是连续尺度的（Doi and Edwards，1986；Trebotich *et al.* 2005）。如果所研究的分子比溶剂分子尺寸大，元模型方法尤其有优势。对单独采用连续模型或分子模型无法描述的情况，需采用多尺度模型以实现选择性应用或这两种方法的同时应用（Drikakis and Kalweit，2006）。一般情况下，多尺度模型包括连续水平和分子水平模型间的双向连续信息交换。

10.2.2　Brown 运动

Brown 运动是由于载液分子与颗粒相互碰撞并将动量传递给颗粒而引起的（Einstein，1905）。由于高速但数量有限的碰撞，单位时间内传递给颗粒的净动量不会为零（Kubo，1978），这导致颗粒加速运动。最终的效果是液体中更大颗粒的不规则运动，这类似于不同时间尺度（较慢）的热运动，这种不规则运动会引起扩散过程。Brown 运动是大分子运动元模型的基础。颗粒的移动性主要与它们的质量和尺寸有关，例如微米级物体的运动可以在微秒级时间尺度上被跟踪。然而近几年，随着微观可视技术的发展，出现了一些与现有理论有微妙差异的研究报道。Brown 运动的纯热力学描述已被质疑，尽管现有模型仍能提供较好的定性和定量描述，但它精确的物理特性是当前需要重新关注的问题（Bagayev and Panov，2007）。

从模拟 Brown 运动的角度看，人们普遍采用随机游走路径，即 Gauss（Wiener）随机过程（Karatzas and Shreve，2000）。整个过程由随机方向上均匀分布的力和 Gauss 分布的时间强度合成。尽管看似很简单，但该方法是根据中心极限定理，以统计意义上大量分子的独立随机碰撞为假设才成立的（Frey and Kroy，2005）。中心极限定理保证，随机变量 x 是理想条件下无穷多个相同且独立的随机变量 x_i 的总和，不管 x_i 的实际统计规律如何，x_i 总表现为适当均值和方差的 Gauss 变量。本例中变量 x_i 表示单次碰撞的贡献，它们的和是一小段时间间隔 δt 内传递到颗粒或分子的总动量，即 δt 内作用于颗粒或分子的平均力。为应用中心极限定理，通常给每个颗粒建立 Langevin 形式的运动控制方程，包括载液带来的随机作用力和黏性阻力，方程如下：

$$m_i a_i = F_i(t) - \zeta v_i \tag{10.1}$$

式中　a_i——加速度；

　　　v_i——速度；

　　　ζ——载液中水力学半径为 a 的颗粒的 Stokes 摩擦系数 $\delta = 6\pi\eta_s a$；

　　　η_s——载液的动力黏度（Kundu and Cohen，2002）；

$F_i(t)$——碰撞引起的 Gauss 分布的随机 Brown 力。

根据耗散定理，随机力的振幅与摩擦系数有如下关系：

$$\langle \vec{F}_i(t) \rangle = 0 \tag{10.2}$$

$$\int \langle \vec{F}_i(t) \cdot F_i(t') \rangle \mathrm{d}t = 6k_B T\zeta \tag{10.3}$$

式中　t'——参考时间。

为便于计算，通常假设随机力与时间步长无关，故式（10.3）变为：

$$\langle F_i(t) \cdot F_i(t') \rangle = 6\zeta k_B T \delta(t-t') \tag{10.4}$$

用 Langevin 方程进行动力学数值模拟时，耗散摩擦力与随机力的关系如同一个热浴，确保颗粒系统中动力学温度的保持。Brown 运动理论被用在元模型中，在该模型中聚合物分子作为限制颗粒的链，在 Brown 运动和摩擦阻力影响下移动（Doi and Edwards，1986；Trebotich et al. 2005）。

10.2.3　分子运动和传输系数之间的联系

均相系统和平衡系统中的扩散系数 D，可用两个广泛使用的方法计算——Einstein 方程或 Green-Kubo 公式。用这两个方法得到的结果通常有很好的一致性。Einstein 方程利用 Einstein 关系式，由原子位移直接计算扩散系数 D：

$$D = \frac{1}{6} \lim_{t \to 0} \frac{[|r(t_0+t) - r(t)|^2]}{t} \tag{10.5}$$

式中　r——原子位置；

　　　$[|r(t_0+t)-r(t)|^2]$——轨道平均值。

Green-Kubo 公式用平衡速度波动来计算扩散系数 D，如下式：

$$D = \int_0^\infty \langle v(0) \cdot v(t) \rangle \mathrm{d}t \tag{10.6}$$

式中　v——总体平均速度，是速度自相关函数。

式（10.6）仅适用于均相系统的平衡状态，而实际上式（10.5）和式（10.6）的结果是一致的。对一些化合物来说（受限于计算成本），近年来用分子动力学技术计算上述方程是可行的。需要强调的是，如果在流动状态下计算扩散，只有相对速度（宏观速度）必须要考虑。为估算质心扩散系数，上面这些简要概述的技术原则上也可用于模拟不太长的聚合物链，而实际上只可计算短链。聚合物性质的比例定律（Doi and Edwards，1986）能减轻长链扩散系数这一困难，并可准确外推。然而修正模拟箱体的有限尺寸效应也是必须考虑的，尤其是对周期性边界条件下的模拟，因为这种情况下得出的水力半径往往偏小，其原因在于镜像间水动力相互作用的屏蔽，所需修正与箱体的线性尺寸成反比（Dunweg and Kremer，1993）。另一原因是大多数水模型采用不切实际的低黏度，如生物分子模拟中，可用一个适当的比例系数来解决该问题（Yeh and Hummer，2004）。

10.2.4　连续尺度扩散

扩散是由于颗粒的热诱导随机运动引起的。然而宏观尺度的扩散通常被描述为溶剂中的溶质从高浓度区向低浓度区的迁移。纯扩散在溶剂速度场为零时发生，而由于溶解颗粒被溶剂携带，在非零速度场中溶质的运动是部分对流。接下来回顾已有的宏观尺度扩散模型，讨论获取二元扩散系数和描述多组分扩散的方法。

1. 不同扩散方程

一般而言，扩散可被视作相同或不同物质的相对热运动过程。因此，适当的扩散过程的宏观描述应基于相对速度的概念。对质量传输的完整描述中，要将对流和扩散的贡献分开。

$$（总传质）＝（扩散传质）＋（对流传质）$$

总质量通量可定义为固定坐标系下单位面积和单位时间内传输的质量。基于质量通量，平均溶质速度可定义为 $n_1 = c_1 v_1$，其中 c_1 为局部浓度。那么速度 v_1 可分为如下两部分：

$$n_1 = c_1(v_1 - v^a) + c_1 v^a = j_1^a + c_1 v^a \tag{10.7}$$

式中，v^a 为对流参考速度。式（10.7）的第一部分 j_1^a 代表扩散通量，第二部分 $c_1 v^a$ 代表对流通量。对流参考速度的选择是一个有争议的问题，没有唯一正确的优先选择，例如它可以是质量平均速度或溶剂的速度。基于流体中被稀释物的浓度，可把溶液定义为如下几种类型：

· 极稀溶液：经典扩散理论——基于连续水平的物质传输方程确定物质浓度——不能用于描述扩散现象。相对于固定 Euler 网格，单颗粒路径的 Lagrange 描述更为可行。

· 稀溶液：溶质浓度非常低。溶质的存在不影响载液的宏观物理性质（密度、黏度、热力性质）。经典扩散理论可用，浓度场表现为被动标量场。

· 半稀溶液：溶质浓度可观。溶液与纯载液的性质可能大不相同。溶质的存在可能使 Newton 流体中出现非 Newton 效应。半稀溶液中扩散现象的描述可基于经典扩散理论。

・浓溶液：溶质浓度接近溶解极限。溶液的性质取决于溶质的浓度和性质。可观察到强烈的非 Newton 效应。浓溶液中扩散现象的描述可基于经典扩散理论。

2. 多组分扩散

除了二元扩散，扩散过程通常包括许多溶质的传输。在大多数情况下，多组分扩散可通过将 Fick 定律方程推广至 n 组件系统来描述（Clusser，1997），得出如下通量公式：

$$j_i = -\sum_{j=1}^{n} D_{ij} \cdot \nabla c_j \tag{10.8}$$

式中　j——物质 i 的通量；

∇c_j——物质 j 的空间浓度梯度；

D_{ij}——扩散系数张量的组成部分。

这个张量通常是非对称的，即 $D_{ij} \neq D_{ji}$。对角项 D_{ii} 通常与对应的二元部分相似。非对角交叉项 D_{ij}（$i \neq j$）的数值通常仅是对角项的 10% 或更小。

因此 n 组分系统由扩散张量描述，任选一种物质作为溶剂或载体。对于简单的气体分子，可直接得到 D_{ij} 的近似值。对于复杂的混合物，扩散系数甚至二元系数间的关系通常是不知道的。然而，稀溶液中多组分的影响通常很小。大多数情况下，对二元扩散合理应用 Fick 定律能得到正确的结果（Clusser，1997）。

3. 扩散系数

在宏观尺度上，液体中的扩散系数主要由 Stokes—Einstein 方程估算：

$$D = \frac{k_B T}{f} = \frac{k_B T}{6\pi\mu R_0} \tag{10.9}$$

式中　f——溶质的摩擦系数；

k_B——Boltzmann 常数；

μ——溶剂黏度；

R_0——溶质半径。

上述公式成立的条件是，假定刚性的溶质球体在溶剂的连续体中扩散。因此当溶质颗粒比载液颗粒大时，式（10.9）的估算更准确。然而当溶质粒径是载液粒径的 5 倍时，Stokes-Einstein 方程不能用于准确计算扩散系数。Stokes-Einstein 公式预测值的准确性只有约 20%，尽管有许多可用的方法，该公式仍是实际中常用的方法。

　　该表总结的所有公式中，扩散系数与黏度都成反比关系。然而随着温度的变化，这种比例关系可能有误导性。为更好地描述扩散随温度的变化，需选用一个适当的公式描述黏度随温度的变化。例如对水来说（Likhachev，2003），可用如下公式：

$$\mu = \mu_0 \exp\left[ap + \frac{E - bp}{R(T - \theta - cp)} \right] \tag{10.10}$$

式中　　　　　　　p——压力；

　　　　　　　　　T——温度；

a、b、c、E、R 和 θ——常数。

10.3　大分子的元模型

　　元模型是基于流体中大分子运动的直接力学模拟（见图 10.2），通过直接跟踪每个大分子的个体结构来描述其扩散现象。为构建元模型，有必要对目标分子建立一个连续尺度的力学表征。该模型必须准确展现真实大分子的静态和动态行为，且能描述流体与移动大分子间的相互作用。为使元模型在计算效率方面有适用性，流体中跟踪的大分子的数密度要非常低。基于实验观察，可用链上连接的珠子建立多种柔性聚合物的力学表征。一个简单却被广泛使用的自由连接链（FJC）模型，通过连有彼此独立柔性接头的珠子来构建分子（Doi and Edwards，1986；Janshoff *et al.*2000）。对于刚性连接的珠子，相互作用势能从模型方程中抵消，键长通过额外的几何约束来维持。这些珠子的运动取决于珠表面水流产生的水动力和珠子个体的 Brown 运动（Doi and Edwards，1986；Trebotich *et al.*2005），水动力可用 Stokes 阻力描述（Happel and Brenner，1983）。对于颗粒物，运动方程可写为（Trebotich *et al.* 2005）：

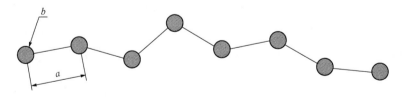

图 10.2　大分子的力学图示

$$m_n \frac{\mathrm{d}^2 r_n}{\mathrm{d}t^2} = f_n \tag{10.11}$$

式中　m_n——珠质量；

r_n——珠半径。

作用于颗粒物的总力用如下公式表示：

$$f_n = \frac{m_n\gamma_n[v(r_n)-v_n]}{斯托克斯阻力} + \frac{\Phi_n(t)}{随机力} \tag{10.12}$$

式中　γ_n——半径 r_n 颗粒物的 Stokes 阻力的摩擦系数；

　$v(r_n)$——颗粒物处的流体速度；

　　　v_n——颗粒物速度；

　$\Phi_n(t)$——随机力。

这个随机力代表溶剂分子随机碰撞珠子和冲量的交换效应。该随机力遵循 Gauss 分布，可用如下公式表示（Doi and Edwards，1986；Trebotich *et al.* 2005）：

$$<\phi_n(t)>= 0 \tag{10.13}$$

$$<\phi_n(t)\phi_n(t')>= 2m_n r_n k_B T\delta(t-t') \tag{10.14}$$

这种珠-杆力学结构的模型方程与载液的控制方程紧密耦合。在大于数个分子（10 nm）的尺度上，液体通常可视为连续介质（Gad-el-Hak，2005）。因此，流体流动的控制方程更适于微流控而不是纳流控设备。控制流态的方程是 Navier-Stokes 方程。大分子运动与流动的紧密耦合是通过向控制方程添加一个强迫项来实现的，比如：

$$\frac{\partial u_i}{\partial t} + u_j\frac{\partial u_i}{\partial x_j} = -\frac{1}{\rho}\frac{\partial p}{\partial x_i} + \mu\frac{\partial u_i}{\partial x_i\partial x_j} + \frac{1}{\rho}F_i \tag{10.15}$$

主要挑战在于实现移动颗粒物与固定 Euler 单元间的数据交换。由于每个时间步长中颗粒物坐标会变化，且不一定与单元中心一致，出现了一系列技术问题。

对作用于每个颗粒物的总力，动量方程中的附加体积力用长度尺度的平滑 Dirac 函数计算：

$$F(r) = (F_1 + F_2 + F_3) = -\sum_n f_n\delta_\varepsilon(r-r_n) \tag{10.16}$$

这个函数将分区与单位体积合并，将点状力转换成一个体积力场。为完成这个数学模型，有必要使用附加方程来模拟珠子间的刚性连接：$\|r_n-r_{n+1}\|=a$，参数 n 的取值范围是从 $0\sim N-1$。

10.4　混合连续分子模型

为克服纯分子模型的局限性并解决连续尺度描述的不准确性，开发了混合连续分子的方法。这些混合方法实现了多尺度现象描述的准确度与计算效率间的平衡，缩小了宏观与微观长度尺度间的差距，并提供了一个从纳米级到更大尺度的统一描述。混合方法大体分为三组：

- 域分解技术（DDT）（Flekkoy *et al.* 2000；Drikakis and Kalweit，2006；Oconnell and Thompson，1995）；
- 基于嵌入的技术（EBT）（Ren and Weinan，2005；Karniadakis *et al.* 2005）
- 免方程方法（EFA）（Samaey *et al.* 2006；Gear，1971；Hyman，2005）。

域分解技术适用于连续方程仍有效的系统大区域，但不能完全描述特定区域的现象。在这种情况下定义了两个区域，一个通过连续求解程序来解决，另一个通过分子动力学构建分子模型来解决（Drikakis and Kalweit，2006；Oconnell and Thompson，1995）。该方法的优点是，慢分子动力学计算技术被用于一个重要的小区域，而其余区域需要通过快几个数量级的计算流体动力学（CFD）技术来解决。这种域分解的概念在 1995 年被引入（Oconnell and Thompson，1995）。此后基于域分解概念的几种耦合方法相继被开发出来，包括松弛法（Wang and He，2007；Oconnell and Thompson，1995）、通过状态耦合的 Schwarz 法（Hadjiconstantinou，1999；Hadjiconstantinou and Patera，1997；Hadjiconstantinou，2005；Werder *et al.* 2005）和通过通量耦合的方法（Wagner *et al.* 2002；Flekkoy *et al.* 2005）。在多尺度嵌入法中，整个域覆盖着宏观求解程序和微尺度模型，作为细化而引入，用来获取宏观性质。一个额外的性质是宏观和微观尺度的时间步长是自然解耦的。提出这些方案是为处理几何耦合造成的时间尺度约束问题。用于解决移动接触线和 Marangoni 流问题的非均相多尺度方法，继承了基于嵌入法的特点（Ren and Weinan，2005）。斑块动力学和免方程方法是由 Kevrekidis and Hyman 最先开发的技术。斑块动力学的目标是连接时间和长度尺度，并只通过小批量微观模拟来预测宏观动力学。尤其是，斑块动力学对短时间和小区域使用局部平均性质，以发展和预测大时空尺度的动力学。斑块动力学的总体框架避开了对宏观系统的细微解析描述，并传递宏观信息。

本章参考文献

Bagayev S. N., Orlov V. A. and Panov S. V. (2007). Observation of the Brownian motion of individual microobjects in liquids for small time and spatial scales. *Doklady Physics*, **52**, 473–477.

Clusser E. L. (1997). Diffusion: Mass Transfer in Fluid Systems. Cambridge University Press, Cambridge.

Doi M. and Edwards S. F. (1986). The Theory of Polymer Dynamics. Oxford Science Publications.

Drikakis D. and Kalweit M. (2006). First Handbook in Theoretical and Computational Nanotechnology. American Scientific Publishers.

Dunweg B. and Kremer K. (1993). Molecular dynamics simulation of a polymer chain in solution. *The Journal of*

Chemical Physics, **99**, 6983–6997.

Ehrfeld W., Hessel V. and Lowe H. (2000). Microreactors: New Technology for Modern Chemistry. Wiley–VHC, Weinheim.

Einstein A. (1905). On the motion of small particles suspended in liquids at rest required by the molecular-kinetic theory of heat. *Annalen der Physik*, **17**, 549–560.

Flekkoy E. G., Delgado-Buscalioni R. and Coveney P. V. (2005). Flux boundary conditions in particle simulations. *Physical Review E – Statistical, Nonlinear, and Soft Matter Physics*, **72**, 1–9.

Flekkoy E. G., Wagner G. and Feder J. G. (2000). Hybrid model for combined particle and continuum dynamics. *Europhysics Letters*, **52**, 271.

Freemantle M. (1999). Microscale technology. *Chemical and Engineering News*, 27–36.

Frey E. and Kroy K. (2005). Brownian motion: a paradigm of soft matter and biological physics. *Annalen der Physik (Leipzig)*, **14**, 20–50.

Gad-el-Hak M. (2005). Liquids: the holy grail of microfluidic modeling. *Physics of Fluids*, **17**, 100612.

Gear C. W. (1971). Numerical Initial Value Problems for Ordinary Differential Equations. Prentice–Hall.

Hadjiconstantinou N. G. (1999). Hybrid atomistic-continuum formulations and the moving contact-line problem. *Journal of Computational Physics*, **154**, 245–265.

Hadjiconstantinou N. G. (2005). Discussion of recent developments in hybrid atomistic-continuum methods for multiscale hydrodynamics. *Bulletin of the Polish Academy of Sciences: Technical Sciences*, **53**, 335–342.

Hadjiconstantinou N. G. and Patera A. T. (1997). Heterogeneous atomistic-continuum representations for dense fluid systems. *International Journal of Modern Physics C*, **8**, 967–976.

Happel J. and Brenner H. (1983). Low Reynolds Number Hydrodynamics. Martinus Nijhoff Publishers, Hague.

Hyman J. M. (2005). Patch dynamics for multiscale problems. *Computing in Science and Engineering*, **7**, 47–53.

Janshoff A., Neitzert M., Oberdorfer Y. and Fuchs H. (2000). Force spectroscopy of molecular systems – single molecule spectroscopy of polymers and biomolecules. *Angewandte Chemie International Edition*, **39**, 3212–3237.

Karatzas I. and Shreve S. (2000). Brownian Motion and Stochastic Calculus. Springer, New York.

Karniadakis G., Beskok A. and Aluru N. (2005). Microflows and Nanoflows: Fundamentals and Simulation. Springer.

Kubo R. and Toda M. (1978). Statistical Physics II – Nonequilibrium Statistical Mechanics. Springer–Verlag.

Kundu P. and Cohen I. (2002). Fluid Mechanics. Academic Press.

Likhachev E. (2003). Dependence of water viscosity on temperature and pressure. *Technical Physics*, **48**(4), 514–515.

McDonald J. C. *et al.* (2000). Fabrication of microfluidic systems in poly(dimethylsiloxane). *Electrophoresis*, **21**, 27–40.

Nguyen N. and Wu Z. (2005). Micromixers – a review. *Journal of Micromechanics and Microengineering*, **15**, R1–R16.

Oconnell S. T. and Thompson P. A. (1995). Molecular dynamics-continuum hybrid computations: a tool for studying complex fluid flows. *Physical Review E – Statistical, Nonlinear, and Soft Matter Physics*, **52**, R5792–R5795.

Ren W. and Weinan E. (2005). Heterogeneous multiscale method for the modeling of complex fluids and micro-fluidics. *Journal of Computational Physics*, **204**, 1–26.

Samaey G., Kevrekidis I. G. and Roose D. (2006). Patch dynamics with buffers for homogenization problems. *Journal of Computational Physics*, **213**, 264–287.

Thorsen T., Maerkl S. J. and Quake S. R. (2002). Microfluidic large-scale integration. *Science*, **298**, 580–584.

Trebotich D., Miller G. H., Colellac P., Graves D. T., Martin D. F. and Schwartz P. O. (2005). *A tightly coupled particle-fluid model for DNA-laden flows in complex microscale geometries*, 3rd M.I.T. Conference on Computational Fluid and Solid Mechanics. p. 1018.

Wagner G., Flekkoy E., Feder J. and Jessang T. (2002). Coupling molecular dynamics and continuum dynamics. *Computer Physics Communications*, **147**, 670–673.

Wang Y. and He G. (2007). A dynamic coupling model for hybrid atomistic-continuum computations. *Chemical Engineering Science*, **62**, 3574–3579.

Weigl B. H. and Yager P. (1999). Microfluidic diffusion – based separation and detection. *Science*, **283**, 346–347.

Werder T., Walther J. and Koumoutsakos P. (2005). Hybrid atomistic-continuum method for the simulation of dense fluid flows. *Journal of Computational Physics*, **205**, 373–390.

Whitesides G. (2006). The origins and the future of microfluidics. *Nature*, **442**, 368–373.

Yeh I. C. and Hummer G. (2004). Diffusion and electrophoretic mobility of single-stranded RNA from molecular dynamics simulations. *Biophysical Journal*, **86**, 681–689.

第 11 章

利用超滤浓缩和 DNA 阵列技术对原水和已处理水中病原微生物的多重检测

Sophie courtois，Annecayon，Aurore Romey，Fanny Poyet and Claude Mabilat

11.1 引言

　　水质微生物（饮用水和生活用水）控制是一个关键问题，不仅因为潜在污染可能对健康的影响，也因为保护水资源以确保其长期可持续利用的必要性。然而，目前所掌握的微生物学原理知识对饮用水中新兴病原微生物的患病率和致病机制的了解相当有限（Leclerc et al. 2002；Albinana－Gimenez et al. 2006）。一个主要的原因是难以实现对水中新兴病原微生物的准确检测、鉴别和定量，唯一可行的办法是将常规方法与分子生物学方法结合（Purohit et al. 2002；Bej，2003）。

　　人们需要有一套更合适的方法用于跟踪特定病原微生物，以开展水质常规检测以及疾病暴发的调查。目前还没有方法可同时收集、处理和分析水样中的所有病原菌、病毒和寄生虫，这是开发通用病原微生物检测方法的挑战（Straub et al. 2003）。

　　随着分子检测技术的发展，如实时定量 PCR（qPCR）和 DNA 阵列技术，为获得新兴病原微生物的有效数据提供了一个极好的机会。基于环境核酸的分子指纹技术的发展，有可能形成筛查新兴病原菌、病毒和原生动物的新工具。DNA 芯片技术由于可同时分析大量核酸序列，在微生物学诊断的应用上具有极大潜力（Ramsay，1998）。例如，由 Affymetrix 开发的光刻芯片是一个非常强大的工具，可实现多达 50 万个特异寡核苷酸探针的同时测试。该技术通过确认 DNA 序列的存在而被广泛应用，首先是在临床上的应用，如基因表达谱（Ramsay，1998）、DNA 测序（Pease et al.

1994)、疾病筛查（Khan *et al*. 1999）、微生物群落分析（Rudi *et al*. 2002；Brodie *et al*. 2006）、菌株或物种鉴定（Troesch *et al*. 1999；van Leeuwen *et al*. 2003）和细菌检测（Peplies *et al*. 2003）。

欧盟健康水项目的总体目标是，通过对欧洲不同地区大范围饮用水系统中新兴病原微生物的分子检测、常规检测结合活性评估，开发一个集成的研究方法。在该项目的框架下，开发了一种基于 DNA 微阵列的新型检测技术，能同时筛查处理前后水样中的细菌、寄生虫和病毒。该工作的最终目标是开发一个创新的方法，实现水生病原微生物的多重检测。该方法以大体积超滤作为通用浓缩技术，结合核酸的直接提取、逆转录 PCR（RT－PCR）和与多种病原微生物水质微阵列的杂交。水中病原微生物分子检测技术最重要的方面是前端的样品浓缩和核酸提取。现有最具灵敏和特异性的检测系统对低浓度、低品质的 DNA 样品几乎不起作用。本方案针对这些关键问题，通过探究浓缩大体积水样中病原微生物和提取高质量核酸的方法，实现先进分子检测技术的充分应用。

11.2　改进和简化的病毒、细菌和原生动物的浓缩方法

11.2.1　通用浓缩方案的技术挑战

在快速分子技术开发和应用中的几个步骤对成功检测环境样品中的细菌、病毒或寄生虫是必要的。为分析大体积有代表性的初始样品，最关键的步骤是样品浓缩。目前，不同类型或种属的微生物监测，针对目标微生物通常需要不同体积（0.1～1000L）的特定过滤系统。越来越多的关注集中于水样中可能存在的各类病原微生物的监测，以及单独分析特定目标微生物时消耗的额外费用，因此急需开发一种简单通用的方法，能同时浓缩和检测所有水源性病原微生物。

有效检测饮用水和水源水中低感染剂量的目标微生物，需要 10～100L 水样。为高效、可靠地检测这些目标病原微生物及其基因组序列（目标序列稀释在大量非目标序列中），开发一个高效的浓缩平台非常重要。超滤（UF）膜具有足够小的孔径，能去除分子量在 10～100kDa 量级的分子，可同时浓缩各种水源性微生物，包括病毒、细菌和寄生虫。连续过滤能有效提高检测痕量目标病原微生物的能力，因为初级 UF 浓缩后滞留体积仅有 0.1～1.5 L。

1. 基于中空纤维超滤膜（HFUF）的初级浓缩

中空纤维超滤器是由许多单股中空膜填充而成的。它们提供了一种可

同时浓缩各种类型病原微生物的方法（Payment *et al.* 1989；Juliano *et al.*，1998；Morales-Morales *et al.*，2003）。该技术逐渐被认为是一种节省时间和成本，能从大体积饮用水中同时回收各种微生物的手段。由于通量高，基于 HFUF 的处理过程快速，100L 水样可在 1h 内完成过滤。

超滤器通常由非纤维素合成物组成（聚砜、聚偏二氟乙烯、聚丙烯腈）设计用于低蛋白质的结合。它们是市售的（通常作为医疗用途，例如透析和血液浓缩），而且可重复使用（Morales-Morales *et al.* 2003；Oshima *et al.* 2007）。然而市售超滤器需要配置很多额外的适配器、连接器和夹具（Smith *et al.* 2009）。

针对大体积水样初级浓缩的通用超滤技术比较　　　表 11.1

水样类型和初始体积	HFUF 类型和名称（表面积、制造商）	保留物体积（洗脱剂）	目标物的平均回收率	参考文献
TP、WW、SW 10 L	Tangential Microza（0.2 m², Pall Corp）	250 mL（甘氨酸 0.05 M）	SW 中： 微小隐孢子虫（10 卵囊/L）：19%～54%＊； 大肠杆菌（9.10^5 cfu/L）：87%～96%； 噬菌体 T1（10^5 pfu/L）：31%～74%	Morales-Morales *et al.* 2003
TP 100 L	Tangential Microza（1m², Pall Corp）	1L（甘氨酸 0.05 M）	微小隐孢子虫（100 卵囊/L）：26%＊； 大肠杆菌（10^6 cfu/L）：99%； 芽孢杆菌（10^6 cfu/L）：87%； 噬菌体 PP7（10^6 pfu/L）：62%	Oshima *et al.* 2007
SW 100 L	Tangential Microza（1 m², Pall Corp）	1.5L（甘氨酸 0.05M、NaOH pH 7.0、0.1% Tween 80）	噬菌体 PP7（10^8～10^9 pfu/L）：64%	Rajal *et al.* 2007
TP、SW 100 L	Tangential Exceltra Plus210（2.1m², Baxter）	70 mL	SW 中： 大肠杆菌（10～100cfu/L）：70%； 产气荚膜梭菌（10～100cfu/L）：30%； 噬菌体 MS2（10～100cfu/L）：84%； 脊髓灰质炎病毒（10～100cfu/L）：16%	Gibson *et al.* 2011

续续

水样类型和初始体积	HFUF 类型和名称（表面积、制造商）	保留物体积（洗脱剂）	目标物的平均回收率	参考文献
RecW 100 L	DEUF F80A Hemoflow（1.8m², Fresenius）	350mL（尿素 4 M、赖氨酸 50 mM pH 9.0）	肠球菌（4 ～ 2500 cfu/L）：251%（7%～708%）＊＊	Leskinen et al. 2008
TP 100 L	DEUF REXEED 25S（2.1m², Asahi Kasei）	533mL（0.05%Tween 80、多聚磷酸钠、0.001% Y30 止泡剂）	不同浊度范围：微小隐孢子虫（10^4 卵囊/L）：63%～87%；粪肠球菌（10 pfu/L）：71%～93%；产气荚膜梭菌（15～38 cfu/L）：57%～94%；噬菌体 MS2（10^3 cfu/L）：57%～82%	Smith et al. 2009

注：TP：自来水；WW：井水；SW：地表水；RecW：娱乐用水；DEUF：死端超滤。

＊　　免疫磁分离-免疫荧光测定（IMS-IFA）（Morales-Morales et al. 2003）或离心分离（Oshima et al. 2007）后测定；

＊＊　　对 RecW 中天然存在的肠球菌定量，100L 水样中的总 CFU（由 100mL 膜过滤分析外推而来）可能被低估或高估。

　　HFUF 技术用于浓缩水样中的细菌、病毒和寄生虫是基于切向流（即循环流）或死端过滤，两种方法都可有效回收微生物，尽管过滤阶段的回收率会随样品的不同而变化（见表 11.1）。通常，通过提供过膜恒流，切向（或交叉流）模式会降低滤膜污染（累积形成凝胶层），而死端过滤系统由于悬浮有机物的累积会更易受到膜污染。然而，切向流 UF 浓缩技术需要全面的操作培训，这通常不利于实现现场快速取样。对于经过有限水样采集培训的操作人员执行的应急响应、疾病暴发调查或其他现场调查，采用死端超滤（DEUF）技术将有助于实现多种微生物的捕获和回收（Kearns et al., 2008；Leskinen et al. 2008；Smith et al. 2009；Leskinen et al. 2010）。

　　使用 HFUF 的病毒回收率很大程度上不受自然水体中复杂化学组分的影响，这一点与其他过滤系统不同，并已在常规空斑计数试验和 qPCR 法计算病毒回收率的研究中得到体现（Oshima et al. 1995；Winona et al. 2001；Morales-Morales et al. 2003）。为提高病毒回收率，一些学者（Morales-Morales *et al*. 2003；Oshima *et al*. 2007；Gibson *et al*.，2011）报道，在过滤前使用封闭剂（包括在 5％小牛血清溶液中过夜孵育）可以降低病毒在滤膜上的附着。过滤后的浓缩液洗脱，可通过反冲洗或加入洗脱液（0.05 M 甘氨酸或 0.1％吐温 80）来提高病毒回收率。

HFUF 回收率的评估研究主要基于添加实验（通常使用高剂量的接种剂），回收率受实验条件影响（例如会有病毒附着于接种初始水样的塑料贮水槽的风险）（Rajal *et al*. 2007）。回收率由水样中的天然生物决定（粪便指示生物、腺病毒），有很大的变化性（Leskinen *et al*. 2008；Knappett *et al*. 2011），可能是水质或 100 L 水样中微生物分布的变化造成的，因为初始目标物通常浓缩至很小的体积（即 100 mL）。

总结以上内容，使用 HFUF 作为浓缩过程的第一步挑战是：

允许使用相同的初始浓缩法回收病毒、寄生虫和细菌，回收率由实际接种水平决定；

洗脱剂与用于生物检测的分子生物学方法（即基于 PCR 的方法）的兼容性；

便于现场使用，无需适配器。

2. 二级浓缩设备

集成浓缩步骤和低浓度初始水样中水源性病原微生物的分子检测，其最终目标是在分子检测过程中实现最大原始样品量的分析。初级 UF 后的截留体积约为 0.1～1L，需要进行二级浓缩。到目前为止，很少有研究阐述从 100 L 水样的浓缩到对细菌、寄生虫和病毒同时检测的完整过程。

在 Oshima 和 Smith（2007）的研究中，他们在 1240g、20min 的条件下离心，将含有病毒的上清液与含有细菌和原生动物的沉淀分离。上清液用旋转柱进行二级 UF。100L 饮用水经过整个浓缩过程后的平均回收率比初级 UF 浓缩后要低一些：大肠杆菌约 50.2％，芽孢杆菌约 57％，微小隐孢子虫约 26％，噬菌体 PP7 约 55％，脊髓灰质炎病毒约 85.8％。此过程后，最终浓缩体积为——沉淀部分 10mL、二级 UF 后的部分 20mL。

初级 UF 的浓缩液也可以通过二级 UF 直接浓缩。为达到此目的，可以使用不同的市售 UF 系统，例如 Centricon Plus-70（Millipore）离心过滤设备，截留分子量为 100kDa（Gibson and Schwab，2011）。

11.2.2　实验方案

这里描述的方法基于两步 UF 方案，使用专为水样浓缩设计的 HFUF 筒（原型）和市售 UF 离心设备，能将 30L 水样浓缩至低于 300μL（饮用水）或 0.3～1mL（地表水）。该 HFUF 原型筒由 Aquasource（Degremont，法国图卢兹）设计，长 25cm、直径 6cm，由 200 根醋酸纤维素中空纤维组成（折合表面积 0.7 m^2），筒内容积约 150mL［见图 11.1（a）］。

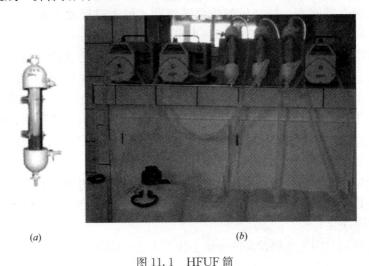

(a)   (b)

图 11.1　HFUF 筒

(a) 死端中空纤维超滤的原型设备；(b) 用于 30 L 自来水样品的浓缩

30L 自来水水样收集在容器中，加入 20mg/L 的 $Na_2S_2O_3$ 去氯。在过滤过程中，蠕动泵以 0.8 L/min 推动水样进入纤维管，管内压力约 1.5 bar。在采样点进行初级浓缩无需额外的连接器或适配器［见图 11.1 (b)］。浓缩地表水时，需要预过滤（100μm 的 Arkal 叠片，Pall Gelman）以去除会干扰后续过滤的较大有机和矿物颗粒。对已处理水的浓缩，将含有 0.1% 牛血清蛋白（BSA）的初级 UF 筒摇动 1h（用手臂操作手动摇筛机）进行预处理。

过滤后，截留在纤维上的颗粒和微生物通过机械搅拌分离（手动摇筛机以 600 振/min 摇动 10 min），留在筒中的液体通过压缩空气来回收一级浓缩液（35 mL）。注射无菌去离子水（原水浓缩）或 1 mM NaOH 溶液（自来水浓缩）后，进行前述反冲洗脱。对于原水水样，该过程重复两遍，水样体积能从 30 L 减至 70 mL（已处理水）或 140 mL（未处理水）。

当进行病原微生物添加实验评估回收率时，首先加入目标微生物到 30 mL 除氯自来水样品中，然后在过滤时用第二个蠕动泵平稳小心地进样（见图 11.2）。

用截留分子量为 10 kDa 的市售离心设备（Vivacell 70，Sartorius），对 70mL 已处理水的浓缩液进行二级 UF（UF2）。首先，Vivacell 过滤器用 0.1% BSA 封闭，摇动 1h，然后用去离子水快速润洗。70mL 洗脱液用浮桶式转头离心机 1100g 离心 13min 进行 UF。之后，在筒内加满 2mM

NaOH 溶液，过滤器每侧涡旋 30s。
如果需要，可加入盐水将体积调整
为 300μL，如果最终体积超过
300μL，再以 1100g 离心 5min。最
后，在 300μL 浓缩液中加入 10μL
H₂SO₄（100 mM），以中和 NaOH。

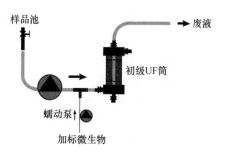

图 11.2　死端 HFUF 原型设备
用于加标和过滤水样

30L 原水经 HFUF 过滤后得到
140mL 回收液，4800g 离心 60min，
收集沉淀中的细菌和寄生虫，以及
上清液中的病毒。上清液用截留分
子量为 30kDa 的 Vivacell 过滤器浓缩至 300μL。沉淀部分重新悬浮于 1mL
溶液中，然后直接提取 RNA。

这些浓缩步骤之后，未处理水和已处理水的浓缩液即可用分子工具进
行分析（通过 PCR 扩增前的 DNA 或 RNA 提取）

11.3　利用高密度微阵列进行核酸提取、扩增和序列鉴别的集成方案

DNA 芯片技术由于具备同时分析大量核酸序列的强大能力，在微生
物诊断中有极大的应用潜力（Lin *et al.* 2006；Loy *et al.* 2006）。在本研
究中，由 Affymetrix 开发的光刻芯片作为强有力的工具，实现了对大量水
生微生物（大肠杆菌、沙门氏菌、绿脓杆菌、大肠杆菌 O157：H7、军团
菌属、嗜肺军团菌、隐孢子虫属、微小隐孢子虫、贾第虫属、蓝氏贾第鞭
毛虫、肠病毒、甲型肝炎病毒和诺如病毒）的同时鉴别。对于目标细菌和
原生动物，选择核糖体与信使 RNA 序列（rRNA 和 mRNA），通过检测
RNA 标记物来鉴别活病原微生物的存在。

上述通用的方案已优化成功，并对 UF 浓缩液中所有目标微生物的细
胞溶解、RNA 提取和纯化过程进行了验证。简而言之，将 300μL 浓缩液
等分在三个离心管中，分别加入 10μL 溶菌酶（100mg/mL）、2μL 100×
Tris-EDTA 缓冲液和 1μL β-巯基乙醇（14.3m），37℃孵育 15min。然后，
依次加入 25μL 蛋白酶 K（>600mAU/mL）和 385μL 含有 1% β-巯基乙醇
的 Qiagen 裂解液（RLT 溶液），65℃孵育 15min。使用 Qiashredder 和
Rneasymini 试剂盒（Qiagen）进行纯化，使用 Qiagen RW1 缓冲液进行冲
洗。最终用 25μL 无酶水洗脱 RNA。

采用多重一步 RT-PCR，扩增四个反应管中提取的 11 种目标微生物的

RNA（两管细菌、一管病毒、一管寄生虫）。RT-PCR 引物序列（见表 11.2）（P. Renaud，E. Guillot，C. mabilat，C. Vachon，B. Lacroix，G. Venret，m-A Charvieu，P. Laffaire，2004 年 4 月，法国，专利号 WO0202811）是专为本研究设计的，除隐孢子虫属（Xiao et al. 1999）和诺如病毒（Vinjeet et al. 1996）的引物外。25μL RNA 样品加入 25μL RT-PCR 混合物中。根据产品说明书及一些修改（见表 11.2），用 Access one－step RT-PCR 试剂盒（Promega）进行 RT－PCR 反应。优化了热循环条件，对所有测试微生物通用：48℃逆转录 45min；94℃预变性 5min；94℃下 30 s，55℃下 1min，68℃下 1min，共循环 40 次；最后 68℃延伸 7min 结束。

引物序列和 RT-PCR 条件　　　　　　　表 11.2

复合目标物	引物（50μL 中的终浓度）	序列（5'—3'）	RT-PCR 混合物（50μL 中的终浓度）
1 大肠杆菌 沙门氏菌 铜绿假单胞菌	ENTR-F(0.2μM) ENTR-R(0.2μM) PYO-F(0.05μM) FAB5RT7(0.05μM)	GGAAGAAGCTTGCTTTGCTGAC CCAGTATCAGATGCAGTTCC GGATAACGTCCGGAAACGGG TAATACGACTCACTATAGGGAGGAGGA TTACGACTTATCGCGTTAGCTGCGCCA	PCR 缓冲液(1×) dNTP(0.4mM) MgSO$_4$(2.5mM) AMV-rt(5 U) TFL-pol(5 U) Rnasin(5 U, Promega)
2 军团菌属 嗜肺军团菌 大肠杆菌 O157：H7	LGPF-1(0.05μM) LGPR-1(0.05μM) 57U19(0.5μM) 278L21(0.5μM)	CTTTAAGATTAGCCTGCGTCCG GCACCTGTATCAGTGTTCCCGA GGCATTCAGTCTGGATCGC TGACCCACACTTTGCCGTAAT	PCR 缓冲液(1×) dNTP(0.6mM) MgSO$_4$(2.5mM) AMV-rt(5 U) TFL-pol(5 U) Rnasin (5 U, Promega)
3 隐孢子虫属 贾第虫属	XIA2F(0.1μM) XIA2RT7(0.1μM) GIARF1(0.2μM) GIARR2(0.2μM)	GGAAGGGTTGTATTTATTAGATAAAG TAATACGACTCACTATAGGGAGGAGG ATTAAAGGAGTAAGGAACAACCTCCA CGGTAATTCCAGCTCGGC GGTCTCGCTCGTTGTCGG	PCR 缓冲液(1×) dNTP(0.6mM) MgSO$_4$(2.5mM) AMV-rt(5 U) TFL-pol(5 U) Rnasin (5 U, Promega) Betain(1M)

续表

复合目标物	引物 (50μL 中的终浓度)	序列(5'−3')	RT-PCR 混合物 (50μL 中的终浓度)
4 肠病毒 甲型肝炎病毒 诺如病毒	EntB(0.08μM) EntC(0.08μM) H1(0.08μM) H2(0.08μM) JV12(0.15μM) JV13(0.15μM)	GGTACCTTTGTRCGCCTG CCAAGGTAGTCGGTTCCG GGAAATGTCTCAGGTACTTTCTTTG GTTTTGCTCCTCTTTATCATGCTATG ATACCACTATGATGCAGATTA TCATCATCACCATAGAAAGAG	PCR 缓冲液(1×) dNTP(0.6mM) MgSO₄(2mM) AMV-rt(5 U) TFL-pol(5 U) Rnasin (5 U, Promega) T4gene32 蛋白质 (2.5μg, Roche)

　　所有 RT-PCR 产物通过在 95℃、25min 条件下结合一种生物素化的标记物(间生物素苯基重氮甲烷，bioMerieux)进行混合和标记，并用 36mM HCl 将其劈为更小的片段(Korimbocus et al. 2005)。对标记的 DNA 片段进行纯化(使用 QiaQuick PCR 纯化试剂盒)和加热变性，得到生物素标记的单链 DNA。

　　对于水源性病原微生物专用的高密度 DNA 探针阵列的设计，可鉴别 47 个参数(38 个细菌类、5 个病毒类、4 个寄生虫类)的寡核苷酸序列按如下方法确定：对于每个参数，在基因库中对序列数据库进行检索，通过序列比对确定 20 - 40 碱基的特定序列。每个序列与基因库对比以确定特异性，并被选为参考序列。然后，所选探针在使用前述 4-L 或 2-L 瓦片阵列方法(Troesch et al. 1999；Korimbocus et al. 2005)形成的阵列上合成。对于给定序列的每一个相关碱基，该芯片包含四个或两个等长度的探针(20 碱基)。一个探针代表完全配对，而其他探针在位于其中央的询问碱基位置处可能存在错配。对于 2-L 瓦片阵列方法，考虑了完全配对和极小可能的错配。

　　在 Affymetrix 的 GeneChip Fluidics Station 400 上，DNA 探针阵列在 45℃、45min 的条件下完成杂交(Korimbocus et al. 2005)。清洗阵列后，结合到探针的目标物发出荧光信号，用 GeneArray 扫描仪在 570nm 波长下检测，像素分辨率为 3μm。与目标病毒序列完全配对的探针发出最强的荧光信号。探针阵列荧光强度、核苷酸碱基响应、序列测定和报告由 GeneChip 3.2 软件的不同模块生成。对每种目标病原微生物，碱基响应百分比(BC%)，由实验得到的序列与瓦片阵列上的参考序列的同源性程度决定，而且考虑将瓦片序列中值强度与背景中值强度的比率作为鉴别标准。

　　图 11.3 总结了多重检测的整个过程。该过程少于 10 h，可在 1 d 内得

到结果。

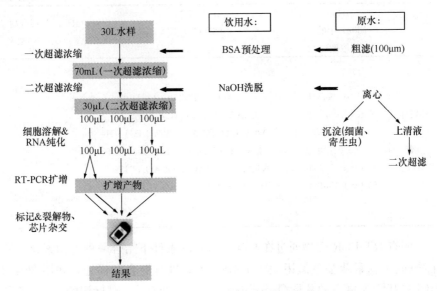

图 11.3　用 DNA 芯片多重检测饮用水和原水中病原微生物的流程

　　为避免假阳性或假阴性结果，对每项分析都要进行系统的过程控制。两个阴性对照为 $300\mu L$ 无菌蒸馏水（从 RNA 提取这一步开始分析），用无菌蒸馏水代替模板 RNA 作为一个 RT-PCR 阴性对照。同样进行了阳性对照试验：一组是在 $300\mu L$ 无菌蒸馏水中加入大肠杆菌、肠病毒和微小隐孢子虫的混合液（分别为 50 cfu/50 pfu/5 卵囊），一组是扩增细菌、病毒或寄生虫（1 pg/$50\mu L$ RT-PCR 混合物）的目标 RNA 作为 RT-PCR 的阳性对照。

　　抑制作用对于环境样品中低浓度病原微生物的检测也尤为重要，因为如此少量的病原菌可能会在分析过程中被掩盖。RNA 纯化和 PCR 扩增的改进方法如下：

　　在 Qiagen Rneasy 纯化后增加一个步骤，如苯酚—氯仿纯化；

　　加入一种 PCR 促进剂—噬菌体 T4 基因 32 蛋白（Monpoeho *et al.* 2000；Jiang *et al.* 2005），减轻对 RT-PCR 扩增的抑制作用；

　　扩增前稀释 RNA 提取物（1/2 或 1/5），形成最终溶液。

11.4　结果

11.4.1　从 30 L 初始体积到最终浓缩液的回收率

　　一步或两步 UF 浓缩后的回收率（见表 11.3）通过如下方法得到：大肠

杆菌的标准培养法(Colilert-18 和 QuantiTray 2000，Idexx)、噬菌体 MS2
的双层琼脂平板法(根据 ISO 10705-2-2001)和微小隐孢子虫的 IMS-IFA 法
(NF T90-455 标准方法)。目标微生物接种于水样时，溶液体积尽量不要
发生变化(以便直接计数)。对于地表水，采用其固有的噬菌体 MS2 和大肠
杆菌细胞。除了噬菌体 MS2，其他微生物在地表水和饮用水中的回收率相
似，与 Smith 和 Hill(2009)研究中的回收率范围相同。

30L 地表水(浊度 13NTU)或饮用水经一步或两步超滤后的平均回收率

表 11.3

水样类型	菌种(浓度)	平均回收率	UF1 后的保留物(%)(SD)	离心后的沉淀(%)(SD)	离心后的上清液(%)(SD)	UF2 后的保留物(%)(SD)
地表水	噬菌体 MS2(500~5000pfu/L)	总计逐步筛选法	34.6%34.6%(7.1)	NA	35.6%103.7%(8.8)	28.5%78.9%(21.0)
	大肠杆菌(500~5000 pfu/L)	总计逐步筛选法	83.3%83.3%(10.0)	74.1%88.9%(10.2)	NA	NA
	粉刺丙酸菌(10 卵囊/L)	总计逐步筛选法	42.9%42.9%(12.0)	39.9%92.7%(5.1)	NA	NA
饮用水	噬菌体 MS2(500~5000pfu/L)	总计逐步筛选法	65.2%65.2%(25.1)	NA	NA	NP
	大肠杆菌(500~5000pfu/L)	总计逐步筛选法	74.5%74.5%(13.0)	NA	NA	NP
	粉刺丙酸菌(10 卵囊/L)	总计逐步筛选法	48.7%48.7%(4.5)	NA	NA	NP

注：三次平行试验；UF1：第一步超滤；UF2：第二步超滤；SD：标准偏差；NA：不适用；
NP：未执行。

11.4.2　30L 饮用水经两步超滤后 BSA 封闭和洗脱剂对水中病原微生物回收率的影响

笔者也研究了以下低浓度接种量目标病原微生物的回收：嗜肺军团
菌(ATCC 33152)、微小隐孢子虫(Iowa 分离株)和沙宾株脊髓灰质炎 3 型
病毒菌株。对于这些目标病原微生物，首先对 300μL 浓缩液进行 DNA 或

RNA 提取，然后分别用 NF T90-471 标准方法（iQCheck 嗜肺军团菌定量试剂盒，Biorad）、Fontaine 和 Guillot（2002）以及 Monpoeho 等（2000）的方法进行 qPCR 定量。

　　首先，研究表明 UF2 方案（包括 BSA 预封闭和 1mM NaOH 溶液洗脱）对肠病毒的高回收率至关重要（见表 11.4）。同样地，相同的预处理和洗脱条件能使 30 L 饮用水浓缩到 300μL（对应浓缩因子为 10^5）时的总回收率显著提高。最终方案包括两步 UF、BSA 预处理和 NaOH 洗脱，能检测到低浓度的目标水生病原菌，即每升饮用水中能检测到 23 拷贝数的肠病毒（脊髓灰质炎病毒）、10 基因组拷贝数的肺军团菌和 0.3 卵囊的微小隐孢子虫。

饮用水样经一步或两步超滤后由实时 PCR 法所得的病原微生物平均总回收率

表 11.4

水中病原微生物	目标物初始数量	平均回收率（%）（标准偏差）			
		初始体积：70mL 饮用水		初始体积：30 L 饮用水	
		UF2 水洗脱	BSA 封闭 UF2 NaOH 洗脱	UF1 水洗脱 UF2	BSA 封闭 UF1 NaOH 洗脱 UF2
脊髓灰质炎病毒[a]	700 拷贝	10.3%(3.3)	95.4%(5.1)	ND	10.5%(0.7)
嗜肺军团菌[b]	1800 拷贝	9.5%(4.8)	85.4%(16.5)	ND	8.7%(0.1)
	300 基因组单元	NP	NP	ND	9.8%(3.5)
	1800 基因组单位	NP	NP	3.4%(3.5)	7.0%(2.6)
微小隐孢子虫[c]	3 卵囊	NP	NP	29.7%(8.5)	21.3%(15.3)
	40 卵囊	NP	NP	53.4%(3.5)	65.0%(2.8)

　　注：三次平行试验；UF1：第一步超滤；UF2：第二步超滤；ND：未检出；NP：未执行。
　　[a]Monpoeho *et al.* 2002；[b]AFNOR NF T 90-471；[c]Fontaine *et al.* 2002

　　确定了细菌和寄生虫基于微滤方法（分别为 0.45μm 膜过滤（ISO11731）和 Envirochek 过滤过程（USEPA 方法 1623））的浓缩效率，以便与两步 UF 方案比较回收率。浓缩效率（通过在自来水样品中加标确定）与采用 UF 方法获得的数据相似：微小隐孢子虫和嗜肺军团菌分别为 69($\pm$15)% 和 23($\pm$17)%。两步 UF 方案也适用于浓缩 10 L 地表水样品中的人类 2 型腺病毒和 JC 多瘤病毒。对这两种目标病毒，总回收率的范围分别为 3.2%～6.0% 和 13.4%～32.9%，与玻璃棉过滤方法的回收率相同甚至更高（Albinana-Gimenez *et al.* 2009）。

　　此外，对于病毒和原生动物的浓缩，UF 方案可过滤的水样体积与常规方法（即玻璃棉和微滤筒）相似。相比之下，可用于细菌检测的水样体积大大增加了（从常规方法的 0.1～1 L 提高到 UF 方案的 10L 以上），提高了对低浓度病原微生物的检测能力。

　　UF 浓缩可以在现场完成（不用洗脱），然后在 4℃下将浓缩筒运到实验室进行分析。取样后必须在 48h 内对浓缩液进行洗脱。浓缩后将浓缩筒置于 4℃下 0h，24h 和 48 h 后，通过在 30 L 自来水中添加以下模型微生物来研究病原微生物的检测和定量：嗜肺军团菌 ATCC 33152、脊髓灰质炎 3 型病毒沙宾疫苗株和微小隐孢子虫 Iowa 分离株，初始浓度分别为 3.104 基因组拷贝数/L、5.104 拷贝数/L、250 卵囊/L。洗脱后用 qPCR 定量，在 4℃下即使 48 h 后，也未观察到浓度定量结果有明显的统计学变化。

11.4.3　体积反算及其与其他可用检测方法的比较

　　为验证实际分子分析时估算的初始样品体积，并将其计算结果与其他检测方法比较，进行了体积反算。在大体积水样 UF 浓缩结合 qPCR 方面应用反算的研究报道并不多（Hill *et al*. 2007；Rajal *et al*. 2007；Leskinen *et al*. 2010）。报告原始水样中病原微生物的浓度（或检测结果）时，将检测信号（如基于 DNA 芯片的多重检测）或 CT 值（如 qPCR）与特定的水样体积关联起来很重要。

　　表 11.5 展示了本研究以及两个基于中空纤维 UF 和 qPCR 的肠道微生物多重检测研究得到的体积反算数据。结果表明，UF 浓缩后的浓缩液体积也很大（高达 100 L），而检测管中的最终样品体积很少超过 1L。体积反算不包括为去除 PCR 抑制剂而在扩增前对核酸提取物的稀释。

体积反算确定核酸提取物和 PCR 管中最终浓缩液（UF 和二级浓缩后）的平均体积

表 11.5

样品类型（初始体积）	目标物	100μL 最终浓缩液所用样品体积(L)	最终浓缩液体积(μL)	核酸提取所用体积(μL)	核酸洗脱体积(μL)	PCR 所用核酸体积(μL)	最后分析所用样品体积(L)	参考文献
DW（30 L）	b、p、v	10	300	100	25	25	10	本研究
SW（30 L）	b、p	1～3	1000～3000	100	25	25	1～3	本研究
SW（30 L）	v	10	300	100	25	25	10	本研究

续表

样品类型（初始体积）	目标物	100μL 最终浓缩液所用样品体积(L)	最终浓缩液体积(μL)	核酸提取所用体积(μL)	核酸洗脱体积(μL)	PCR 所用核酸体积(μL)	最后分析所用样品体积(L)	参考文献
DW (100 L)	v	5.3	870	200	100	5	0.5	Gibson *et al.* 2011
SW (100 L)	v	1.4	4820	200	100	5	0.14	Gibson *et al.* 2011
DW (100 L)	b、p	1.7	1～4	500	100	10 - 20	0.5 - 1	Hill *et al.* 2007
DW (100 L)	v	1～3.3	1000～3000	500	100	10	0.3～1	Hill *et al.* 2007

注：NA：核酸；SW：地表水；DW：饮用水；b：细菌；p：寄生虫；v：病毒。

11.4.4　基于 DNA 芯片杂交的水中病原微生物多重检测

通过分别加标于 300μL 无菌水（为确定包括 RNA 提取、RT-PCR 扩增和 DNA 芯片检测在内的整套方法的灵敏度）和 30 L 饮用水，对 11 种目标微生物多重检测的整个过程中的每个影响因素进行了评估。单因素加标实验结果见表 11.6，灵敏度数据表示三次重复测试中均出现阳性结果的最少添加量。

高密度 DNA 阵列检测水中病原微生物的灵敏度和特异性　　表 11.6

A						
细菌	大肠杆菌	大肠杆菌 O157：H7	沙门氏菌	铜绿假单胞菌	军团菌	嗜肺军团菌
RNA 靶标	16SrRNA	uidA mRNA	16SrRNA	16SrRNA	16SrRNA	16SrRNA
300μL 无菌水中的灵敏度	2cfu	6cfu	3cfu	3cfu	3cfu	3cfu
30 L 饮用水中的灵敏度	500cfu	750cfu	350cfu	390cfu	580cfu	580cfu
包容性：测试菌株数	2	1	2	3	2	1
排他性：测试菌株数	28	28	28	28	28	28

续表

| B | | | | | |
原生动物和病毒	微小隐孢子虫	蓝氏贾第鞭毛虫	甲型肝炎病毒	肠病毒	诺如病毒
RNA 靶标	18SrRNA	18SrRNA	VP1保留区	5'非编码区	聚合酶编码区
300 μL 无菌水中的灵敏度	5 卵囊	5 包囊	5pfu	5pfu	未定量
30 L 饮用水中的灵敏度	5 卵囊	50 包囊	500pfu	500pfu	未定量

注：A：细菌；B：原生动物和病毒。

为验证 DNA 探针阵列对细菌鉴定的特异性，通过测试从水环境可回收细菌菌株提取的 31 种 RNA 来评估检测的包容性和排他性，无论其是否属于相应的目标细菌。结果表明，所有目标细菌菌株(大肠杆菌、大肠杆菌 O157：H7、肠炎沙门氏菌、鼠伤寒沙门氏菌、铜绿假单胞菌和嗜肺军团菌)可由探针阵列明确鉴定，所有目标细菌的 BC％接近 100％。然而，阴沟肠杆菌和弗氏柠檬酸杆菌(均为粪大肠菌群)被鉴定为沙门氏菌，唐菖蒲伯克霍尔德菌被鉴定为铜绿假单胞菌(数据未显示)。对于寄生虫、诺如病毒和甲型肝炎病毒，由于可获得的菌株数量有限，不能进行鉴定的特异性研究。对于肠病毒，检测了脊髓灰质炎病毒、艾柯病毒 7、柯萨奇病毒B1 和 A9，并给出了预期结果。为验证 DNA 芯片检测的特异性，有必要对更大范围的细菌菌株、寄生虫和病毒进行研究。

在饮用水中可成功检测到低于 25 cfu/L 的病原菌、0.2～2 包囊/L 的原生动物以及 20 pfu/L 的肠病毒或甲型肝炎病毒，证明了该检测过程的高灵敏度。

这项工作说明，高密度微阵列(特别是使用 16S rDNA 探针的)适用于区分水源性病原微生物的不同类群(Call et al. 2003；Vora et al. 2004)。此外，还可以评估细菌和原生动物的活力，因为该方法基于对 RNA 片段的特异性检测；已经确定 rRNA 没有 rDNA 稳定，并且可能比 DNA 与细胞活力更密切相关。有关微生物活力的信息对评估人类健康风险和水处理效果最为重要。最后，以 rRNA 作为细菌和寄生虫的靶标，在三个逆转录病毒组中应用本方案得到的结果一致。

11.5　结论

集成水样中所有感兴趣的病原微生物的采集、处理和分析技术，这代表了水微生物学研究的重大进步。尤其是采用这种综合方法，可以更好地分析一些资料不详的水源性病原微源性物的爆发，以便记录它们在环境中的出现。

本研究开发的这套方法很简单，基于 UF 浓缩的便携式设计有利于现场应用。由此降低了大体积样品运输装卸的风险和成本。此外，还证明了通过使用相同的样品制备步骤（UF 浓缩和核酸提取/纯化），可以将 qPCR 方法集成进来。

这项研究表明，在同时定量多种水源性病原微生物时，使用基于 UF 的单个样品制备过程，有替代分离进行且昂贵的分析方法的潜力（Morales-Morales *et al*. 2003；Hill *et al*. 2007）。同时检测多种微生物（细菌、寄生虫、病毒）的主要困难在于，开发一种相对容易实施的、包含多个连续步骤的通用方法，对大小、物理和化学特性不同的三类微生物都能有效检测。第一个关键步骤是浓缩，因为如果已处理水中存在低浓度的病原微生物，即使在高背景值的天然异养细菌下也可被检测到。事实上结果表明，RT-PCR 扩增及其后续 DNA 芯片检测对所有目标微生物都很灵敏，为提高整个过程的灵敏度，需要优化前面的步骤（浓缩、洗脱和纯化）。

此外，采样和分析时必须选择有代表性的体积，以使结果在统计上相关。UF 膜在环境 pH 下可物理分离所有大于 $0.01\mu m$ 的颗粒，可在单个过程中浓缩大体积水样中的病毒、细菌和原生动物。我们已经开发和优化了两个连续的 UF 步骤——UF1 和 UF2，可将 30L 已处理水（有的高达 100L，数据未显示）浓缩至很小的体积（$500\mu L$ 以下），浓缩因子可达 10^5，满足于后续的分子检测。对于所有类型的目标微生物，其浓缩效率与已发表的分子方法的浓缩效率相当，但主要优点在于其多重检测的性能。

此方法首次实现了对已处理水样中细菌、病毒和寄生虫的多重检测，从采样到出结果只需不到 8 h，而常规培养方法（特别是对于病毒）则需要数周时间。该过程提供了一种快速、非定量的筛查方法，有助于提请卫生部门注意潜在的问题。如果得到阳性结果，可通过 qPCR 提供用于微生物风险评估的数据。与检测生物指示物相比，这种对水中病原微生物精准的多重检测方法，结合病原微生物活力评估，有可能更好地评估饮用水微生物安全。

致谢

对 Stephane Bulteau、Marie—Astrid Armand、Carole Vachon 和 Em-manuelle Guillot 先前开发 Affymetrix DNA 芯片检测病原微生物方法所做的贡献表示感谢。

部分工作得到了欧盟委员会健康水项目（FOOD-CT-2006-036306）的资助。

本章参考文献

Albinana-Gimenez N., Clemente-Casares P., Bofill-Mas S., Hundesa A., Ribas F. and Girones R. (2006). Distribution of human polyomaviruses, adenoviruses, and hepatitis E virus in the environment and in a drinking-water treatment plant. *Environ. Sci. Technol.*, **40**(23), 7416–7422.

Albinana-Gimenez N., Clemente-Casares P., Calgua B., Huguet J. M., Courtois S. and Girones R. (2009). Comparison of methods for concentrating human adenoviruses, polyomavirus JC and noroviruses in source waters and drinking water using quantitative PCR. *J. Virol. Methods*, **158**(1–2), 104–109.

Bej A. K. (2003). Molecular based methods for the detection of microbial pathogens in the environment. *J. Microbiol. Methods*, **53**(2), 139–140.

Brodie E. L., Desantis T. Z., Joyner D. C., Baek S. M., Larsen J. T., Andersen G. L., Hazen T. C., Richardson P. M., Herman D. J., Tokunaga T. K., Wan J. M. and Firestone M. K. (2006). Application of a high-density oligonucleotide microarray approach to study bacterial population dynamics during uranium reduction and reoxidation. *Appl. Environ. Microbiol.*, **72**(9), 6288–6298.

Call D. R., Borucki M. K. and Loge F. J. (2003). Detection of bacterial pathogens in environmental samples using DNA microarrays. *J. Microbiol. Methods*, **53**(2), 235–243.

Chee M., Yang R., Hubbell E., Berno A., Huang X. C., Stern D., Winkler J., Lockhart D. J., Morris M. S. and Fodor S. P. (1996). Accessing genetic information with high-density DNA arrays. *Science*, **274**(5287), 610–614.

Fontaine M. and Guillot E. (2002). Development of a TaqMan quantitative PCR assay specific for Cryptosporidium parvum. *FEMS Microbiol. Lett.*, **214**(1), 13–17.

Gibson K. E. and Schwab K. J. (2011). Tangential-flow ultrafiltration with integrated inhibition detection for recovery of surrogates and human pathogens from large-volume source water and finished drinking water. *Appl. Environ. Microbiol.*, **77**(1), 385–391.

Hill V. R., Kahler A. M., Jothikumar N., Johnson T. B., Hahn D. and Cromeans T. L. (2007). Multistate evaluation of an ultrafiltration-based procedure for simultaneous recovery of enteric microbes in 100-liter tap water samples. *Appl. Environ. Microbiol.*, **73**(13), 4218–4225.

Jiang J., Alderisio K. A., Singh A. and Xiao L. (2005). Development of procedures for direct extraction of cryptosporidium DNA from water concentrates and for relief of PCR inhibitors. *Appl. Environ. Microbiol.*, **71**(3), 1135–1141.

Juliano J. and Sobsey M. (1998). Simultaneous concentration of Cryptospridium, bacteria and viruses by hollow-fiber ultrafiltration. In: *Proc. of the Water Quality Technology Conference*, 1998.

Kearns E. A., Magana S. and Lim D. V. (2008). Automated concentration and recovery of micro-organisms from drinking water using dead-end ultrafiltration. *J. Appl. Microbiol.*, **105**(2), 432–442.

Khan J., Bittner M. L., Chen Y., Meltzer P. S. and Trent J. M. (1999). DNA microarray technology: the anticipated impact on the study of human disease. *Biochim Biophys Acta*, **1423**(2), M17–M28.

Knappett P. S., Layton A., McKay L. D., Williams D., Mailloux B. J., Huq M. R., Alam M. J., Ahmed K. M., Akita Y., Serre M. L., Sayler G. S. and van Geen A. (2011). Efficacy of hollow-fiber ultrafiltration for microbial sampling in groundwater. *Ground Water*, **49**(1), 53–65.

Korimbocus J., Scaramozzino N., Lacroix B., Crance J. M., Garin D. and Vernet G. (2005). DNA probe array for the simultaneous identification of herpesviruses, enteroviruses, and flaviviruses. *J. Clin. Microbiol.*, **43**(8), 3779–3787.

Leclerc H., Schwartzbrod L. and Dei-Cas E. (2002). Microbial agents associated with waterborne diseases. *Crit. Rev. Microbiol.*, **28**(4), 371–409.

Leskinen S. D., Brownell M., Lim D. V. and Harwood V. J. (2010). Hollow-fiber ultrafiltration and PCR detection of human-associated genetic markers from various types of surface water in Florida. *Appl. Environ. Microbiol.*, **76**(12), 4116–4117.

Leskinen S. D. and Lim D. V. (2008). Rapid ultrafiltration concentration and biosensor detection of enterococci from large volumes of Florida recreational water. *Appl. Environ. Microbiol.*, **74**(15), 4792–4798.

Lin B., Wang Z., Vora G. J., Thornton J. A., Schnur J. M., Thach D. C., Blaney K. M., Ligler A. G., Malanoski A. P., Santiago J., Walter E. A., Agan B. K., Metzgar D., Seto D., Daum L. T., Kruzelock R., Rowley R. K., Hanson E. H., Tibbetts C. and Stenger D. A. (2006). Broad-spectrum respiratory tract pathogen identification using resequencing DNA microarrays. *Genome Res.*, **16**(4), 527–535.

Loy A. and Bodrossy L. (2006). Highly parallel microbial diagnostics using oligonucleotide microarrays. *Clin Chim Acta*, **363**(1–2), 106–119.

Monpoeho S., Coste-Burel M., Costa-Mattioli M., Besse B., Chomel J. J., Billaudel S. and Ferre V. (2002). Application of a real-time polymerase chain reaction with internal positive control for detection and quantification of enterovirus in cerebrospinal fluid. *Eur. J. Clin. Microbiol. Infect. Dis.*, **21**(7), 532–536.

Monpoeho S., Dehee A., Mignotte B., Schwartzbrod L., Marechal V., Nicolas J. C., Billaudel S. and Ferre V. (2000). Quantification of enterovirus RNA in sludge samples using single tube real-time RT-PCR. *Biotechniques*, **29**(1), 88–93.

Morales-Morales H. A., Vidal G., Olszewski J., Rock C. M., Dasgupta D., Oshima K. H. and Smith G. B. (2003). Optimization of a reusable hollow-fiber ultrafilter for simultaneous concentration of enteric bacteria, protozoa, and viruses from water. *Appl. Environ. Microbiol.*, **69**(7), 4098–4102.

Oshima K. H., Evans-Strickfaden T. T., Highsmith A. K. and Ades E. W. (1995). The removal of phages T1 and PP7, and poliovirus from fluids with hollow-fiber ultrafilters with molecular weight cut-offs of 50,000, 13,000, and 6000. *Can. J. Microbiol.*, **41**(4–5), 316–322.

Oshima K. H. and Smith G. B. (2007). Ultra-filtration based extraction for biological agents in early warning systems. Awwarf Report Series 91142, published by Awwa Research Foundation, Denver, US.

Payment P., Bérubé A., Perreault D., Armon R. and Trudel M. (1989). Concentration of *Giardia lamblia* cysts, *Legionella pneumophila*, *Clostridium perfringens*, human enteric viruses, and coliphages from large volumes of drinking water, using a single filtration. *Can. J. Microbiol.*, **35**, 932–935.

Pease A. C., Solas D., Sullivan E. J., Cronin M. T., Holmes C. P. and Fodor S. P. (1994). Light-generated oligonucleotide arrays for rapid DNA sequence analysis. *Proc. Natl. Acad. Sci. USA*, **91**(11), 5022–5026.

Peplies J., Glockner F. O. and Amann R. (2003). Optimization strategies for DNA microarray-based detection of bacteria with 16S rRNA-targeting oligonucleotide probes. *Appl. Environ. Microbiol.*, **69**(3), 1397–1407.

Purohit H. J. and Kapley A. (2002). PCR as an emerging option in the microbial quality control of drinking water. *Trends Biotechnol.*, **20**(8), 325–326.

Rajal V. B., McSwain B. S., Thompson D. E., Leutenegger C. M., Kildare B. J. and Wuertz S. (2007). Validation of hollow fiber ultrafiltration and real-time PCR using bacteriophage PP7 as surrogate for the quantification of viruses from water samples. *Water Res.*, **41**(7), 1411–1422.

Ramsay G. (1998). DNA chips: state-of-the art. *Nat. Biotechnol.*, **16**(1), 40–44.

Rudi K., Flateland S. L., Hanssen J. F., Bengtsson G. and Nissen H. (2002). Development and evaluation of a 16S ribosomal DNA array-based approach for describing complex microbial communities in ready-to-eat vegetable salads packed in a modified atmosphere. *Appl. Environ. Microbiol.*, **68**(3), 1146–1156.

Smith C. M. and Hill V. R. (2009). Dead-end hollow-fiber ultrafiltration for recovery of diverse microbes from water. *Appl. Environ. Microbiol.*, **75**(16), 5284–5289.

Straub T. M. and Chandler D. P. (2003). Towards a unified system for detecting waterborne pathogens. *J. Microbiol. Methods*, **53**(2), 185–197.

Troesch A., Nguyen H., Miyada C. G., Desvarenne S., Gingeras T. R., Kaplan P. M., Cros P. and Mabilat C. (1999) Mycobacterium species identification and rifampin resistance testing with high-density DNA probe arrays. *J. Clin. Microbiol.*, **37**(1), 49–55.

van Leeuwen W. B., Jay C., Snijders S., Durin N., Lacroix B., Verbrugh H. A., Enright M. C., Troesch A. and van Belkum A. (2003). Multilocus sequence typing of *Staphylococcus aureus* with DNA array technology. *J. Clin Microbiol.*, **41**(7), 3323–3326.

Vinje J. and Koopmans M. P. (1996). Molecular detection and epidemiology of small round-structured viruses in outbreaks of gastroenteritis in the Netherlands. *J. Infect. Dis.*, **174**(3), 610–615.

Vora G. J., Meador C. E., Stenger D. A. and Andreadis J. D. (2004). Nucleic acid amplification strategies for DNA microarray-based pathogen detection. *Appl. Environ. Microbiol.*, **70**(5), 3047–3054.

Winona L. J., Ommani A. W., Olszewski J., Nuzzo J. B. and Oshima K. H. (2001). Efficient and predictable recovery of viruses from water by small scale ultrafiltration systems. *Can. J. Microbiol.*, **47**(11), 1033–1041.

Xiao L., Morgan U. M., Limor J., Escalante A., Arrowood M., Shulaw W., Thompson R. C., Fayer R. and Lal A. A (1999). Genetic diversity within Cryptosporidium parvum and related Cryptosporidium species. *Appl. Environ Microbiol.*, **65**(8), 3386–3391.

第 12 章

水源性分枝杆菌的检测和计数

Joseph O. Falkinham Ⅲ

12.1 水源性分枝杆菌生态学

大多数分枝杆菌是条件致病菌，通常生存于自然水域、工程供水系统和家庭管道中。目前从环境中分离得到的分枝杆菌超过 150 种，且在继续增加(Trotoli，2003)。分枝杆菌会在人群中引发各种感染，通常与至少一种风险因素有关。由于环境分枝杆菌，又名非结核分枝杆菌(NTM)，与人类的生存环境重叠，人类个体会持续暴露于 NTM 中，并通过饮用水和由淋浴或流动水体产生的气溶胶进行传播。

12.1.1 分枝杆菌病

环境分枝杆菌是人类条件致病菌(Marras and Daley，2002)。主要代表菌种包括生长缓慢的鸟分枝杆菌(*Mycobacterium avium*)、胞内分枝杆菌(Mycobacterium intracellulare)(Marras and Daley，2002)、蟾分枝杆菌(Mycobacterium xenopi)(Costrini *et al*. 1981)、马尔摩分枝杆菌(Mycobacterium malmoensee)(Zaugg *et al*. 1993)、猿分枝杆菌(Mycobacterium simiae)(Conger *et al*. 2004)和快速生长的脓肿分枝杆菌(Mycobacterium abscessus)、龟分枝杆菌(Mycobacterium chelonae)和偶发分枝杆菌(Mycobacterium fortuitum)，其中多数是医院获得性的(Wallace *et al*. 1998；Huitt and De Groote，2006)。一些菌种，例如海分枝杆菌(Mycobacterium marinum)(Iredell *et al*. 1992；Aubry *et al*. 2002)、溃疡分枝杆菌(Mycobacterium ulcerans)(Johnson *et al*. 1996；Johnson *et al*. 2005)和嗜血分枝杆菌(*Mycobacterium haemophilum*)(Saubolle *et al*. 1996)，会引起人类或动物的皮肤和皮下感染。

环境分枝杆菌所引起的感染(主要指肺病)发病率，从 1997 年的十万分之一到二增至 2003 年的十万分之八到十(Marras *et al*. 2007)。在美国,环境分枝杆菌每年引发三万起新的感染病例。疾病症状包括:肺病和皮肤感染(Marra and Daley,2002;Huitt and De Groote,2006)。在儿童中发现了颈淋巴结炎(Wolinsky,1995),在患有艾滋病或因癌症、化疗、移植所致免疫抑制的个体中发现了弥散性疾病(菌血症)。目前,用于环境分枝杆菌感染个体的诊断和治疗指南已经出版(Griffith *et al*. 2007)。

在有免疫能力的个体中,分枝杆菌肺病的风险因素包括肺损伤,例如尘肺、黑肺、吸烟或酗酒(Marras and Daley,2002)。囊性纤维化患者能感染快速生长的分枝杆菌——脓肿分枝杆菌(Jonsson *et al*. 2007)。不仅囊性纤维化患者,负责囊性纤维化跨膜调节(CFTR)的氯化物膜转运蛋白突变携带者患分枝杆菌肺病的风险也有所增加(Kim *et al*. 2005),胃食管反流病(GERD)的个体也有更高的分枝杆菌肺病风险(Koh *et al*. 2007;Thomson *et al*. 2007)。在美国,NTM 疾病发病率的增加主要归因于体瘦老年女性的肺病,即使她们缺乏任何典型风险因素。

12.1.2　分枝杆菌的生存环境

人类、动物和植物周围到处都有水源性分枝杆菌。它们通常生存于自然水域、人工供水系统、饮用水和家庭管道中。在腐殖酸和富里酸丰富的美国东南部沿海沼泽水域(Kirschner *et al*. 1992)和北欧(Iivanainen *et al*. 1997)、加拿大、美国松林水域发现了大量 NTM。NTM 存在于饮用水供水系统(Covert *et al*. 1999;Falkinham *et al*. 2001)和家庭管道(Falkinham,2011)中。同样地,在热水浴缸及温泉(Mangione *et al*. 2001)、足浴盆(Winthrop *et al*. 2002)和水疗池(Falkinham,2009)中发现分枝杆菌也就不足为奇了。由于富脂外膜的存在,NTM 具有疏水性(Brennan and Nikaido,1995;Daffe and Draper,1998),喜欢生活在表面或界面上。因此,大多数 NTM 存在于供水系统和家庭管道的生物膜上(Schulze-Röbbecke and Fischeder,1989;Falkinham *et al*. 2001;Torvinen *et al*. 2004;Falkinham,2011)。疏水外膜的存在,使 NTM 对水处理中的氯和其他消毒剂具有耐受作用(Taylor *et al*. 2000)。由于 NTM 对消毒剂的抗性,水消毒是分枝杆菌的一种选择压,因为分枝杆菌生长非常缓慢(每天一代),通常是较弱的竞争者。

12.1.3　分枝杆菌的传播

已证实分枝杆菌在淋浴(Falkinham *et al*. 2008)、热水浴缸或温泉(Mangione *et al*. 2007)中通过气溶胶传播,汽车工人暴露于金属回收液体气溶胶中(Moore *et al*. 2000)。由于分枝杆菌非常疏水，它们很容易从水中雾化(Wendt *et al*. 1980；Parker *et al*. 1984；Falkinham，2003b)。相比于在水中的浓度，分枝杆菌在雾化液滴中可浓缩 1000～10000 倍(Parker *et al*. 1983)。儿童患分枝杆菌颈淋巴结炎的年龄为 1.5～5 岁，说明最可能的感染途径是通过水或土壤进入口中，以及通过出牙引起的牙龈损伤进入颈淋巴结(Wolinsky，1995)。饮用水或食物中的分枝杆菌很可能是引起胃食管反流病患者肺部感染的感染源。

12.2　水生分枝杆菌生理生态学

本章中的生理生态学涉及影响或支配其生态性的微生物生理特征。从表面上看，分枝杆菌似乎不应出现在水中，它们生长得太缓慢(每天一代)，且亲水金属离子和营养物无法渗透(Brennan and Nikaido，1995；Daffe and Draper，1998)。一或两个核糖体 RNA 操纵子的存在，以及用于合成分枝杆菌外膜长链脂(分枝菌酸)的能量转移，是分枝杆菌生长缓慢的主要因素(Brennan and Nikaido，1995)。然而，生长缓慢意味着分枝杆菌对抑制大分子合成(如 DNA 复制)的条件和试剂不敏感，因此解离并杀死其他生长快速的微生物。疏水膜虽然减小了生长所需亲水化合物的传输速率，但具有对抗菌剂的抗性(Rastogi *et al*. 1981)。这也有助于分枝杆菌利用多种碳氢化合物，包括氯代烃(Falkinham，2009b)。此外，疏水外表面使分枝杆菌附着到可生存的固相表面，从而不被流动系统(即大多数水流系统)冲走，并在生物膜中得以生长。

12.2.1　富脂的分枝杆菌包膜

脂质和蜡质丰富的分枝杆菌细胞外膜是这些水源性病原微生物的生长、生理和分布情况的主要决定因素(Hoffman *et al*. 2008)。C_{40} - C_{80} 长链脂肪酸(如分枝菌酸)的合成会消耗大量可用的 ATP，使其难以用于更多细胞的繁殖。而且，富脂外膜的存在减小了亲水化合物的传输速率(Brennan and Nikaido，1995)，对分枝杆菌细胞有重要意义。首先，对亲水化合物的抗性意味着分枝杆菌对消毒剂(如氯)、有毒重金属(如镉、汞)和广谱抗生素有抗性(Rastogi *et al*. 1981；Falkinham *et al*. 1984；Taylor *et al*. 2000)。分枝杆菌在人体可能接触的饮用水、供水系统和家庭供水管道的氯化消毒下生存，并在与更快生长的微生物的竞争条件下生长。事实上，回顾与水接触有关的分枝杆菌疾病的爆发情况，爆发通常发生在使用消毒剂之后(Falkinham，2003b)。其次，疏水外膜使分枝杆菌在固液界面附着生长，避免被流动系统冲走（Schulze-Röbbecke and Fischeder，1989；Falkinham *et al*. 2001；Torvinen *et al*. 2004）。第三，疏水外膜导致分枝杆菌在任何水体的气－水界面聚集，而有机化合物和金属也在界面上积累并作为营养源。第四，分枝杆菌对大量烃类污染物的代谢能力证明，其富脂外膜对亲水化合物相对不透过，这有利于烃类（包括氯代烃）的结合和运输（Heitkamp *et al*. 1988；Vanderberg *et al*. 1994）。因此，从烃类污染场地找到分枝杆菌就不足为奇了（Leys *et al*. 2005；Wang *et al*. 2006）。

分枝杆菌外膜并非不利于它们的生存，而是决定其在人类环境中分布情况的重要因素。由于分枝杆菌生长缓慢，比不上其他微生物的繁殖速度，它们在富营养水体中是弱竞争者。然而，在恶劣条件下（如酸性）或消毒后，分枝杆菌会变成强竞争者，并最终成为优势菌群。

12.2.2 分枝杆菌缓慢生长的意义

由于富脂外膜的存在，分枝杆菌的缓慢生长有优点也有缺点。缓慢生长的微生物细胞相对于快速生长的同类或不同类细胞更耐抗菌剂（Falkinham，2003a）。产生这种敏感性差异的可能原因是，快速生长的细胞在适应环境前，对大分子（如 DNA、RNA、蛋白质、细胞壁）合成中存在的任何不平衡更加敏感。缓慢生长的分枝杆菌细胞不一样，它允许诱导通路缓解暴露于抗菌剂和恶劣环境条件带来的后果（Steed and Falkinham，2006；Falkinham，2007）。需要强调的是，虽然分枝杆菌生长得比其他微生物慢（一天一代），但这不是新陈代谢或大分子合成缓慢的结果，分枝杆菌的耗氧和酶诱导速率与大肠杆菌的相同。分枝杆菌生长缓慢，部分原因是大量ATP 用于 C_{40} － C_{80} 长链脂肪酸的合成。

12.2.3 活的但不可培养的分枝杆菌

在相当长的一段时间内人们普遍认为，分枝杆菌菌落计数通常为显微镜看到细胞数的 1/10，通过定量聚合酶链反应（qPCR）得到的分枝杆菌计数证实了这个观察。通过 qPCR 估计的基因拷贝数和细胞计数通常是菌落计数的 10 倍以上，与显微镜下的细胞计数比较一致。这表明只有 10% 的分枝杆菌是可培养的。然而到目前为止一直没有该方面的系统研究。

不可培养的分枝杆菌的存在性问题十分重要，水行业希望有快速的水生病原微生物（如鸟分枝杆菌）计数方法。在缺少数据的情况下，还不清楚通过显微计数或 qPCR 得到的细胞是否为活细胞。本实验室的一些初步实验表明，微氧条件下（即氧含量 6%～12%）培养悬浮液或培养物可得到两倍多的菌落。这表明，尽管对分枝杆菌计数有大量的经验，但使每一个细胞形成菌落的培养条件尚不清楚。

12.3　环境分枝杆菌的风险分析和源跟踪

大多数分枝杆菌是条件致病菌，通常生存于土壤、自然水域、人工供水系统和家庭管道中(Tortoli，2003)。它们会在人群中引发各种感染，通常与至少一种风险因素有关。由于环境分枝杆菌，又名非结核分枝杆菌(NTM)，与人类的生存环境重叠，人类个体持续暴露于 NTM 中(Falkinham，2009a)，并通过饮用水、土壤扬尘和由淋浴或流动水体产生的气溶胶进行传播。

12.3.1　鸟分枝杆菌和污染物候选清单

鸟分枝杆菌是一种环境条件分枝杆菌，其复合体已被列入美国环保署的污染物候选清单(CCL)第三版中。鸟分枝杆菌复合体(MAC)包括鸟分枝杆菌、其亚种(*avium*、*paratuberculosis*、*silvaticum*、*hominissuis*、*chimaera*、*colombiense*)和胞内分枝杆菌。MAC 中主要的人类条件致病菌是鸟分枝杆菌亚种 *hominissuis* 和胞内分枝杆菌，两者分别是美国大约一半的肺部分枝杆菌感染病例的罪魁祸首。几乎所有的艾滋病毒感染者都感染了鸟分枝杆菌亚种 *hominissuis*，而未感染胞内分枝杆菌或其他 MAC 亚种。美国环保署需要对 CCL 收录的物质进行研究，来决定是否应开发饮用水中该物质的监测标准。

12.3.2　分枝杆菌的风险分析

尽管鸟分枝杆菌亚种 *hominissuis* 和胞内分枝杆菌被认为是条件致病菌，其感染源是饮用水，但开展其暴露风险分析是有困难的。首先，两个菌种都有多样性问题，且不确定每个物种的特定类型是否有致病性。MAC菌株采集的研究揭示了不同动物疾病模型中菌株致病性的差异(Reddy *et al*. 1994)。然而，尚不知道动物疾病模型中致病性的差异是否适用于人体。到目前为止，还未找到一个可用于致病性监测的基因或生理指标。

12.3.3　源跟踪和 DNA 指纹识别

尽管识别具有潜在致病性的鸟分枝杆菌菌株存在困难，但已开展大量关于水生环境分枝杆菌分类和指纹识别技术的研发工作，特别是针对鸟分枝杆菌复合体。证明环境(如水)是感染源推动了上述研究。血清分型、噬菌体分型和酶谱是第一批开发的技术，但现已被基于 DNA 的分型方法取代(Behr and Falkinham，2009)。脉冲场凝胶电泳(PFGE)将限制性内切酶切割产生的大 DNA 片段进行分离，相比较而言，该模式已经非常成功(von Reyn *et al*. 1994)。其他涉及重复序列和基于插入序列的方法也已开发，部分原因是 PFGE 耗时过长。以下两种技术可高精度识别 MAC，且不过于耗时：IS1245/IS1311 限制性片段长度多态性(RFLP)方法(Falkinham *et al*. 2008)和重复序列之间的 PCR 扩增(rep-PCR)(Cangelosi *et al*. 2004)。目前正在对 PFGE、IS1245/IS1311-RFLP、rep-PCR 和多位点测序(MLS)方法的识别能力和重现性进行评估。

12.4　分枝杆菌检测和计数的采样以及样品处理方法

在设计水源性分枝杆菌样品制备、检测或计数的方法时，必须考虑条件致病菌的生存环境和特性。例如，水中疏水性分枝杆菌的数量很少，而在生物膜(水表面)上分布很多。分枝杆菌生长缓慢，意味着其菌落将被其他生长更快的水生微生物代替。对这一事实的认识使得净化方案得以开发和实施，旨在减少其他微生物的数量，而不降低(或仅稍微降低)分枝杆菌的数量。

12.4.1　采样方法

对水源性分枝杆菌来讲，悬浮液中的分枝杆菌代表了脱离生物膜的细胞，因此仅采集水样是没有用的。为从水中获得大量细胞用作菌落或 DNA 进行 PCR 或 qPCR，往往需要 500～1000mL 水样。尽管分枝杆菌细胞生长缓慢并且能长期存活，意味着样品可运输多天而不引起数量或活力的变化，但运输升数量级的样品费用太高。幸运的是，生物膜样品含有相当多的分枝杆菌，管生物膜可能含有 500～5000 个菌落形成单位/cm² (Schulz-Röbbecke and Fischeder，1989；Falkinham *et al*. 2001；Torvinen *et al*. 2004；Falkinham，2011)。如果对自然或人工水源(如湖泊、池塘或河流)进行采样，考虑使用玻璃板(Wendt *et al*. 1980)或铺设滤纸于表面来采集表面生物膜。滤纸可立即转移至适于分枝杆菌生长的琼脂培养基，或消化分离 DNA。相对于，疏水的分枝杆菌以 10～100 倍气-水界面悬浮液中的浓度聚集于表面生物膜中(Wendt *et al*. 1980；Parker *et al*. 1983)。

12.4.2　样品处理

用于水源性分枝杆菌检测或计数的培养方法，通常依赖于加入抗菌剂，其作用是减少生长更快的非分枝杆菌细胞(即净化)。厚的富脂外膜使分枝杆菌细胞可耐受 1％～5％氢氧化钠和 1％草酸，并可暴露于各种净化剂，如 1％西吡氯铵(Brooks *et al*. 1984)。暴露于净化剂并中和后，大量非分枝杆菌细胞被杀死。但要注意的是，净化剂也减少了分枝杆菌的细胞数。例如，虽然暴露于 4％氢氧化钠 99.99％的异养菌死亡，但只有 95％的分枝杆菌细胞被杀死(Brooks *et al*. 1984)。尽管一些特殊的分枝杆菌菌种(如堪萨斯分枝杆菌是酸敏感的)或类型(如不透明的菌落类型比透明的对净化剂更敏感)可能会因净化而丢失，但大多数快速生长的非分枝杆菌的去除，使该方法能检测、计数和分离分枝杆菌。无论如何，必须意识到净化会导致分枝杆菌细胞的损失。

12.4.3　样品浓缩方法

除选择水生分枝杆菌聚集和生长的采样点位外(如管道和喷头中的生物膜)，液体样品可通过离心(5000×g、20min)或过滤浓缩。分枝杆菌的抗性非常强，细胞颗粒可悬浮于小体积自来水中形成浓缩悬浮液，用于直接喷淋(如饮用水)或净化(如生物膜悬浮液)。过滤器可以直接放在适合分枝杆菌生长的琼脂培养基上，或直接消化用于 DNA 分离及随后的 PCR 或qPCR。

除过滤和离心，疏水分配、免疫磁珠和原生动物或变形虫可用于浓缩分枝杆菌细胞。疏水分配依赖于分枝杆菌细胞的极端疏水性，涉及水样与小体积有机溶剂的混合，十六烷与水样的体积比为 1∶50。混合后，待有机相和水相分离后收集有机层，直接涂抹在琼脂培养基上，或让十六烷挥发，在自来水中悬浮细胞并提取 DNA(Stormer and Falkinham，1989)。

免疫磁珠法已成功用于从含有大量增殖速度高于分枝杆菌菌落的微生物样品中分离分枝杆菌(Mazurek *et al*. 1996)。修饰了抗分枝杆菌抗体的磁珠被加入到样品中混合，经过足够长的时间与分枝杆菌细胞结合，捕获磁珠并洗脱细胞。洗脱的细胞可直接喷镀或用于 DNA 分离。

基于免疫磁珠捕获分枝杆菌类似的作用，我们利用食菌原生动物和四膜虫，成功从水悬浮液中捕获和浓缩了鸟分枝杆菌细胞。进行这项研究的动机是开发一种在有限资源下浓缩分枝杆菌的方法。使四膜虫细胞饥饿以促进其吞噬作用，后将其与鸟分枝杆菌悬浮液混合，60min 后低速离心(1000×g、10min)分离原生动物，冲洗，最终得到的悬浮物涂抹在 Middlebrook 7H10 琼脂培养基上。在小体积的四膜虫颗粒中，鸟分枝杆菌细胞浓缩了约 10 倍。此外，根据低速离心后悬浮液中游离细胞的计数和菌落计数，四膜虫细胞去除了几乎 90％的接种鸟分枝杆菌。

12.5　分枝杆菌的检测或计数

12.5.1　检测或计数

决定仅检测样品中的水源性病原微生物还是进行细胞计数是很重要的。检测对诊断分枝杆菌肺结核感染是足够的，但对细胞数目非常重要的环境分枝杆菌是不够的(Griffith *et al*. 2007)。开展风险分析研究需要计数。此外，如果样品研究的目的是源跟踪，有必要进行菌落分离和计数，反过来可在与 DNA 指纹图谱比较后使用。在缺少成熟的致病性基因标记的情况下，PCR 和 qPCR 可用于检测和计数，但不能结合指纹识别进行目标 DNA 序列的扩增。

12.5.2　培养、PCR 或 qPCR

理想情况下，分枝杆菌的缓慢生长不是用 PCR 或 qPCR 检测或计数的影响因素。然而，厚的富脂外膜使分枝杆菌细胞耐裂解，使 DNA 产量减少，从而导致 PCR 检测失败或低估 qPCR 计数值。因此需要注意，样品中并非所有分枝杆菌细胞都能裂解产生 DNA，这导致低估了分枝杆菌的数量。

12.5.3　分枝杆菌的培养

尽管事实上细胞计数可能是菌落计数的 10 倍，菌落计数仍然是分枝杆菌计数的黄金标准。尽管有人猜测存在活的但不可培养的分枝杆菌，但还没有研究证明或驳斥这种细胞的存在，确定引发这种状态的条件或提供使这种细胞复苏的手段。在一些水样中，分枝杆菌很可能因遭受压力(如温度、碱度)而不能形成菌落(即假阴性)。

用于水源性分枝杆菌菌落培养、分离和计数的标准基质是 Middle-brook 7H10 琼脂，含 0.5％(体积比)甘油和 10％(体积比)油酸－白蛋白(M7H10)，其透明度满足透明菌落形态的检测，但在以鸡蛋为基础的 Lowenstein－Jensen 培养基中无法观察到透明菌落。尽管绝大多数水生分枝杆菌可在标准细菌培养基(如平板计数琼脂和 R2A)中生长，但透明菌落的形成需要油酸(Fry *et al*. 1986)。由于透明菌落形态是从患者中分离得到的，有致病性且耐抗生素，故分枝杆菌的计数经常使用 M7H10。无致病性且对抗生素敏感的不透明形态出现的频率为千分之一，因其生长更快而受到实验室培养的青睐。

12.5.4　分枝杆菌的 PCR 检测和 qPCR 计数

各种 DNA 序列和引物已被用于分枝杆菌的 PCR 检测和 qPCR 计数。这些已开发的引物对和序列主要用于 MAC，因为 MAC 会在 HIV 感染、恶性肿瘤或移植治疗导致的免疫低下患者中引起菌血症，或引起体瘦老年女性肺病发病率的迅速增加。保证引物对对目标分枝杆菌菌种或亚种的特异性是非常重要的，因为许多引物对是在人或动物样品而非水样中进行开发和测试的。人体微生物群落与水中的不同，针对患者样本开发的基于 PCR 的测试方法，很可能因水源性细菌 DNA 无法在人体或动物体微生物群落中扩增而失败。

基于 PCR 技术对分枝杆菌进行检测和计数的目标物包括 16S rRNA 基因（Wilton and Cousins，1992）、核糖体 rRNA（Roth *et al*. 1998）、hsp65（热休克）基因（Telenti *et al*. 1993）、rpoB（Whang *et al*. 2011）和 dnaJ（Takewaki *et al*. 1993）基因，以及 32 kD 抗原基因（Soini *et al*. 1992）。许多方法需要一种或两种限制性内切酶对 PCR 扩增片段进行消化，以及进行模式识别分析。然而一些方法显示，引物可用于基于 PCR 的检测或基于 qPCR 的特定物种计数；特别地，本实验室已使用 Wilton 和 Cousins（1992）描述的引物，开发了一种用于鸟分枝杆菌计数的 qPCR 方法。

目前，基于 PCR 的分枝杆菌检测和计数技术还没有经过调整或修改，以提供适合 DNA 指纹比对的数据。该分析可快速识别水源性分枝杆菌的感染源。该快速识别方法对存在分枝杆菌感染风险因素的个体具有重大价值，如体瘦老年女性或囊性纤维化突变基因携带者，他们可采取措施降低家中分枝杆菌的暴露风险（水龙头和喷头内置微生物过滤器）。

本章参考文献

Aubry A., Chosidow O., Caumes E., Robert J. and Cambau E. (2002). Sixty-three cases of *Mycobacterium marinum* infection – clinical features, treatment, and antibiotic susceptibility of causative isolates. *Archives of Internal Medicine*, **162**, 1746–1752.

Behr M. A. and Falkinham J. O. III. (2009). Molecular epidemiology of nontuberculous mycobacteria. *Future Microbiology* **4**, 1009–1020.

Brennan P. J. and Nikaido H. (1995). The envelope of mycobacteria. *Annual Reviews of Biochemistry*, **64**, 29–63.

Brooks R. W., Parker B. C., Gruft H. and Falkinham J. O. III. (1984). Epidemiology of infection by nontuberculous mycobacteria. V. Numbers in eastern United States soils and correlation with soil characteristics. *American Reviews of Respiratory Disease* **130**, 630–633.

Cangelosi G. A., Freeman R. J., Lewis K. N., Livingston-Rosanoff D., Shah K. S., Milan S. J. and Goldberg S. V. (2004). Evaluation of a high-throughput repetitive-sequence-based PCR system for DNA fingerprinting of *Mycobacterium tuberculosis* and *Mycobacterium avium* complex strains. *Journal of Clinical Microbiology*, **42**, 2685–2693.

Conger N. G., O'Connell R. J., Laurel V. L., Olivier K. N., Graviss E. A., Williams-Bouyer N., Zhang Y., Brown-Elliott B. A. and Wallace R. J. Jr. (2004). *Mycobacterium simiae* outbreak associated with a hospital water supply. *Infection Control and Hospital Epidemiology* **25**, 1050–1055.

Costrini A. M., Mahler D. A., Gross W. M., Hawkins J. E., Yesner R. and D'Esopo N. D. (1981). Clinical and roentgenographic features of nosocomial pulmonary disease due to *Mycobacterium xenopi*. *American Review of Respiratory Disease*, **123**, 104–109.

Covert T. C., Rodgers M. R., Reyes A. L. and Stelma G. N. Jr. (1999). Occurrence of nontuberculous mycobacteria in environmental samples. *Applied and Environmental Microbiology* **65**, 2492–2496.

Daffe M. and Draper P. (1998). The envelope layers of mycobacteria with reference to their pathogenicity. *Advances in Microbial Physiology*, **39**, 131–203.

duMoulin G. C., Stottmeier K. D., Pelletier P. A., Tsang A. Y. and Hedley-Whyte J. (1988). Concentration of *Mycobacterium avium* by hospital hot water systems. *Journal of the American Medical Association*, **260**, 1599–1601.

Falkinham J. O. III. (2003a). Factors influencing the chlorine susceptibility of *Mycobacterium avium*, *Mycobacterium intracellulare*, and *Mycobacterium scrofulaceum*. *Applied and Environmental Microbiology*, **69**, 5685–5689.

Falkinham J. O. III. (2003b). Mycobacterial aerosols and respiratory disease. *Emerging Infectious Diseases*, **9**, 763–767.

Falkinham J. O. III. (2007). Growth in catheter biofilms and antibiotic resistance of *Mycobacterium avium*. *Journal of Medical Microbiology*, **56**, 250–254.

Falkinham J. O. III. (2009a). Surrounded by mycobacteria: nontuberculous mycobacteria in the human environment. *Journal of Applied Microbiology*, **107**, 356–367.

Falkinham J. O. III. (2009b). The biology of environmental mycobacteria. *Environmental Microbiology Reports*, **1**, 477–487.

Falkinham J. O. III. (2011). Nontuberculous mycobacteria from household plumbing of patients with nontuberculous mycobacteria disease. *Emerging Infectious Diseases*, **17**, 419–424.

Falkinham J. O. III, George K. L., Parker B. C. and Gruft H. (1984). *In vitro* susceptibility of human and environmental isolates of *Mycobacterium avium*, *M. intracellulare*, and *M. scrofulaceum* to heavy metal salts and oxyanions. *Antimicrobial Agents and Chemotherapy*, **25**, 137–139.

Falkinham J. O. III, Iseman M. D., de Haas P. and van Soolingen D. (2008). *Mycobacterium avium* in a shower linked to pulmonary disease. *Journal of Water and Health*, **6**, 209–213.

Falkinham J. O. III, Norton C. D. and LeChevallier M. W. (2001). Factors influencing numbers of *Mycobacterium avium*, *Mycobacterium intracellulare*, and other mycobacteria in drinking water distribution systems. *Applied and Environmental Microbiology*, **67**, 1225–1231.

Fry K. L., Meissner P. S. and Falkinham J. O. III. (1986). Epidemiology of infection by nontuberculous mycobacteria. VI. Identification and use of epidemiological markers for studies of *Mycobacterium avium*, *M. intracellulare* and *M. scrofulaceum*. *American Review of Respiratory Disease*, **134**, 39–43.

Griffith D. E., Aksamit T., Brown-Elliott B. A., Catanzaro A., Daley C., Gordin F., Holland S. M., Horsburgh R., Huitt G., Iademarco M. F., Iseman M., Olivier K., Ruoss S., von Reyn C. F., Wallace R. J. Jr. and Winthrop K. (2007). An official ATS/IDSA statement: diagnosis, treatment, and prevention of nontuberculous mycobacteria diseases. *American Journal of Respiratory and Critical Care Medicine*, **175**, 367–416.

Heitkamp M. A., Franklin W. and Cerniglia C. E. (1988). Microbial metabolism of polycyclic aromatic hydrocarbons: isolation and characterization of a pyrene-degrading bacterium. *Applied and Environmental Microbiology*, **54**, 2549–2555.

Hoffman C. A., Leis M., Niederweis M., Plizko J. M. and Engelhardt H. (2008). Disclosure of the mycobacterial outer membrane: cryo-electron tomography and vitreous sections reveal the lipid bilayer structure. *Proceedings of the National Academy of Sciences USA*, **105**, 3963–3967.

Huitt G. and De Groote M. A. (2006). Infections due to rapidly growing mycobacteria. *Clinical Infectious Diseases*, **42**, 1756–1763.

Iivanainen E. K., Martikainen P. J., Raisanen M. L. and Katila M.-J. (1997). Mycobacteria in boreal coniferous forest soils. *FEMS Microbiology Ecology*, **23**, 325–332.

Iredell J., Whitby M. and Blacklock Z. (1992). *Mycobacterium marinum* infection – Epidemiology and presentation in Queensland 1971–1990. *Medical Journal of Australia*, **157**, 596–598.

Johnson P. D., Stinear T., Small P. L., Pluschke G., Merritt R. W. and Portaels F. (2005). Buruli ulcer (*M. ulcerans* infection): new insights, new hope for disease control. *PLoS Medicine*, **2**, e108.

Johnson P. D., Veitch M. G., Leslie D. E., Flood P. E. and Hayman J. A. (1996). The emergence of *Mycobacterium ulcerans* infection near Melbourne. *Medical Journal of Australia*, **164**, 76–78.

Jonsson B. E., Gilljam M., Lindblad A., Ridell M., Wold A. W. and Welinder-Olsson C. (2007). Molecular epidemiology of *Mycobacterium abscessus*, with focus on cystic fibrosis. *Journal of Clinical Microbiology*, **45**, 1497–1504.

Kennedy T. P. and Weber D. J. (1994). Nontuberculous mycobacteria. An underappreciated cause of geriatric lung disease. *American Journal of Respiratory and Critical Care Medicine*, **149**, 1654–1658.

Kim J. S., Tanaka N., Newell J. D., De Groote M. A., Fulton K., Huitt G. and Lynch D. A. (2005). Nontuberculous mycobacterial infection. CT scan findings, genotype, and treatment responsiveness. *Chest*, **128**, 3863–3869.

Kirschner R. A. Jr, Parker B. C. and Falkinham J. O. III. (1992). Epidemiology of infection by nontuberculous mycobacteria. X. *Mycobacterium avium, M. intracellulare*, and *M. scrofulaceum* in acid, brown-water swamps of the southeastern United States and their association with environmental variables. *American Review of Respiratory Diseases*, **145**, 271–275.

Koh W. J., Lee J. H., Kwon Y. S., Lee K. S., Suh G. Y., Chung M. P., Kim H. and Kwon O. J. (2007). Prevalence of gastroesophaegeal reflux disease in patients with nontuberculous mycobacterial disease. *Chest*, **131**, 1825–1830.

Leys N. M., Ryngaert A., Bastiaens L., Wattiau P., Top E. M., Verstraete W. and Springael D. (2005). Occurrence and community composition of fast-growing *Mycobacterium* in soils contaminated with polycyclic aromatic hydrocarbons. *FEMS Microbiology Ecology*, **51**, 375–388.

Mangione E. J., Huitt G., Lenaway D., Beebe J., Bailey A., Figoski M., Rau M. P., Albrecht K. D. and Yakrus M. A. (2001). Nontuberculous mycobacterial disease following hot tub exposure. *Emerging Infectious Diseases*, **7**, 1039–1042.

Marras T. K., Chedore P., Ying A. M. and Jamieson F. (2007). Isolation prevalence of pulmonary non-tuberculous mycobacteria in Ontario, 1997–2003. *Thorax*, **62**, 661–666.

Marras T. K. and Daley C. L. (2002). Epidemiology of human pulmonary infection with nontuberculous mycobacteria. *Clinics in Chest Medicine*, **23**, 553–567.

Mazurek G. H., Reddy V., Murphy D. and Ansari T. (1996). Detection of *Mycobacterium tuberculosis* in cerebrospinal fluid following immunomagnetic enrichment. *Journal of Clinical Microbiology*, **34**, 450–453.

Moore J. S., Christensen M., Wilson R. W., Wallace R. J. Jr, Zhang Y., Nash D. R. and Shelton B. (2000). Mycobacterial contamination of metal working fluids: involvement of a possible new taxon of rapidly growing mycobacteria. *American Industrial Hygiene Association Journal*, **61**, 205–123.

Norton C. D., LeChevallier M. W. and Falkinham J. O. III. (2004). Survival of *Mycobacterium avium* in a model distribution system. *Water Research*, **38**, 1457–1466.

Parker B. C., Ford M. A., Gruft H. and Falkinham J. O. III. (1983). Epidemiology of infection by nontuberculous mycobacteria. IV. Preferential aerosolization of *Mycobacterium intracellulare* from natural waters. *American Reviews of Respiratory Disease*, **128**, 652–656.

Prince D. S., Peterson D. D., Steiner R. M., Gottlieb J. E., Scott R., Israel H. L., Figueroa W. G. and Fish J. E. (1989). Infection with *Mycobacterium avium* complex in patients with predisposing conditions. *New England Journal of Medicine*, **321**, 863–868.

Rastogi N., Frehel C., Ryter A., Ohayon H., Lesourd M. and David H. (1981). Multiple drug resistance in *Mycobacterium avium*: is the wall architecture responsible for the exclusion of antimicrobial agents? *Antimicrobial Agents and Chemotherapy*, **20**, 666–677.

Reddy V. M., Parikh K., Luna-Herrera J., Falkinham J. O. III, Brown S. and Gangadharam P. R. J. (1994). Comparison of virulence of *Mycobacterium avium* complex (MAC) strains isolated from AIDS and non-AIDS patients. *Microbial Pathogenesis*, **16**, 121–130.

Reich J. M. and Johnson R. E. (1991). *Mycobacterium avium* complex pulmonary disease. Incidence, presentation, and response to therapy in a community setting. *American Reviews of Respiratory Disease*, **143**, 1381–1385.

Roth A., Fischer M., Hamid M. E., Michalke S., Ludwig W. and Mauch H. (1998). Differentiation of phylogenetically related slowly growing mycobacteria based on 16S-23S rRNA gene internal transcribed spacer sequences. *Journal of Clinical Microbiology*, **36**, 139–147.

Saubolle M. A., Kiehn T. E., White M. H., Rudinsky M. F. and Armstrong D. (1996). *Mycobacterium haemophilum*: microbiology and expanding clinical and geographic spectra of disease in humans. *Clinical Microbiology Reviews*, **9**, 435–447.

Schulze-Röbbecke R. and Fischeder R. (1989). Mycobacteria in biofilms. *Zentralblatt Hygiene und Umweltmedizine*, **188**, 385–390.

Soini H., Skurnik M., Liippo K., Tala E. and Viljanen M. K. (1992). Detection and identification of mycobacteria by amplification of a segment of the gene coding for the 32-kilodalton protein. *Journal of Clinical Microbiology*, **30**, 2025–2028.

Steed K. A. and Falkinham J. O. III. (2006). Effect of growth in biofilms on chlorine susceptibility of *Mycobacterium avium* and *Mycobacterium intracellulare*. *Applied and Environmental Microbiology*, **72**, 4007–4100.

Stormer R. S. and Falkinham J. O. III. (1989). Differences in antimicrobial susceptibility of pigmented and unpigmented colonial variants of *Mycobacterium avium*. *Journal of Clinical Microbiology*, **27**, 2459–2465.

Takewaki S.-I., Okuzumi K., Ishiko H., Nakahara K.-I., Ohkubo A. and Nagai R. (1993). Genus-specific polymerase chain reaction for the mycobacterial *dnaJ* gene and species-specific oligonucleotide probes. *Journal of Clinical Microbiology*, **31**, 446–450.

Taylor R. H., Falkinham J. O. III, Norton C. D. and LeChevallier M. W. (2000). Chlorine-, chloramine-, chlorine dioxide- and ozone-susceptibility of *Mycobacterium avium*. *Applied and Environmental Microbiology*, **66**, 1702–1705.

Telenti A., Marchesi F., Balz M., Bally F., Böttger E. C. and Bodmer T. (1993). Rapid identification of mycobacteria to the species level by polymerase chain reaction and restriction enzyme analysis. *Journal of Clinical Microbiology*, **31**, 175–178.

Thomson R. M., Armstrong J. G. and Looke D. F. (2007). Gastroesophageal reflux disease, acid suppression, and *Mycobacterium avium* complex pulmonary disease. *Chest*, **131**, 1166–1172.

Tortoli E. (2003). Impact of genotypic studies on mycobacterial taxonomy: the new mycobacteria of the 1990s. *Clinical Microbiology Reviews*, **16**, 319–354.

Torvinen E., Suomalainen S., Lehtola M. J., Miettinen I. T., Zacheus O., Paulin L., Katila M.-L. and Martikainen P. J. (2004). Mycobacteria in water and loose deposits of drinking water distribution systems in Finland. *Applied and Environmental Microbiology*, **70**, 1973–1981.

Uslan D. Z., Kowalski T. J., Wengemack N. L., Virk A. and Wilson J. W. (2006). Skin and soft tissue infections due to rapidly growing mycobacteria. *Archives of Dermatology*, **142**, 1287–1292.

Vanderberg L. A., Burback B. L. and Perry J. J. (1995). Biodegradation of trichloroethylene by *Mycobacterium vaccae*. *Canadian Journal of Microbiology*, **41**, 298–301.

von Reyn C. F., Maslow J. N., Barber T. W., Falkinham J. O. III and Arbeit R. D. (1994). Persistent colonisation of potable water as a source of *Mycobacterium avium* infection in AIDS. *Lancet*, **343**, 1137–1141.

Wallace R. J. Jr, Brown B. A. and Griffith D. E. (1998). Nosocomial outbreaks/pseudo-outbreaks caused by nontuberculous mycobacteria. *Annual Reviews of Microbiology*, **52**, 453–490.

Wang Y., Ogawa M., Fukuda K., Miyamoto H. and Taniguchi H. (2006). Isolation and identification of mycobacteria from soils at and illegal dumping site and landfills in Japan. *Microbiology and Immunology*, **50**, 513–524.

Wendt S. L., George K. L., Parker B. C., Gruft H. and Falkinham J. O. III. (1980). Epidemiology of infection by nontuberculous mycobacteria. III. Isolation of potentially pathogenic mycobacteria from aerosols. *American Reviews of Respiratory Disease*, **122**, 259–263.

Whang J., Lee B. S., Choi G.-E., Cho S.-N., Kil P. Y., Collins M. T. and Shin S. J. (2011). Polymerase chain reaction – restriction fragment length polymorphism of the *rpoB* gene for identification of *Mycobacterium avium* subsp. *paratuberculosis* and differentiation of *Mycobacterium avium* subspecies. *Diagnostic Microbiology and Infectious Disease*, **70**, 65–71.

Wilton S. and Cousins D. (1992). Detection and identification of multiple mycobacterial pathogens by DNA amplification in a single tube. *PCR Methods and Applications*, **1**, 269–273.

Winthrop K. L., Abrams M., Yakrus M., Schwartz I., Ely J., Gillies D. and Vugia D. J. (2002). An outbreak of mycobacterial furunculosis associated with footbaths at a nail salon. *New England Journal of Medicine*, **346**, 1366–1371.

Wolinsky E. (1995). Mycobacterial lymphadenitis in children: a prospective study of 105 nontuberculous cases with long-term follow up. *Clinical Infectious Diseases*, **20**, 954–963.

Zaugg M., Salfinger M., Opravil M. and Luthy R. (1993). Extrapulmonary and disseminated infections due to *Mycobacterium malmoense*: case report and review. *Clinical Infectious Diseases*, **16**, 540–549.

第 13 章

用于水中嗜肺军团杆菌快速检测的新型分子学技术

E. Soria M. A. Yáñez , R. Múrtula R. Catalán

13.1 前言

嗜肺性军团病杆菌（*Legionella pneumophila*）属于军团菌属（*Legionellaceae*），它是这一持续扩大的菌属中与人类关联最紧密的病原微生物。此外，嗜肺军团菌属于人们已知的 15 种致病血清型（在临床和环境隔离条件下）中常见的血清型 1。

研究 *Legionella* 的重要性主要体现在两方面：首先，从病原学角度分析，*Legionella* 可能会引发重症肺炎，因此关于该细菌的研究对人类健康有积极作用；其次，人类社区内大面积传染病的爆发通常将会对该社区旅游业、石化业等诸多重要产业造成持续不良影响，所以展开相关研究也具有一定的社会经济学意义。

为有效预防军团杆菌病（*legionellosis*），许多国家已着手研究不同水域中的 *Legionella*，并制定了相应的规章条例（Nocker *et al.* 2010）。这些规定通常会给出制定标准所采用的检测程序，其中涉及的主要为细菌培养分离法，参照 ISO 11731 标准。然而，因为细菌的生长速度较慢，该检测方法通常耗时较长；此外，用该方法难以检测人工无法培养的细菌，也难以将样品中的 *legionellosis* 与含量较高的其他杂菌干扰物分离开来（Yáñez *et al.* 2005）。在临床诊断中，诊断结果和诊断方法息息相关（Heath *et al.* 1996），在处理这类疾病时，最常用的替代手法是用酶联免疫法（enzyme immunoassay，EIA）对患者的尿液进行抗原检测。EIA 法可以实现血清中抗体含量的快速、高灵敏度和强特异性检测。当检测环境样品时，也有多种常用手法，如 PCR、qPCR 和免疫检测等，相对于传统的细胞培养和分离手段，这些方法均在尝试提高检测的速度。但截至目前，对于环境样品中的 *Legionella* 检测，符合标准规定所需采用的方法仍是细胞分离和培养法。在本章中，将针对一些"环境样品中 *Legionella* 的快速检测方法"进行综述。

　　在过去的十几年间，免疫检测法在提高灵敏度、特异性和可重复性方面均取得了显著进展。因此，市场上也出现了很多基于免疫学方法的检测产品，这些手段普遍缩短了检测时间，具有较大发展潜力。通常，与传统细胞培养方法相比，新检测手段在理想情况下应能实现对微生物的实时检测。寻找更加快速、可靠、专一、灵敏且低成本的病原菌检测方法是这一领域中所有研究的共同目标，尤其是对环境样品在非实验室条件下的检测，其目标更是如此。从这个意义上讲，生物传感器具备实时检测病原菌的潜力，但在某些情况下，为了实现对低含量微生物的检测，这一方法需要耗时进行微生物的预富集。现今，人们在生产抗体和物理/物化检测手段上的进步已经能够满足对大量靶标物质的检测，这些方法在临床与环境样品中的微生物检测领域具有较大的应用潜力（Leonard *et al.* 2002）。下文将展示用生物传感器实现 *Legionella* 定量检测的最新进展，并介绍其作为常规检测手段的局限性。

13.2　免疫检测和 *Legionella* 快速检测

　　利用标准分离培养法检测 *Legionella* 病菌需要 10～12d。如此长的检测耗时限制了该方法的应用范围，比如，该方法在一些突发性感染事件中便不适用。针对这一不足，近年来，快速筛查技术得到了长足发展，已经能够很好地克服传统方法耗时长的弊端。当采用免疫方法检测 *Legionella* 时，相较于临床诊断样品的检测，直接检测复杂的环境样品往往需要更为灵敏、专一的方法（Kfir & Genthe，1993）。随着现代仪器技术的发展，免疫方法凭借其低成本、快速、简便以及结果可靠等优点，再度受到人们的重视。用于快速检测临床样品中 *Legionella* 抗原含量的免疫试剂已经实现市场化，如来自 Oxoid 的 Xpect® *Legionella* 和来自英维利斯医疗诊断集团（Inverness Medical Innovations）的 BinaxNOW® *Legionella*。这些免疫试剂在检测军团菌的尿液抗原测定领域得到了广泛应用（Svarrer *et al.* 2012）。但是，上述商业化试剂盒也存在一定的缺陷，主要在于：首先，它们对于除 *L. pneumophila* serogroup 1（sg 1）之外的其他血清型往往仅有较低（甚至不具有）的灵敏度；其次，待测样品中的 *Legionella* 需要相对较高的浓度才能被顺利检测出来。基于上述原因，上述试剂盒并不适用于检测环境水样中的 *Legionella* 细菌。

在现有的、可用于直接检测环境水样中的 *Legionella* 的方法中，*Fast-Path*® *Legionella* Detection Test（Nalco）和 *Hydrosense*® kit（Hydrosense）可以在几分钟之内预警 L. pneumophila sg. 1 的出现：若样品中存在 *Legionella* 抗原，利用毛细管流动技术，可使该抗原和被染色的抗体结合。相关的器件是一种一次性塑料设备，一旦有 *Legionella* 抗原被检出，检测线面板会显示出一条红线。这两种方法的检测限约为 100 cfu/mL，每次测试的手动操作时间为 25min。该试剂盒的优点在于体积小、便携、检测速度快、操作简单、可用于多种水样的检测、检测结果可视且易于理解，因而不必训练专业操作人员。其主要缺点在于：只能定性显示样品中是否存在微生物（不能定量分析）、需要预先对水样进行浓缩处理、只能检测 L. pneumophila sg. 1。

Bioalarm Legionella® 是市场上另一种针对 *Legionella* 的快速检测试剂盒（Rodriguez *et al*. 2010）。这一试剂盒采用 Estapor® 磁性微球，可在 50min 内检测水样中的 L. pneumophila。因为完整的细菌细胞表面多种参数指标不同于受损细胞，这一技术被设计用于检测完整的细胞。具体而言，在该方法中，首先将磁性微球标记以抗体－酶缀合物，制备为免疫磁珠，并对 *Legionella* 细胞进行捕集；随后，加入酶促反应的底物，令其反应一段时间后，再利用比色法对实验结果进行分析。上述各步骤均在室温、小容器条件下进行，通过将检测结果的颜色和标准比色卡比较，可以分析出 *Legionella* 的浓度范围，实现对 *Legionella* 的半定量检测。相较于传统的细菌培养法，这一方法的主要缺陷在于：需要提前对样品进行富集处理，以达到可检测的浓度，且仅能检测 L. pneumophila sg. 1。该方法的检测限约为 2000 cells/L。为了验证该方法的准确性，我们联合 15 家认证实验室组织了内部合作研究，将这一方法的检测结果和细菌培养法得到的检测结果进行对比分析。结果表明，对于 95.8% 的样品，运用此法和传统的细菌培养法所得到的检测结果是较为一致的（具体数据尚未公开发表）。

虽然上述各个免疫方法在进行直接、原位、快速且低成本的检测层面仍然存在提升空间，但是不可否认，它们依然具有良好的发展前景。目前，这些方法多用于不同环境与设施水体中 *Legionella* 的快速筛查方法。

13.3　采用微流控技术检测 *Legionella*

在过去的几年时间，微流控技术在生物技术、诊疗、医学和药学等领域的影响力日益提升。最初，引入微型化这一概念的主要目的在于提升器件的分析性能，但随着整体设备规模的减小，又自然节省了试剂消耗，并实现了在单一器件上对多个步骤的整合。由于微流控技术可以摆脱对专业技术操作人员的依赖，仅用小体积样品即可实现对目标物高效、快速的检测，已被视为芯片实验室技术（Lab-on-a-Chip，LOC）最为有力的应用（Mairhofer *et al*. 2009）。如今，分析微生物的微流控技术多用于检测临床样品，并被逐渐应用于环境样品的检测；这一技术的未来目标在于实现对于环境样品（如河水、湖水和海水等）和工业设施相关样品（如冷却塔、蒸发冷凝器等）的快速、实时监测。

在这一小节中，将对与 *Legionella* 检测相关的不同微流控技术进行综述，但截至目前，尚没有合适的技术能实现对环境样品的检测。

13.3.1　基于抗体的微阵列检测平台

基于抗体对环境水样中 *Legionella* 进行检测的方法已有若干种。2008年，Wolter 等人首次利用化学发光微阵列，结合一套半自动读数系统，实现了对水样中三种细菌（Escherichia coli O157：H7、*Salmonella typhimurium* 和 *L. pneumophila*）的快速同步检测。在该方法中，首先将玻璃基板修饰聚乙二醇（PEG）以连接多抗，由多抗捕获待测细菌；其次，加入生物素化的二抗，进一步识别细胞；接着，修饰以链霉亲和素的辣根过氧化物酶（streptavidin-HRP）通过生物素-链霉亲和素结合在二抗上；最后，以高灵敏的电感耦合装置（CCD）记录 HRP 催化鲁米诺和过氧化氢反应产生的化学发光信号，从而实现对待测细菌细胞的分析。整个流程耗时 13min 左右，检测速度快；在同时存在多种分析型的实验中，该方法针对 *S. typhimurium*，、*L. pneumophila* 和 *E. coli* O157：H7 的检出限分别为 $3 \times 10^6 \, \text{cells/mL}$、$1 \times 10^5 \, \text{cells/mL}$ 和 $3 \times 10^3 \, \text{cells/mL}$；并且，该方法可适用于较广泛的浓度范围，具有良好的再生性；特别值得一提的是，该方法对于 *L. pneumophila* 细胞的检测，在 $10^5 \sim 10^7$ 的范围内具有良好的线性信号相应，R^2 达到 0.992。这些一次性芯片存在的主要缺陷在于：背景噪声较大，不同芯片间结果的重复性不高。但从总体上看，这一三明治结构的 ELISA 平台可以实现对水样中细菌细胞的快速检测，具备实现自动化检测的潜力，可以和检测单元上游的浓缩单元、纯化单元有机整合，有助于提高检测污染物的灵敏度。

慕尼黑工业大学也开发了一种类似的器件（Karsunke *et al*. 2009）。他们采用丙烯腈-丁二烯-苯乙烯共聚物（ABS）为支撑体，设计了一种多通道三明治结构的一次性免疫芯片，共包含 6 个微流体平行通道，可通过化学发光信号检测病原菌。该设计将抗体滴加至 ABS 芯片的微通道中，通过吸附作用直接固载在芯片上。在设计的 6 个通道中，5 个微通道用于绘制标准曲线（采用不同微生物浓度），剩下 1 个用于实际样品中微生物含量的测定。通过微接触印刷（microcontact printing），将特异性识别 *E. coli* O157：H7，*S. typhimurium* 和 *L. pneumophila* 三种病原菌的多克隆抗体固载在芯片上，作为特定的信号受体；在检测时，抗体上标记有生物素和链霉亲和素修饰的辣根过氧化物酶（streptavidin-HRP），向体系中加入过氧化氢和鲁米诺，可被 HRP 催化反应，产生化学发光信号，并被 CCD 相机记录。该方法针对 *S. typhimurium*、、*L. pneumophila* 和 *E. coli* O157：H7 的检出限分别为 2.0×10^7 cells/mL、7.9×10^4 cells/mL 和 1.8×10^4 cells/mL。此法耗时 18min，符合快速检测分析的要求。同样，这一方法需要对实际饮用水样进行预先富集和浓缩处理，用其进行饮用水水质监控时，可以考虑和微过滤和免疫磁性分离技术配合使用。

　　Yamaguchi 及其同事开发出检测 *E. coli* 的微流控器件（Yamaguchi *et al*. 2011），随后，这一装置被用于快速分析工厂冷却塔中的 *L. pneumophila* 菌落数目。该芯片采用快速原型和复制成型技术，以聚二甲硅氧烷 polydimethylsiloxane（PDMS）和玻璃为基底材料，可在芯片上直接进行菌落染色和计数。在检测时，水样和荧光染料分别从不同的入口注入微型芯片，并在混合区进行混合，完成荧光染色；之后，样品流经检测区，被安装在显微镜上的 CCD 摄像机拍摄记录，再由图像分析软件完成对细菌细胞的计数。采用这种方法，不仅可以完成对全部细胞的计数，也可以通过改变荧光标记物来检测不同的靶标细胞。通常情况下，1h 内即可得到检测结果。以 DAPI（4′, 6-diamidino-2-phenylindole）为染料，利用这一设备检测淡水和地下水中的细菌总数，检测范围达到 $10^4 \sim 10^6$ cells/mL；利用荧光抗体染色，可检测池塘水样中 *Escherichia coli* O157：H7 的加标含量。此外，研发人员强调了在检测分析前增加细菌浓缩系统的必要性。通过在芯片的微通道中修饰 *L. pneumophila* 的荧光抗体，研发人员还将此系统用于冷却塔水样中 *L. pneumophila* 细胞的快速检测。所得结果线性良好，检出限达到 10^4 cells/mL（Yamaguchi，2011）。但是，若期待进一步降低检出限，同样需要在器件上游整合浓缩步骤。

　　IMMUNOLEGIO 研究计划由欧盟立项成立，旨在开发 *Legionella* 检测的替代方案，以提高检测的灵敏度，并缩短检测时间。该计划由来自匈牙利、法国、西班牙、捷克、爱尔兰、意大利、比利时、芬兰和英国等多个国家的中小企业和研究中心具体执行。这一项目的主要目标在于开发一种基于磁性纳米颗粒的生物传感器，对 *Legionella* 进行实时检测，目标检出限为 50 cfu/L，这一检出限可满足欧盟对 *Legionella* 所规定的上限：

100 cfu/L。此外，所开发的磁性生物传感器完成一次全分析的耗时小于
30min，能在不同检测批次间体现出结果的可重复性、可自动化、一次性
以及不依赖专业操作人员。开发出来的样机在实验室规模对工业水样进行
测评，在项目完成后，评估工作仍在继续（Bamford *et al.* 2009）。

13.3.2　基于 DNA 的微阵列检测平台

Zhou 等人开发了一种基于寡聚核酸的微阵列系统，用于饮用水及其他
水样中水传播病原菌（尤其是 *L. pneumophila*）的检测（Zhou *et al.* 2011）。
该 DNA 微阵列将来自 16S-23S rDNA 的内转录间隔区（internal tran-
scribed spacer regions，ITS）和水传播病原菌中最常见的促旋酶（gyrase）
B 亚单位基因 gyrB 的核酸片段进行了 PCR 扩增。这一平台共设计有 26 种
探针，除 *L. pneumophila* 外，还可以同时检测 *Aeromonas hydrophila*，
Klebsiella pneumoniae，*Pseudomonas aeruginosa*，*Salmonella spp.*，*Shi-
gella spp.*，*Staphylococcus aureus*，*Vibrio cholerae*，*Vibrio parahaemo-
lyticus*，*Yersinia enterocolitica* 和 *Leptospira interrogans* 等微生物。

本研究针对每组细菌均设计了 1～4 种特异性捕获探针。针对引物和探
针的特异性测试共包括 218 种菌种，其中 53 种代表性菌株、103 种临床分
离菌株和 62 种其他菌株（涉及 10 个菌属，48 个菌种）。此外，选用 16S
rDNA 的保守区域为正控制探针，首先进行产物的 PCR 扩增和纯化，再在
芯片上进行探针杂交。运用这一方法，研究人员共分析了 30 个瓶装饮用水
样品和 12 个蒸发冷凝水样品。结果表明，该器件的检测结果具有可重复
性，并能体现对不同靶标的选择性检测，灵敏度为 0.1ng DNA 或 10^4 cfu/
ml。当待测分子为 *L. pneumophila* 时，用这种微阵列检测方法对蒸发冷
凝水样进行分析，所得检测结果和用标准 qPCR 方法得到的分析结果一致。
笔者认为，这一方法比传统的细菌培养分离法和抗血清凝集法更为快捷
省力。

Vitens 公司、TNO（应用科学研究）生活质量分部以及荷兰的 Ken-
nemerland 区域公共卫生实验室共同合作开发了 *Legionella* Chip®。*Legio-
nella* Chip® 以 DNA 技术为基础，利用生物标记来检测 *L. pneumophila*。
Legionella Chip® 最突出的优势在于：它可以区分水体中的致病与非致病
Legionella 菌株。*Legionella* 包括许多不同菌种，一般情况下，只有 *L.
pneumophila* 具有致病感染性（在偶发情况下，其他菌种也可能具有致病
性）。在研究期间，研究人员仔细比较了致病性 *L. pneumophila* 菌株和非
致病性菌株（尚未被证明出致病性、致病可能性低）的 DNA 组成（Yzer-
man *et al.* 2010）。该研究源自荷兰 *Legionella* 研究项目采集的菌株数据：

包括来自荷兰的病人源性菌株以及未探明病人感染源而有意采集的环境菌株样品。通过对采集得到的 257 种菌株进行基因对比分析，研究人员筛选出了 5 种能区分致病与非致病菌株的标记物。上述标记物和其他诊断性 Legionella 标记物共同构成了最终商业产品 Legionella Chip® 中的生物组分。

这一新型诊断工具具备如下特点：高科技芯片表面上分布有独特的 DNA 标记物，并被植入标准化的实验室器件 Eppendorf vial 中；检测时，依次进行样品制备、DNA 提取和标记，在标准实验室条件下，整个检测耗时在 4h 以内。综上所述，Legionella Chip® 能够在 4~6h 内检测出水样中是否含有 L. pneumophila sg1-14 和 L. anisa，除检测细菌含量外，Legionella Chip® 还能甄别所检测出的细菌是否会产生健康威胁。实验结果将给出可操作的管理信息，对于节约成本、创建健康安全的环境有重要意义。

据笔者分析，现有的 Legionella Chip® 只适用于分析特定地理区域内（荷兰）分离出的菌株；其他地区，如欧洲南部，适用的基因标记物很可能发生改变，需要重新进行研究。这一地理限制问题能够在未来得到解决，发展出不同的具有针对性的 Legionella Chip® 版本。

1. 利用 PCR 微流控平台同时检测多种水传播病原菌

在 SOSTAQUA（CENIT；CEN20071039）项目中，笔者所在实验室和巴塞罗那 Autonomous University 传感器与生物传感器小组进行课题合作，共同开发了一套基于 PCR 技术的微流控平台，用于微生物检测。目的是在一套微流控平台上实现粪便污染指标（如 Escherichia coli 和 Enterococci）和水传播病原菌（包括 Clostridium perfringens，Vibrio cholerae，Salmonellaspp. 和 L. pneumophila 等）的同步检测。

研究人员提出构建一种标准模块化的系统，分别用不同的模块材料构建微流控平台和电子器件平台。微流控平台用于控制进样与反应过程，采用高聚物为基底材料，是一次性的；电子器件平台用于控制反应温度，属于可重复利用的固定组件，采用低温共烧陶瓷(Low Temperature Co-fired Ceramics，LTCC) 技术加工；最终这一 PCR 平台被构建在一个整合了样品浓缩模块和 DNA 提取功能模块的一次性器件中，该器件的操作步骤已经降低至最少，能够为微生物诊断相关层面的检测需求提供了一个高度整合的解决方案。

2. 系统扩增设计

在 PCR 平台的研发构建中，首先应针对不同的靶标微生物，确定专一性的引物和探针。进行关于扩增的设计（引物退火温度、扩增片段长度等）可满足进行 qPCR 的特定要求，有望采用同一热力学条件，在一轮检测中能同时检测所有靶标微生物。另外，这一 PCR 平台的相关设计，包括其内部扩增控制（Internal Amplification Control，IAC）的设计，为平台带来了一个附加功能：该平台系统可以较为容易地对"靶标不存在"和"由样品中杂质引发的抑制反应"两种情况加以分别。

3. 微流控 PCR 平台中相关生物相容性的研究

在设计 PCR 平台时，应谨慎地选取基底材料。选取不合适的基底材料可能会带来一系列后续问题，如反应试剂通过微通道时发生贴壁、基底材料对 PCR 产物的检测系统产生干扰等。多数 PCR 微通道和微反应室都采用硅片或玻璃基底，但这些材料表面和 PCR 原料之间往往会产生严重的干扰。在微流控体系的设计中，增大比表面积在多数情况下是有利的，但比表面积过大也会增加生化试剂与反应器表面的接触，从而加剧干扰。在微系统中，由于反应组分对微通道的贴壁结合而产生的 PCR 抑制效应是一个非常重要的现象，有时，相应的表面处理是必不可少的（Christensen *et al.* 2007）。考虑到上述原因，越来越多的高聚物在基底制作中得到应用。本研究对不同的高聚物，如聚二甲基硅氧烷（polydimethyloxane，PDMS）、聚碳酸酯（polycarbonate，PC）、聚甲基丙烯酸甲酯（polymethylmethacrylate，PMMA）、环烯共聚物（cycloolefin copolymer，COC）和低温共烧陶瓷（Low Temperature Co-fired ceramics，LTCC）作为微流控备选基底材料进行了评价。

有关生物相容性的研究主要包括：检测不同试剂与基底的结合情况、接触基底材料对反应产生的抑制情况，以及对检测系统的干扰等。对生物相容性的分析均采用 qPCR 定量方法，以 Salmonella DNA 为对照，采用具体设计的特定引物和荧光探针进行靶标检测。和基底材料接触过的扩增混合物为实验组，实验结果均和对照组进行比对，每轮 PCR 的结果也和未与基底材料接触过的扩增混合物进行比对。在上述实验中，研究人员对各样品扩增动力学和 Ct 值进行了分析。通过 Ct 值可以计算目标 DNA 的初始值，对比实验组和对照组的 Ct 值，可以对负面基底效应造成的异常扩增情况加以分析。

根据实验结果，基于 COC 材料的微流控平台没有发生明显的 DNA 吸附。并且，暴露于 COC 材料的混合物的 PCR 扩增效率和未暴露于 COC 材料的混合物数据相当，说明 COC 材料和 PCR 相容性良好，是一种适宜的微流控平台材料。后续，COC 材料被选为制作低成本一次性微流控平台的基底材料。

为了研制一次性多参数微流控平台，研究人员提出了一个基于离心推进装置器件的设计方案，该设想能够简洁、经济地操控微流控器件中的流体。采用离心推进装置可以避免泵的使用，并且能够方便地将阀门器件和其余分离步骤进行整合，利用高度平行和自动化的流体操控实现高通量多组分测试。流体推进性能取决于流体性质、离心力（Fc）、旋转速度以及微通道和储液池的几何形状和位置。

为了能够更精确地操控流体及流体剂量，人们研发了一种基于毛细力阀门的微流控装置。在该装置中，阀门通常位于旋转中心，其几何形状也经过相关的优化设计。在充分离心作用下，结合有毛细力阀门的储液器能够将多种液体从单一的总容积中分离，同时将剩余液体排至废液槽中。现有的设计包括八个反应室，容积约为 $20\mu L$，即便如此，上述设计也可以较为方便地根据需要进行调整。这些多层微流控器件是经 CAD 软件设计，再通过电脑数字控制（CNC）机器（Protomat C100/HF，LPKF Laser and Electronics S. L.，Madrid，Spain）完成快速定型。采用压焊工艺研制高度密封的多层器件，一旦装机，独立的各层得到对准，并借助热液压机施加压力和温度实现层叠。层压工艺中采用的气压通常为 $2\sim6$ bar，温度略高于聚合物基底的玻璃化转变温度即可。在这种配置下，有两种检测模式可选，包括同时检测一个样品中的 8 种不同靶标，或者可以检测 8 种样品中的同一靶标含量。

4. 热平台

在 PCR 反应过程中，要精准地控制温度才能持续得到充足的扩增产物。在这一工作中，研究人员设计的热循环仪，借助 LTCC 技术制备三种传感器/执行器单元，可以同时提供 qPCR 过程中所涉及的三种温度：94℃，50℃和72℃。因此，为了完成一个温度循环，微流控平台应根据正确的旋转顺序自动放置在相应的区域（见图 13.1）。如图 13.1 所示，一个平面电阻和一个高精密温度传感器整合在一个基底上。LTCC 技术中的多层法可将一套传感器/执行器单元分别设置在三个不同的基底上，再将它们插入一个聚酸酯平台，聚碳酸酯材料可以提升不同温度区域之间的热隔离性能，进而有效抑制不同区域之间的热干扰。接着，通过激光微加工完成后期机械制作；最终，应用基于微控制器的三个 PID（Proportional＋Integral＋Derivative）控制单元实现三个区域温度的恒定控制。

5. 冷冻干燥 PCR 试剂

鉴于经过试剂预分装的一次性微流控平台器件具备诸多优点，笔者对 PCR 试剂冻干的可行性进行了考察。由于试剂提前冻封在 PCR 微流控平台，省略了反应前滴加试剂的步骤，这将会进一步提高平台的多功能性，并使 PCR 的准备工作变得简单，也有利于推动仪器的商业化推广。出于上

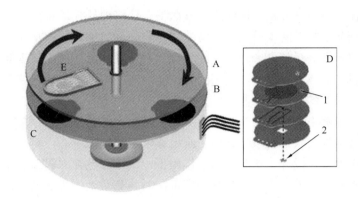

图 13.1　PCR 微流控平台系统结构图

A—旋转微流控平台；B—具有三个定义温度的热平台；C—旋转平台；D—热
平台中用于控制温度的传感器/执行器单元；1—电阻；2—传感器；E—用于
样品和试剂的一次性微流控卡

述目的，我们制作了几种不同的简易微流控平台原型机，以此进行试剂冻
干研究。

　　从试剂在相应微室里的冻干效果来看，实验结果令人满意。一旦试剂
被冻干，器件将从顶部密封；需要解冻时，只需将 $15\mu L$ 去离子水加至储
水室，再借助离心力将水推送至冻干试剂所在的反应室，实现解冻。实验
证实采用经解冻的试剂能够顺利进行后续 PCR 实验。在实际操作中，样品
可直接滴加用于解冻 PCR 试剂。

　　由于微流控平台的检测系统仍在开发当中，目前，用微流控平台进行
PCR 实验的初步结果可以通过对反应室中回收的 PCR 混合产物进行电泳
分析获取。当最终目标着眼于构建一种可在野外操作的便携式装备时，检
测系统的设计就会成为主要的挑战；但从理想化的角度分析，检测系统应
该能够在短时间内实现对于少量靶标复制物的快速检测。

　　在检测系统的设计过程中，笔者认为，在这一项目框架下所开展的工
作为开发用于环境诊断的微流控 PCR 系统做出了重要贡献。

13.4　未来研究方向

　　在 *Legionella* 的识别和检测工作中，虽然传统的细菌培养法较灵敏，
也能提供定性和定量的结果，但这些方法通常需要若干天才能得到实验结
果；qPCR 法可快速、灵敏地检测 *Legionella*，是传统方法的替代方案之
一，但它需要使用者接受相关的专业培训，包括分析、解释实验数据等；
生物传感器则能够快速、实时检测 *Legionella*，也为该细菌的检测提供了

一种优质的替代方案。

　　许多基于核酸分析和免疫荧光的新技术正处于开发阶段，伴随着微加工工艺的发展，它们将有力地推动微生物诊断领域的进步。此外，芯片实验室（Lap on a Chip，LOC）器件的启用将会促进高通量分析的发展，尤其适用于需要浓缩处理的样品。对于一些特殊环境样品的检测，特别是涉及靶标物浓度过低的 Legionella 检测时，样品浓缩和纯化处理是几乎必不可少的。比如，在检测饮用水水样时，需要先对样品进行微过滤和免疫磁珠分离，再用检测系统进行检测。当然，采用浓缩处理时，有关样品浓缩、纯化和有效回收的问题依然存在，微流控和微机电系统（Micro Elec-tro Mechanical Systems，MEMS）的发展有助于解决克服这些问题，主要能够大幅缩减样品准备环节消耗的时间。此外，微流控器件的开发有助于人们在现有实验室标准操作流程的基础上，进一步提高标准，尤其是对基于微小体积样品所进行的检测。

　　值得一提的是，在未来，生物传感器的功能不会仅局限于检测一种或少数几种微生物，发展重点将是多参数传感功能的开发和实现，对所有人们感兴趣的靶标物进行检测。这种功能将对食品和水质安全监控领域产生颠覆性的影响。产品得以快速生产面市，在低成本投资的情况下也能确保对产品质量和安全性进行提升。在环境样品的检测中，同时对 Legionella 和其他异养菌的总量进行定量检测对冷却塔和自来水分布系统的在线控制大有裨益。不过，很多新的分子学方法习惯于强调对病原菌的直接检测，而往往忽视其具体致病性的大小。因此，建立起病原菌浓度和实际健康风险的相关性也将是非常有价值的工作。

　　最后，微流控芯片技术的快速发展不仅可以由过去数年里所发表的大量文章加以佐证，专注于开发商业化 LOC 产品的新兴公司的大量增长也可以从侧面反映出这一技术所具备的前景。我们期待不久后就能看到高灵敏、全自动且廉价的生物传感器能够成为业界和实验室微生物（包括 Le-gionella 在内）快速检测的常规测试手段。同时，科研团队，特别是应用市场正期待着涉及新方法学的相关法规和标准出台，以肯定其作为一个传统检测手法的替代方案。综上所述，这一新型分析工具投入常规使用之前，它们不能仅定位于一种科研方法，而应该达到更严格的技术要求，向标准检测手段靠拢。

本章参考文献

Bamford F., De R., Dowling P., Gaboyard M., Gatti R., Krejci J., Matti V., Merret H., Muñoz F. and Clavell N. (2009). Rapid Biotechniques Based on Immunosensors for in situ Detection of *Legionella* in Industrial and Environmental Water Samples (IMMUNOLEGIO). http://www.ist-world.org (accessed 10 December 2011)

Christensen T. B., Pedersen C. M., Gröndahl K. G., Jensen T. G., Sekulovic A., Bang D. D. and Wolff A. (2007). PCR biocompatibility of lab-on-a-chip and MEMS materials. *J. Micromech. Microeng.*, **17**, 1527–1532.

Heath C. H., Grove D. I. and Looke D. F. M. (1996). Delay in appropriate therapy of *Legionella* pneumonia associated with increased mortality. *Eur. J. Clin. Microbiol. Infect. Dis.*, **15**, 286–290.

Hydrosense *Legionella* Field Kits. http://www.hydrosense.biz (accessed 10 December 2011)

International Organization Standardization. ISO 11731 (1998). Water quality-Detection and enumeration of *Legionella*.

International Organization Standardization. ISO 11731 (2004). Water quality-Detection and enumeration of *Legionella*. Part. 2: Direct membrane filtration method for waters with low bacterial counts.

Karsunke X. Y. Z., Niessner R. and Seidel M. (2009). Development of a multichannel flow-through chemiluminescence microarray chip for parallel calibration and detection of pathogenic bacteria. *Anal. Bioanal. Chem.*, **395**, 1623–1630.

Kfir R. and Genthe B. (1993). Advantages and disadvantages of the use of immunodetection techniques for the enumeration of microorganism and toxins in water. *Water Sci. Tech.*, **27**, 243–252.

Leonard P., Hearty S., Brennan J., Dunne L., Quinn J., Chakraborty T. and O'Kennedy R. (2003). Adavances in biosensors for detection of pathogens in food and water. *Enzyme Microb. Technol.*, **32**, 3–13.

Mairhofer J., Roppert K. and Ertl P. (2009). Microfluidic systems for pathogen sensing: a review. *Sensors*, **9**, 4804–4823.

NALCO an Ecolab Company FastPath™ *Legionella* Detection Test. http://www.nalco.com (accessed 10 December 2011)

Nocker A., Yáñez M. A., Soria E. and Catalán V. (2010). Waterborne Pathogens: *Legionella*. http://www.waterbornepathogens.org (accessed 18 December 2011)

Rodriguez G., Sultan F., Bendrina B. and Solis I. (2010). Fast detection of *Legionella pneumophila* in cooling towers by immunomagnetic microspheres. *Medlab Mag.*, **2**, 28–32.

Svarrer C. W., Lueck C. P., Elverdal P. L. and Uldum S. A. (2012). The immunochromatic kits Xpect® *Legionella* and BinaxNOW® *Legionella* for detection of *Legionella pneumophila* urinary antigen have low sensitivities for the diagnosis of Legionnaires' disease. *J. Med. Microbiol.*, **61**, 213–217.

Wolter W., Niessner R. and Seidel M. (2008). Detection of *Escherichia coli* O157:H7, *Salmonella typhimurium*, and *Legionella pneumophila* in water using a flow-through chemiluminescence. *Anal. Chem.*, **80**, 5854–5863.

Yamaguchi N. (2011). Rapid Enumeration of *Legionella pneumophila* in Cooling Tower by Using a Microfluidic System. ASM 2011. http://m.core-apps.com/TriStar-ASM2011/abstract/84dc19e6de1adf2c66b74fa54f6fd5c7 (accessed 12 December 2011)

Yamaguchi N., Torii M., Uebayashi Y. and Nasu M. (2011). Rapid, semiautomated quantification of bacterial cells in freshwater by using a microfluidic device for on-chip staining and counting. *Appl. Environ. Microbiol.*, **77**, 1536–1539.

Yáñez M. A., Carrasco-Serrano C., Barberá V. M. and Catalán V. (2005). Quantitative detection of *Legionella pneumophila* in water samples by immunomagnetic purification and real-time PCR amplification of the dotA gene. *Appl. Environ. Microbiol.*, **71**, 3433–3441.

Yzerman E., den Boer J., Caspers M., Almal A., Worzel B., Van der Meer W., Montijn R. and Schuren F. (2010). Comparative genome analysis of a large Dutch *Legionella pneumophila* strain collection identifies five markers highly correlated with clinical strains. *BMC Genomics*, **11**, 433.

Zhou G., Wen S., Liu Y., Li R., Zhong X., Lu F., Wang L. and Cao B. (2011). Development of a DNA microarray for detection and identification of *Legionella pneumophila* and ten other pathogens in drinking water. *Int. J. Food Microbiol.*, **145**, 293–300.

第 14 章

水环境中病毒的检测

Johan Nordgren and Leenart Svensson

14.1 简介

水是诸多病毒的主要传播途径，进而引发人类疾病。最近几年随着检测方法的不断发展，水传病毒的相关资料得到不断完善。水中病毒检测具有如下几个实用价值：可用于评估被污染水域病毒感染的风险，判断水处理工艺对病毒的去除效果，评估生活饮用水的水质，以及获取流行病毒的流行病学信息（Bosch *et al*. 2008）。在发展中国家，改善公众健康的一大障碍是不安全的水资源（Fewtrell *et al*. 2005），据报道，世界各地每年都有许多直接或间接由于水体病毒污染而引发的疾病暴发（Maunula *et al*. 2005；Sinclair *et al*. 2009）。然后，污水处理厂、娱乐水体或其他人类直接或间接使用的水环境并没有将病毒作为日常监测指标。对病毒污染而言，常用的细菌和粪便指标都是不可靠的（Vivier *et al*. 2004；Ehlers *et al*. 2005；Serracca *et al*. 2010），经常会低估对病毒感染的风险。因此，从公众健康角度出发，为了减少水传病毒性疾病的蔓延，水中高灵敏病毒检测技术的发展、规范化以及实施就变得非常重要。此外，通过检测废水中的病毒存在性就能够获得区域内病毒感染的流行病学信息。开展水环境病毒调查的关键点是可用的检测技术，该技术应该快速、廉价、具有多种病毒及多种水环境检测的适用性。

在本章中，将简要地介绍最常见的致病性水传病毒，介绍它们在水环境中的传播途径及其与人类健康的相关性。然后，综述目前普遍使用的病毒浓缩和检测方法。

14.1.1 水传病毒

经粪-口途径感染人类的肠道病毒是水传病毒中最有传播潜力和导致人

类疾病的病毒。水传病毒通常会引起人的胃肠炎，此外，能引起肝脏疾病的肝炎病毒 A 型和 E 型一般也通过水环境传播（表 14.1）。肠道病毒（主要在胃肠道感染和繁殖）无包膜、皮实，对环境和消毒因子耐受性通常远远超过细菌（Duizer et al. 2004）。一些研究已经表明，肠道病毒可在水环境中长时间保持感染活性。例如，最近的研究表明，研究者能够在接种了诺如病毒的水样中持续 3 年检测到诺如病毒，病毒在水中能够保持感染活性至少 61 天（Seitz et al. 2011）。

诺如病毒属于杯状病毒科（Caliciviridae），是迄今为止依赖水源性传播引发肠胃炎的最重要的病毒性病原微生物，也是水传病毒领域的研究热点（Maunula et al. 2005；Nordgren et al. 2009）。它是世界范围内引起儿童和成年人急性肠胃炎的最常见病因，在工业化国家每年大概有 900000 个临床案例，在发展中国家每年有 20 万儿童因此而丧生（Patel et al. 2008）。由诺如病毒引发的水源性疾病疫情频繁爆发（Maunula et al. 2005；Sartorius et al. 2007；Nenonen et al. 2008；Maunula et al. 2009）（见表 14.2）。其他能够引起胃肠炎的水传病毒还包括沙波病毒、肠炎腺病毒（serotypes 40 and 41）、星状病毒和轮状病毒。这些病毒曾引起过水源性疾病暴发（Kukkula et al. 1997；Villena et al. 2003；Maunula et al. 2004；Nakagawa-Okamoto et al. 2009；Scarcella et al. 2009；Koroglu et al. 2011），但与诺罗病毒相比，爆发频率大大减少，并且大多感染的是儿童（见表 14.1 和表 14.2）。

A 型肝炎病毒通过粪-口途径传播，可引发肝炎。该疾病为自限性的，很少致命，但发病往往持续数月。A 型肝炎病毒与数起水源性疫情暴发有关（Cao et al. 2009；Chobe et al. 2009），与诺如病毒、E 型肝炎病毒一起被公认为是威胁人类健康的最重要的水传病毒。与 A 型肝炎相比，E 型肝炎爆发频繁较小，但死亡率较高，尤其是孕妇。在亚洲、中东和非洲，E 型肝炎是引发成人急性肝炎临床病例的最主要原因，但是在工业化国家，E 型肝炎比较少见（FitzSimons et al. 2010）。在发展中国家，E 型肝炎通常经水传播，呈现地方性特征（Guthmann et al. 2006；FitzSimons et al. 2010；Swain et al. 2010；Acharya et al. 2011），在工业化国家的水环境同样存在 E 型肝炎病毒（Pina et al. 2000；Miyamura，2011）。例如，1991 年，印度坎普尔发生了一次大规模的因饮用水受到污染导致的 E 型肝炎爆发，波及人口范围达到 79000 人（Naik et al. 1992）。

除了胃肠炎和肝炎，水传病毒还可以引发许多其他类型的疾病。最主要的病毒类型是非肠道腺病毒（包括几种血清型）和肠病毒。水传非肠道腺病毒疫情暴发会引起结膜炎、呼吸道疾病、脑炎和肺炎，常见于一些娱

水传病毒及其导致的人类疾病

表 14.1

病毒名称	所属科	遗传密码（基因型）	病毒粒径	症状	说　明
诺如病毒	杯状病毒科 Caliciviridae	+ssRNA	28~38	胃肠炎	最重要的水传病毒，绝大部分水传病毒爆发事件都是由该病毒引起
A 型肝炎病毒	小核糖核酸病毒科 Picornaviridae	+ssRNA	27~32	肝炎	引发全球性肝炎爆发的最常见病毒。最重要的水传病毒之一
E 型肝炎病毒	肝炎病毒科 Hepeviridae	+ssRNA	27~34	急性肝炎	在许多地区存在地方性水源性传播，对孕妇是致命的
札幌病毒	杯状病毒科 Caliciviridae	+ssRNA	28~35	胃肠炎	感染后症状与诺如病毒相比较轻，在与水相关的疾病及其爆发中比较罕见
肠道腺病毒（40，41）	腺病毒科 Adenoviridae	dsDNA	70~90	胃肠炎	主要感染幼儿，如泳池水引发水源性疾病爆发。建议作为人类感染的指征性指标
非肠道腺病毒	腺病毒科 Adenoviridae	dsDNA	70~90	呼吸系统疾病、结膜炎、脑炎、肺炎	通常由娱乐用水、如泳池水爆发水源性疾病爆发
星状病毒	星状病毒科 Astroviridae	+ssRNA	28~30	胃肠炎	主要感染幼儿，特别是未满 6 个月大的婴儿。在与水相关的疾病及其爆发中比较罕见
轮状病毒	里奥病毒科 Reoviridae	dsDNA	70	胃肠炎	引发幼儿严重胃肠炎的最常见病毒。经水传播并不认为是高风险的，但常常被用于开展流行病学调查
肠道病毒	小核糖核酸病毒科 Picornaviridae	+ssRNA	27~30	呼吸系统疾病、发烧、脑膜炎、瘫痪、心肌炎	通常通过娱乐用水导致水源性疾病的爆发。容易在体外养繁殖，因此多用于感染性研究中

乐用水的疫情暴发，譬如游泳池（Sinclair *et al.* 2009）。肠道病毒属包括许多病毒，例如脊髓灰质炎病毒、柯萨奇病毒和埃可病毒，可导致各种疾病症状，如呼吸系统疾病、瘫痪、脑膜炎、心肌炎和发烧。这些病毒得到了广泛研究，部分原因是它们在细胞培养试验中相对容易繁殖（见表14.1）。水源性肠病毒疫情暴发已经有记载（Begier *et al.* 2008），但经水传播的风险尚不清楚。然而近年来，水传埃可病毒疫情似乎有上升的趋势（Sinclair *et al.* 2009）。此外，仍然存在一些潜在的水传病毒，如冠状病毒（Decaro *et al.* 2010）和爱知病毒（Kitajima *et al.* 2011），虽然它们在水源性传播中的流行程度尚未得到深入研究（见表14.2）。

来自不同水源的水传病毒爆发案例　　　　　　　表 14.2

水传病毒爆发源	病毒种类	最可能的爆发原因	参考文献
饮用水	诺如病毒	污水污染、化粪池故障	Hewitt *et al.* 2007
社区自来水（地表水）	诺如病毒	污水污染、氯消毒不彻底	Kukkula *et al.* 1999
社区自来水（地下水）	诺如病毒	未经消毒	Kuusi *et al.* 2004
饮用水	E 型肝炎病毒	污水污染、消毒不彻底	Sarguna *et al.* 2007
饮用水	E 型肝炎病毒	给水厂故障	Swain *et al.* 2010
井水	诺如病毒	化粪池污染	Beller *et al.* 1997
井水	诺如病毒	污水系统溢流	Nygard *et al.* 2003
湖水	诺如病毒	附近公厕的粪便污染	Sartorius *et al.* 2007
游泳池	腺病毒	氯消毒不彻底	Harley *et al.* 2001
游泳池	A 型肝炎	污水污染	Mahoney *et al.* 1992
游泳池	肠病毒	粪便污染、消毒不彻底	Hauri *et al.* 2005
海洋	肠病毒	污水污染	Begier *et al.* 2008
喷泉	诺如病毒	粪便污染、消毒不彻底	Hoebe *et al.* 2004
软体动物（牡蛎，贻贝，蛤）	诺如病毒，A 型肝炎，星状病毒，沙波病毒，肠道病毒，轮状病毒	污水出流液污染，大雨（污水处理厂溢流），脱嘌呤作用不充分	Le Guyader *et al.* 2008；Polo *et al.* 2010；Halliday *et al.* 1991；Nenonen *et al.* 2008；Nakagawa-Okamoto *et al.* 2009；Nenonen *et al.* 2009
浆果	诺如病毒，A 型肝炎	用未经处理的水灌溉、烹煮加热不足	Maunula *et al.* 2009；Niu *et al.* 1992；Hjertqvist *et al.* 2006

14.1.2　水环境中病毒的传播途径

迄今为止，对细菌、粪便指标的关注以及相比低效的病毒检测技术阻碍了对水传病毒传播途径的认识和了解。目前公认的水传病毒致病传播途径有很多（Maunula *et al.* 2005；Bosch *et al.* 2008）。感染者可以通过粪便和呕吐物排泄大量病毒（$10^5 \sim 10^{12}$/克粪便）进入污水处理系统。污水处理厂的进水和出水中病毒含量通常很高（Nordgren *et al.* 2009）。这些病毒可随即进入河流、海洋和湖泊系统，直接通过娱乐活动导致疾病的暴发（见图 14.1）。饮用水源地也常检测到与疾病暴发相关的病毒（Maunula *et al.* 2005）。据报道，饮用水疫情暴发主要是由于污水/化粪池渗漏进入地下水、私有水井或家用水，这些水之后又被作为饮用水（Nygard *et al.* 2003；Maunula *et al.* 2005）。除偶然事件，经过消毒和处理的公共供水系统和地表水、地下水一般是安全的（Kukkula *et al.* 1999；Kuusi *et al.* 2004）。此外，农业灌溉和施肥是水传病毒传播的主要途径之一（见图 14.1）。未经充分处理的灌溉水（Katzenelson *et al.* 1976）可污染食品，如蔬菜，并最终导致食源性疾病暴发（Cheong *et al.* 2009）。例如，在欧洲许多国家，冷冻进口的树莓是诺如病毒暴发的常见来源（Ponka *et al.* 1999；Le Guyader *et al.* 2004；Falkenhorst *et al.* 2005），冷冻草莓曾导致 A 型肝炎的暴

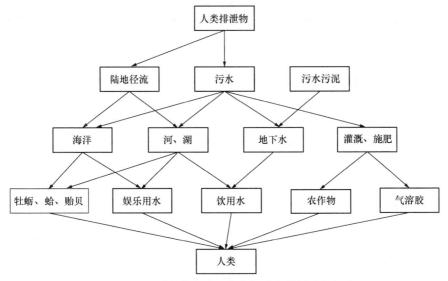

图 14.1　肠道病毒在水环境中的潜在传播途径概述

注：被感染者的粪便和呕吐物中肠道病毒含量非常高，病毒会随着未经处理或未经充分处理的污水排入海洋、湖泊和地下水系统。随后，个人通过娱乐活动或通过其他途径发生直接暴露；例如受污染水体培育的软体动物、饮用水、用污染的水或污泥等灌溉施肥种植的蔬菜、浆果或其他农作物。改编自（Bosch，1998）。

发（Niu *et al*.1992）。有关软体动物的食用导致疾病的爆发也有据可查，特别是牡蛎、蛤和贻贝（Le Guyader *et al*.2008）。软体动物可以过滤大量的水，因此能够在体内累积大量的病毒颗粒。特别是那些在污水处理厂出水口附近培育的软体动物，更加值得担忧（Nenonen *et al*.2008）。例如，上海曾发生过因食用生蛤蜊导致 A 型肝炎和病毒性肠胃炎爆发的事件，影响约 30 万人口的健康（Halliday *et al*.1991）。

14.1.3　污水处理厂的病毒

人类肠道病毒是从受感染的个体大量传播出来，随即大量存在于未经处理的污水中（Lodder *et al*.2005；Haramoto *et al*.2006；da Silva *et al*.2007；Nordgren *et al*.2009）。许多研究试图评估不同类型污水处理厂对病毒的去除情况。研究发现污水处理厂对病毒的去除效果变化很大。譬如，已报道的研究表明不同污水处理厂对诺如病毒的去除率在 $0 \sim 4 \; \log_{10}$ 之间波动（Lodder *et al*.2005；Haramoto *et al*.2006；Nordgren *et al*.2009）。此外，同一研究也普遍认为污水处理厂在不同采样时间获得的病毒去除率也会有很大波动（da Silva *et al*.2007；Nordgren *et al*.2009）。在污水处理厂，考察病毒去除率非常棘手。为了准确地评估病毒去除效果，需要收集大量样本，然而，在样本收集过程中，从污水处理厂的进水到出水水样的滞后时间是很难估计的。现行的病毒检测技术需要很长的分析时间、专业的技术人员并且一般都不能实现原位检测，从而限制了样品分析的数量。在传统的市政污水处理系统中，生化处理过程，如絮凝、沉淀、活性污泥和滴滤池等，对病毒的去除率大约能达到 $50\% \sim 99.9\%$（Lodder *et al*.2005；Haramoto *et al*.2006；Nordgren *et al*.2009），但不同研究之间的去除效果差异显著。在未经处理的污水存在大量病毒，这意味着污水处理厂的出水中也存有大量病毒。由于低浓度的病毒即可引发人类疾病，譬如仅 $10 \sim 100$ 个感染性诺如病毒颗粒即可引发疾病（Teunis *et al*.2008），并且肠道病毒一般对环境和消毒因子具有比细菌更强的耐受性，因此针对病毒的风险评估变得更加困难。此外，至今尚无公认的用于评估水环境病毒污染风险的病毒学指标。许多研究已经表明细菌学指标与病毒的相关性较小（Hernandez-Morga *et al*.2009），即便在细菌和/或粪便检测指标评估安全的水体也可能存在病毒污染（Vivier *et al*.2004；Ehlers *et al*.2005；Serracca *et al*.2010）。推荐作为风险评估指标的病毒已经有很多种（Roslev *et al*.2011），但是都还未得到普遍认可。人腺病毒和多瘤病毒在不同地域一年四季都有流行性和稳定的浓度，且具有寄主特异性，只感染人类，因此被建议作为可能的候选（Girones *et al*.2010；Serracca *et* al. 2010；Wyn-Jones *et al.* 2011)。

14.1.4 一种流行病学研究工具——污水中的病毒监测

污水不仅仅是一个潜在的健康风险，也是一面镜子，能够反映和污水系统关联的社区行为。通过研究一段时间内污水中病毒的流行情况以及多样性可以获得重要的流行病学信息。该数据可以作为临床流行病学的有益补充，特别是与污水处理厂关联的社区不容易获得这些数据。以往的研究表明，污水中病毒的流行性与在医院、社区医疗保健中心有症状的患者身上检测到的病毒株之间具有相关性（Iwai *et al.* 2009；Kremer *et al.* 2011)。此外，这种流行病学研究工具可以更深入了解病毒的循环过程，譬如由污水中病毒引发的无症状感染，或感染引起的症状较轻，虽然在临床病例中发现不了，但仍然存在于污水系统中（Iwai *et al.* 2009；Nordgren *et al.* 2009；Kremer *et al.* 2011)。新病毒株和潜在病毒株可以在其成为临床感染流行前检测到。此外，在污水中监测某些特定病毒可以用于评估疫苗效果，例如，在小儿脊髓灰质炎疫苗接种后，通常通过监测污水中脊髓灰质炎病毒浓度以评价疫苗接种效果（Grabow *et al.* 1999)。最近两项研究进一步考察轮状病毒疫苗的接种效果，在社区接种疫苗后，通过检测社区和医院污水中轮状病毒的流行程度、多样性和水平来评估接种效果（Bucardo *et al.* 2011；Fumian *et al.* 2011)。

14.2 水中病毒的浓缩技术

由于水中（特别是自然水体中）病毒浓度较低，检测前需要进行一步或多步水样浓缩。浓缩步骤涉及的水样体积从几毫升至数千升（见表14.3）。废水样品是个特例，其病毒含量通常较高，可以直接进行分析，当然情况并不总是这么乐观。此外，浓缩步骤也能充分减少或缩小各类抑制剂浓度，这些物质的存在可能影响后续检测的有效性。现今富集水样中病毒的方法多种多样（Wyn-Jones，2007；Polaczyk *et al.* 2008)。一种好用的病毒富集方法应该具有易操作、快速、成本低、重复性好、对病毒具有通用性、产量高、浓缩后病毒浓度高等特点（Bosch *et al.* 2008)。

现今没有方法能够符合所有上述标准，因此，在实践中通常根据病毒种类以及分析水样的类型进行多步骤富集，富集方法各有不同。作为一般准则，为了充分富集地表水、湖泊、地下水或其他相对"洁净"水体中的病毒，操作时必须使用大量的水样（1～1000L)，因为这类水体中的病毒含量可以假定较少。在富集浑浊水样，譬如未经处理的污水时，富集操作需要的初始水量相对较低（10～1000mL）（见表 14.3）。现今所使用的富集技术大致可分为两大类：基于离子强度的技术和基于尺寸排阻的技术（Wyn-Jones，2007）。当使用离子强度技术时，病毒通过静电引力吸附至膜表面之后得到洗脱。当使用尺寸排阻技术时，根据需要富集的病毒粒径使用合适的超滤器，将病毒从水中分离出来。一些沉淀/絮凝、超速离心等手段也经常单独或组合使用用于病毒富集浓缩。接下来将重点介绍这些技术，并列出每种技术的优缺点。

14.2.1 基于离子电荷的浓缩技术（静电吸附/洗脱）

基于离子电荷的浓缩技术一般用于大水样量的富集，作为浓缩的第一步。其基本原理是：水样通过一种介质，该介质通常为微孔过滤器（直径通常为 47 mm，非抽装式过滤盒），在特定的 pH 条件下病毒会吸附在过滤器上（Michen et al. 2010）。目前报道的吸附介质有很多种，其中最常见的是膜过滤器、非抽装式过滤盒或者玻璃棉。这些介质孔径（0.45～3μm）比病毒颗粒（20～100 nm）大；因此需要有静电力对病毒产生吸附作用。对于不同的病毒颗粒（具有不同等电点值，Michen et al. 2010），设定的pH 区间范围也不相同，在设定范围内分子表面将带电荷，从而被带有相反电荷的膜介质吸引和吸附（Sobsey et al. 1979；Michen et al. 2010）。在样品中加入不同的絮凝剂和/或多价阳离子也是常用的手段，该举措会促使形成含病毒的复合物，使其更容易稳定吸附到介质上。膜的饱和度关系到操作过程中的最大可处理水样量。因此，浑浊的水样通常预先用孔径较大的膜过滤，之后再通过病毒吸附介质。病毒的洗脱通常采用牛肉提取物和/或碱性氨基酸（甘氨酸，赖氨酸）溶液，通过洗脱过程，吸附介质中的病毒可以得到置换（Wyn-Jones，2007）。为了不影响病毒的生存能力，在洗脱后经常用酸性溶液来中和洗脱液的强碱性。吸附介质、洗脱液、pH和其他运行条件的选择都由病毒种类以及水样类型决定。

大水样量浓缩的常用技术（初始处理水量是一个近似值，
基于文献中报道的常用水量）　　　　　　　　　　　表 14.3

原则	方法	初始体积（L）	优　点	缺　点
静电力	吸附/洗脱至荷正电膜	1～150	浓缩产量高、水样无需预处理	对于混浊水样和海水浓缩效率较低
	吸附/洗脱至带荷负电膜	0.5～600	浓缩产量高	需要进行预处理、影响某些病毒的活性
	吸附/洗脱至玻璃纤维	10～1500	浓缩产量高、廉价	通常仅适用于干净水样、发生内变异

原则	方法	初始体积（L）	优　点	缺　点
粒径分离	切向流/旋涡流超滤技术	2～100	浓缩产量高、水样无需预处理	耗时长、成本高、浓缩液中可能残留抑制剂

1. 荷正电膜的静电吸附/洗脱

使用荷正电过滤器/非抽装式过滤盒应该是现今最常用的浓缩技术（Ma *et al*.1994；Chapron *et al*.2000；Karim *et al*.2009；Steyer *et al*.2011）。因为大多数肠道病毒在中性 pH 溶液中带负电，因此通常情况下水样不需经过预处理便可使用荷正电膜浓缩技术（Michen *et al*.2010）。尼龙过滤器（聚酰胺材质）带有天然的正电荷，其中 1MDS 型过滤器可以达到良好的浓缩效果（Gilgen *et al*.1997；Steyer *et al*.2011），一些新型的过滤器也逐渐出现并得到广泛应用（Karim *et al*.2009）。碱性洗脱液随即用于洗脱被吸附的病毒颗粒。荷正电过滤器用于浑浊水样时很容易达到吸附饱和，当浓缩此类型水样时，海水中盐和碱度的存在会降低病毒的吸附效果（Lukasik *et al*.2000；Katayama *et al*.2002；Fong *et al*.2005）。

2. 荷负电膜的静电吸附/洗脱

对于种类繁多的病毒来说，使用荷负电过滤器/非抽装式过滤盒也是一种很常用的浓缩技术（HARAMOTO *et al*.2004；Lodder *et al*.2005；Rutjes *et al*.2005；HARAMOTO *et al*.2009）。荷负电过滤器（常见的包括来自 Millipore 公司的 HA 膜）与荷正电过滤器相比，在海水和高浊度的水样处理时往往具有较高的病毒浓缩产量（Katayama *et al*.2002；Fong *et al*.2005）。由于病毒和过滤材料在中性 pH 条件下都带有负电（Michen *et al*.2010），故水样必须进行调理使得病毒颗粒能够通过静电吸附至过滤介质上。水样可调节至酸性 pH，因而病毒颗粒的表面电荷将变成正电，因此会被带负电的过滤器所吸附。又或者，水样通过添加多价阳离子，如 Al^{3+} 或 Mg^{2+} 等，进行调理，使得病毒颗粒变成大的带正电荷的复合物，随后被膜所吸附（Katayama *et al*.2002；Rutjes *et al*.2005；Katayama *et al*.2008）。此外，可以对膜进行预充电，使得膜覆盖一层阳离子，比如 Al^{3+}，这样就能够吸附带负电荷的病毒颗粒（Haramotoet *et al*.2009）。为了便于洗脱和去除其他带正离荷的离子，应该用酸性溶液对过滤器进行预清洗，去除阳离子和其他抑制剂，同时促进病毒与膜的直接吸附（Katayama *et al*.2002）。随后用碱性缓冲液冲洗样品，改变病毒表面带电荷电性，将其从吸附介质中置换出来。

3. 玻璃棉的吸附/洗脱

处理过的玻璃纤维，伴有粘合剂和表面包裹的矿物油，在其表面呈现疏水性和带正电的位点（Lambertini *et al.* 2008）。在中性 pH 时，当病毒悬浊液流经填充柱内吸附材料，纤维表面能够吸附和滞留带负电荷的病毒颗粒（Wyn-Jones *et al.* 2001；Lambertini *et al.* 2008），因此对水样 pH 通常无需做预处理。该方法与微孔过滤器相比更为经济，且回收率良好，特别是用于低浊度大水量样品的浓缩。该技术已成功应用于地表水、地下水、饮用水以及污水排放液中病毒的浓缩（Gantzer *et al.* 1997；Vivier *et al.* 2004；Lambertini *et al.* 2008），但该技术容易发生内变异。譬如，最近一项研究表明，利用玻璃棉技术浓缩自来水和井水中的肠病毒、腺病毒和诺如病毒，当水样量在 20～5000 L 之间时，浓缩回收率在 8%～98% 之间波动（Lambertini *et al.* 2008）。

14.2.2　基于颗粒粒径分离的浓缩技术（超滤等）

这些技术凭借病毒尺寸大小，利用超滤分离器（孔径为 1～100 nm）而非静电作用力实现病毒的浓缩。颗粒粒径分离技术的优点在于，它们不需要对水样进行 pH 或离子强度的预处理，也不需要进行洗脱，因此可以广泛应用于多种病毒，包括那些对 pH 变化比较敏感的病毒，譬如轮状病毒（Estes *et al.* 1979）。在该系统中，液体直接流过超滤器而无需循环（死端超滤技术），较大的颗粒会迅速使得超滤膜饱和，因此该技术主要用于浓缩液量较低的二次浓缩。当应用于体积较大的水样时，通常采用切向流或漩涡流超滤方式（见表 14.3）。

1. 切向流/旋涡流超滤技术

在切向流超滤技术中，水样并行循环于超滤器以维持湍流及水的循环，循环水可防止膜饱和，因此可应用于大水量的样品处理（Rhodes *et al.* 2011）。通过施加压力，小颗粒物比如离子和水分子将通过过滤器，大颗粒物如病毒颗粒将被截留在浓缩液中。旋涡流浓缩技术通过旋转在第二圆柱桶中的圆筒形超滤器，样品在压力作用下穿过超滤器，同时病毒会截留在浓缩液中。旋流过程使得过滤器表面保持清洁，以防止堵塞（Paul *et al.* 1991）。这些系统的处理水量从约 1L 到几百 L。当处理水量更大时，往往需要跟上二级浓缩步骤以进一步减少浓缩体积（Jiang *et al.* 2001；La Rosa *et al.* 2007；Rhodes *et al.* 2011）。这些超滤系统是比较昂贵的，而且用于处理样品的时间也比较长，尤其是对于浑浊的水样来说。然而，有报道称可以在 2h 之内过滤 100 L 的水样（Polaczyk *et al.* 2008）。这些系统已经成功应用在水样量为 20～100 L 之间的地表水和自来水水样的处理（Hernandez-Morga *et al.* 2009；Jiang *et al.* 2001；Polaczyk *et al.* 2008；

Rhodes *et al.* 2011)。

2. 死端超滤技术（"微浓缩"）

死端超滤技术常用于体积小和相对干净水样的二次浓缩，是一项非常普遍和有效的技术，已在大量研究中得到使用，也叫微浓缩技术（Kukkula *et al.* 1999；Haramoto *et al.* 2004；Liu *et al.* 2007）。微量浓缩器通常用于处理体积在 2～20ml 之间的水样，比如 Centricon/Amicon（Millipore）超滤管（Gilgen *et al.* 1997），特殊情况下也有处理较大体积水样的浓缩器。微量浓缩器本质上是一个包含超滤膜的容器，滤膜孔隙尺寸比病毒颗粒小。样品从容器顶部倒入，在离心力作用下，水、离子和其他分子量低于超滤膜截留分子量的颗粒物将通过滤膜，而较大的颗粒物，包括病毒将以浓缩液的形式截留下来。目前市面上有多种不同的微量浓缩器模型以及广泛的截止分子量可供选择（通常在 10～100kDa 范围）。从原理上讲，微量浓缩技术的主要优势是快速而又简便，水样不需进行预处理。因此，它在病毒浓缩方面具有光谱性，包括那些对 pH 调节非常敏感的病毒，当应用吸附/洗脱技术时需要调整水样 pH，而该技术无需此步骤。为了避免超滤膜堵塞导致的浓度下降，保证过滤水样较为清洁是非常重要的。

14.2.3　其他浓缩技术

除了上述提到的病毒浓缩技术外，还有许多其他方法可以浓缩水样中的病毒，如免疫磁珠捕获法（Tian *et al.* 2008），或冷冻干燥法（Villena *et al.* 2003）。然而，最常用的两种技术是超速离心法和沉淀/絮凝法，已经有一些研究将这两种方法用于污水样品中病毒的直接浓缩方法（van den Berg *et al.* 2005；Nordgren *et al.* 2009），或者作为二次浓缩方法（Jiang *et al.* 2001；Lodder *et al.* 2005）（见表 14.4）。

1. 超速离心法

超速离心法主要用于病毒含量较高废水样品的单一浓缩技术（Nordgren *et al.* 2009），或者作为一种二级浓缩步骤（Jiang *et al.* 2001；Hundesa *et al.* 2010）。当废水中含有较高颗粒成分时，容易使上述吸附/洗脱或粒径分离技术中使用的膜过早饱和。当对水样施加高离心力时，病毒颗粒从水中沉淀并重新分散在小体积的缓冲液或水中，从而达到浓缩病毒的目的。通常，析出病毒颗粒所需使用的超速分离参数为 100000～200000×*g*，1～3h。样品最大体积受限于所用的超速离心管体积，因而浓缩能力也会受限，对浓缩量较大的自然水体并不适用。超速离心的初始体积通常在 12～42mL 之间，沉淀物随后重新分散于 100μL 到 1mL 的缓冲液或水中。废水样品一般在超速离心之前，先用低速离心（3000～12000×*g*）分离以去除较大的颗粒物和其他抑制剂（Nordgren *et al.*2009）。为了防止病毒在聚集成较大颗粒时发生损失，另一种方法是对整个水样进行超速离心，在碱性缓冲液（通常是甘氨酸）中重新分散沉淀物，随后做低速离心，之后取上清液进行超速离心（Puig *et al.*1994；Pina *et al.*2000）。

2. 沉淀/絮凝法

沉淀和有机絮凝的方法通常用作一种二次浓缩方法或用于病毒含量高的水样，比如污水样品（Lodder *et al.*2005；da Silva *et al.*2007；Hernandez—Morga *et al.*2009）。在有机絮凝中，牛肉提取物常与样品酸化作用（pH 约为 3.5）一起使用。酸化可以形成蛋白质等电絮凝物，能够引起病毒的吸附，随后通过离心沉淀下来，在重新分散形成小体积的样品（Katzenelson *et al.*1976；Enriquez *et al.*1995；Wyn-Jones *et al.*2007；Michen *et al.*2010）。如果浓缩水样含有较高的蛋白质组分（特别是当牛肉提取物用作脱附缓冲液，洗脱吸附在过滤器上的病毒时），有可能通过调整 pH 至酸性条件直接絮凝病毒。聚乙二醇（PEG）沉淀过程包括如下步骤：在病毒浓缩液中加入 PEG 溶液沉淀病毒颗粒（Enriquez *et al.*1995），或直接加入到污水样品中（Van den Berg *et al.*2005；da Silva *et al.*2007），之后进行混合、离心或沉淀，而含有病毒颗粒的沉淀物/沉积物重新分散或收集（Enriquez *et al.*1995；van den Berg *et al.*2005）。据报道，浓缩过程中使用牛肉提取物和 PEG 会在随后的分子检测（PCR）中起到抑制作用（Schwab *et al.*1995）。与有机絮凝相比，PEG 沉淀的一大优点是不需调整样品 pH。而有机絮凝技术也可通过加入硫酸铵进行调整，硫酸铵的加入可以使得病毒与牛肉提取物在中性 pH 条件下发生絮凝（Shields *et al.*1986）。

体积较小样本的常用浓缩技术　　　　　　　表 14.4

原理	方法	初始处理水量（mL）	优点	缺点
沉降	超速离心	12～42	方便、快捷的一步式浓缩技术，不需要对水样进行预处理	有限的浓缩能力，常用于废水样品
粒径分离	死端超滤（"微量浓缩"）	2～70	快速、简便，无需预处理	大体积时费用较高，水样必须较为清洁
沉淀/絮凝	有机絮凝剂，硫酸铵，PEG 沉淀	40～1000	处理较脏的水样来说廉价、高效，譬如废水	牛肉提取物和 PEG 会对 RT-PCR 反应产生抑制作用，而硫酸铵有细胞毒素

注：也常用作二次浓缩步骤（初始处理水量是一个近似值，基于文献中报道的常用水量）。

14.3　病毒检测和定量方法

在水样初步浓缩病毒之后，目前已经有很多技术可用于检测病毒含量（Wyn-Jones，2007；Hamza et al. 2011）。概括地说，这些检测方法可以分为两大类：细胞培养法和分子学检测方法，以及这两种技术的组合也是很常见的（见图 14.2）。浓缩的样品既可用于提取病毒 RNA/DNA 分析（分子检测），或接种于细胞系中用于一种特定病毒的传播（细胞培养法）（见表 14.5，图 14.2）。有关水环境中病毒病原微生物检测的关键问题是病毒的感染性。病毒检测方法应该最好包括，或加上病毒感染的检查方法，因为这将有助于更准确地评估潜在健康风险和/或治疗效果。然而，确定病毒感染性通常需要进行细胞培养，尽管也有其他方案提出，例如检测病毒衣壳蛋白的氧化损伤（Hamza et al. 2011）。细胞培养测定法费时且只适用于水传病毒的一个子集，可在细胞培养中繁殖的那部分，比如肠病毒和某些血清型的腺病毒（Chonmaitree et al. 1988；Aslan et al. 2011；Okamoto，2011）。与人类健康最密切相关的水传病毒——诺如病毒，尚没有可用的细胞培养方案，即使最近的研究已经出现了一些结果（Straub et al. 2007；Straubet et al. 2011）。

分子学方法，特指核酸扩增技术（PCR，实时 PCR），速度快且相对于细胞培养法而言，可以检测和定量所有已知的病毒（Mackay et al. 2002）。分子学方法与细胞培养法相比更加具有专一性，且通常更灵敏。它们可以独立用于特定病毒的检测，无需与细胞培养法联用。针对新的病毒，该法也非常容易建立相应的分子学检测方法，因此非常适用于新出现水传病毒的检测（见表 14.5）。然而，分子学检测方法只能提供存在于水样中的病毒颗粒数量（或者更准确地说，病毒基因数）；并不能检测病毒的感染性（Richards，1999）。然而，最近的一项研究指出，肠道病毒基因的病毒拷贝数与传染性病毒数量具有相关性（Donia et al. 2010）。虽然分子学检测方法从原理上比细胞培养法更为敏感，但也有其局限性，与细胞培养法（mL 范围内）相比，只能用于小样品体积（μL 范围内）的检测，这会降低整体的检测灵敏度。

14.3.1　细胞培养测定法

在分子学方法（例如 PCR 技术）得到充分发展之前，细胞培养测定法是检测环境样品中病毒存在的应用最广泛的技术，特别是对肠道病毒的检测（Fong et al. 2005）。该方法目前仍然是检测水环境样品中感染病毒颗粒的最好技术，但是只能检测部分水传病毒，即可在细胞培养中繁殖的那部分，比如肠病毒和某些血清型的腺病毒（Aslan *et al.* 2011）。该技术包括菌斑法和液体培养法，其中病毒悬浊液接种到琼脂平板上或液体介质的易感细胞中。之后，细胞将在光学显微镜下目视评价为细胞病变效应（CPE）或菌斑块，计算 CPE/菌斑的数量，并用于测定原始水样品中感染病毒的数量。许多病毒并不形成噬菌斑，因此需要将细胞接种至液体培养基中生长。病毒复制会产生细胞变性，而 CPE 指标往往可以指征感染型病毒的种类。目前也有一些其他采用细胞培养的检测技术，譬如免疫荧光法和流式细胞仪（Calgua *et al.* 2011；Hamza *et al.* 2011），但对于环境水样中的病毒检测而言，它们的应用至今仍是非常有限的。

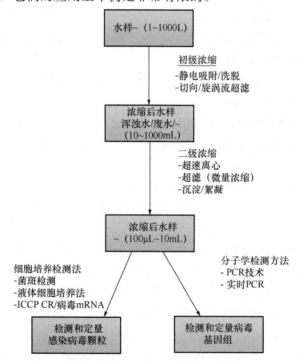

图 14.2 水样中病毒浓缩和检测技术概述

注：在初级浓缩步骤，地下水、地表水、河水、湖水和饮用水源水通常需要浓缩较大体积（1～1000 L）。通常，之后还会在第二轮浓缩过程中进一步减少水样的最终体积，增加病毒浓度。废水或其他浑浊水样中的病毒通常不需经过初级浓缩步骤即可直接浓缩，使用的水量较小。接下来就是对浓缩后的水样进行病毒检测和定量，方法包括细胞培养法和分子学测定法。

对于细胞培养法而言，初始水样浓缩方法的选择是非常重要的，因为这将影响病毒的活性，从而导致低估感染病毒颗粒的数量。例如，假如利用上述的静电吸附/洗脱技术浓缩水样，那么对 pH 敏感的病毒则不能存活。而且，使用某些凝聚剂/沉淀剂，比如硫酸铵以及一些存在于环境样品中的化合物，对细菌具有细胞毒性的话，会导致细胞培养法测定时出现假阳性结果。

最常见的病毒检测和定量方法及其优缺点

表 14.5

检测分析	优点	缺点
分子学检测法		
RT-PCR/PCR/实时 PCR	快速（2~4h）； 可实现高灵敏和高特异定量检测（特别是实时 PCR 技术）； 可用于所有病毒的检测	不能检测病毒感染性； 对水样中的抑制剂以及病毒浓缩方法中所使用的化学物质敏感（假阴性）； 只用于小体积的样品
细胞培养法		
菌斑检测法	可以定量检测细胞感染性	处理时间长（几天到几周）； 只能用于在细胞培养中能够复制并形成菌斑的病毒； 可能需要多种细胞系
液体细胞培养法	可以定量检测细胞感染性； 同菌斑检测法相比可检测的病毒范围更广	处理时间长（几天到几周）； 只能用于细胞培养中能生长的病毒； 水中的有毒物质以及浓缩过程中所使用的有毒物质会影响测定（假阳性）； 可能需要多种细胞系
其他/组合方法		
细胞培养 PCR 扩增/检测病毒 mRNA 综合法	可以定量检测病毒感染性； 相比于传统的细胞培养法更敏感和快速； 能够检测在细胞培养中不产生 CPE 的病毒	相比直接 PCR 技术更昂贵、更耗时； 只能应用于在细胞培养中能够繁殖的病毒

注：改编自（Fang *et al*. 2005）。

14.3.2　分子学检测方法（PCR 和实时 PCR）

病毒基因的核酸扩增是目前检测和测量水环境中病毒水平的最佳方法（GIRONES *et al*. 2010）。其中最为突出的是反转录（RT）-PCR，PCR 和定量（实时）PCR 技术，虽然也有其他的分子学方法，例如基于核酸序列的扩增技术（NASBA）和环介导等温扩增化技术（LAMP）等（Lamhou-jeb *et al.* 2008；Mattison *et al.* 2009；Mori *et al.* 2009）。通过对病毒基因组的指数扩增，这些检测方法变得非常敏感。实时 PCR 能够实现病毒基因的直接、便捷的定量，因此在病毒检测尤其有用（Mackay *et al.* 2002；Nordgren *et al.* 2008；Nordgren *et al.* 2010）。当检测纯 DNA/RNA 样品（不存在抑制剂）时，这些方法可以检测低至每个 PCR 反应 5 个病毒基因组（Nordgren *et al.* 2010）。然而，正如前文所述，这些检测方法的局限性在于无法确定检测到的病毒是否具有感染性（Richards，1999）。不同的水处理技术，例如氯消毒、紫外线辐射等，均可影响病毒的生存能力，而利用分子学技术将不能检测到这些信息，因为病毒颗粒和/或病毒基因在没有感染性时也能存在。然而，迄今为止，对许多病毒而言尚没有什么好的方法来确定其感染性，比如 A 型肝炎病毒和诺如病毒。通常，对于浓缩后的水样，分子学检测技术的步骤包括 DNA / RNA 提取；反转录（对于RNA 病毒）和 PCR/实时 PCR。其中很重要的一点是考虑每个步骤对病毒的回收效率。环境水样中存在的化合物和颗粒物会降低 DNA / RNA 的提取效率，水样中存在的一些抑制剂，比如腐殖酸、富里酸、多糖和金属离子等都会阻碍反转录和/或 PCR 反应的效率（Kermekchiev *et al.* 2009）。而且，在洗脱液和/或水样病毒浓缩的絮凝/沉淀技术中会使用牛肉提取物和 PEG，这些物质对 RT-PCR 的抑制作用已经得到报道（Bosch *et al.* 2008）。其次，研究人员不时提出一些控制机理，比如在水样中接种已知数量的病毒或人工合成 RNA 作为内部控制样本，用来评估每种水样的病毒回收率以及评估 PCR 和/或 RT-PCR 反应中的抑制剂数量（Parshion-ikar *et al.* 2004；de Silva *et al.* 2007；Bosch *et al.* 2008）。稀释 DNA/RNA样本（Nordgren *et al.* 2009），在 PCR 反应中添加抑制剂削减物质（Kreader，1996），或者使用市售试剂盒（例如，一步法 PCR 抑制剂去除试剂盒，Zymo Research）可以用来减少 PCR 抑制剂的数量。

14.3.3　ICC-PCR 以及病毒 mRNA 的检测

结合细胞培养的 PCR 病毒检测方法（ICC-PCR）是一种组合检测方法，可用于克服传统细胞培养和直接 PCR 检测方法中的部分缺点。在ICC-PCR 测定中，病毒通过细胞培养复制，较短时间后即进行 PCR 检测（Mayer *et al.* 2010；Hamza *et al.* 2011）。这种方法能够显著降低细胞培养法所需的时间，通过在 CPE /菌斑形成之前检测病毒基因。因此，这种方法有可能在更短的时间内评估病毒的活性，也能够定量检测在细胞培养中不产生 CPE 的感染性病毒数量（Rodriguez *et al.* 2009）。此外，该方法与直接 PCR 技术相比对环境抑制剂的敏感性更低。然而，同细胞培养法一样，该方法只能检测细胞培养中可以繁殖的病毒，从而限制了它的使用范围。ICC-PCR 方法已经成功应用于肠道病毒、A 型肝炎病毒、肠道腺病毒和星状病毒的检测（Rodriguez *et al.* 2009）。目前也有一些其他的替代组合方法，例如在细胞培养中检测特定病毒的 mRNA。这个方法和 ICC-PCR 测定法相比具有相同的优缺点，但是在细胞培养中检测病毒 mRNA 对特定病毒而言是验证其感染性更有力的方法，因为病毒 mRNA 的存在是细胞内病毒复制的一个明确指标（Rodriguez *et al.* 2009）。

14.4　展望

检测方法学的技术进步迅速增加了对水传病毒的认识。然而相关信息仍非常匮乏，特别是在发展中国家，介水传染病对健康的影响最为严重，许多问题仍有待解决。迄今为止，仍然没有十全十美的检测技术同时符合低成本、快速处理、广泛适用性的要求。没有国际标准方法用于水环境中病毒的验证，对水中病毒含量也没有进行定期监测。目前有很多种不同方法用于病毒检测，使得检测结果和风险评估难以比较。目前对表征病毒污染的可靠指标仍未有定论，在给定的水环境中，颗粒病毒水平导致的疾病风险增加程度也尚不明确。病毒进一步展现了不同国家与国家之间的季节性差异，表明用于检测多种病毒的多重系统是非常必要的，且该系统应该能够适应特定的地理区域。作为给水处理厂，需要可靠的方法来评价可以减少或消除病毒污染的消毒步骤。为了减少阻碍，需要发展简单和标准化的方法。通过使用标准化的并被广泛应用的方法，将进一步推动对有关病毒的水质评估实行立法措施和标准，并将对全球范围内减少水传病毒性疾病大有好处。为了实现这一目标，发展新技术以及对现有技术开展全面评估和改进是必不可少的。

致谢

作者感谢 Fredrik Nyström 和 Magali Martí Generó 对本章给予的宝贵建议和批判性阅读。

本章参考文献

Acharya S. K. and Panda S. K. (2011). Hepatitis E: water, water everywhere – now a global disease. *Journal of Hepatology*, **54**(1), 9–11.

Aslan A., Xagoraraki I., Simmons F. J., Rose J. B. and Dorevitch S. (2011). Occurrence of adenovirus and other enteric viruses in limited-contact freshwater recreational areas and bathing waters. *Journal of Applied Microbiology*, **111** (5), 1250–1261.

Begier E. M., Oberste M. S., Landry M. L., Brennan T., Mlynarski D., Mshar P. A., Frenette K., Rabatsky-Ehr T., Purviance K., Nepaul A., Nix W. A., Pallansch M. A., Ferguson D., Cartter M. L. and Hadler J. L. (2008). An outbreak of concurrent echovirus 30 and coxsackievirus A1 infections associated with sea swimming among a group of travelers to Mexico. *Clinical Infectious Diseases: An Official Publication of the Infectious Diseases Society of America*, **47**(5), 616–623.

Beller M., Ellis A., Lee S. H., Drebot M. A., Jenkerson S. A., Funk E., Sobsey M. D., Simmons O. D. 3rd Monroe S. S., Ando T., Noel J., Petric M., Middaugh J. P. and Spika J. S. (1997). Outbreak of viral gastroenteritis due to a contaminated well. International consequences. *JAMA: The Journal of the American Medical Association*, **278** (7), 563–568.

Bosch A. (1998). Human enteric viruses in the water environment: a minireview. *International Microbiology: The Official Journal of the Spanish Society for Microbiology*, **1**(3), 191–196.

Bosch A., Guix S., Sano D. and Pinto R. M. (2008). New tools for the study and direct surveillance of viral pathogens in water. *Current Opinion in Biotechnology*, **19**(3), 295–301.

Bucardo F., Lindgren P. E., Svensson L. and Nordgren J. (2011). Low Prevalence of rotavirus and high prevalence of norovirus in hospital and community wastewater after introduction of rotavirus vaccine in Nicaragua. *PLoS ONE*, **6**(10), e25962.

Calgua B., Barardi C. R., Bofill-Mas S., Rodriguez-Manzano J. and Girones R. (2011). Detection and quantitation of infectious human adenoviruses and JC polyomaviruses in water by immunofluorescence assay. *Journal of Virological Methods*, **171**(1), 1–7.

Cao J., Wang Y., Song H., Meng Q., Sheng L., Bian T., Mahemuti W., Yierhali A., Omata M. and Bi S. (2009). Hepatitis A outbreaks in China during 2006: application of molecular epidemiology. *Hepatology International*, 3(2), 356–363.

Chapron C. D., Ballester N. A., Fontaine J. H., Frades C. N. and Margolin A. B. (2000). Detection of astroviruses, enteroviruses, and adenovirus types 40 and 41 in surface waters collected and evaluated by the information collection rule and an integrated cell culture-nested PCR procedure. *Applied and Environmental Microbiology*, **66**(6), 2520–2525.

Cheong S., Lee C., Song S. W., Choi W. C., Lee C. H. and Kim S. J. (2009). Enteric viruses in raw vegetables and groundwater used for irrigation in South Korea. *Applied and Environmental Microbiology*, **75**(24), 7745–7751.

Chobe L. P. and Arankalle V. A. (2009). Investigation of a hepatitis A outbreak from Shimla Himachal Pradesh. *The Indian Journal of Medical Research*, **130**(2), 179–184.

Chonmaitree T., Ford C., Sanders C. and Lucia H. L. (1988). Comparison of cell cultures for rapid isolation of enteroviruses. *Journal of Clinical Microbiology*, **26**(12), 2576–2580.

da Silva A. K., Le Saux J. C., Parnaudeau S., Pommepuy M., Elimelech M. and Le Guyader F. S. (2007). Evaluation of removal of noroviruses during wastewater treatment, using real-time reverse transcription-PCR: different behaviors of genogroups I and II. *Applied and Environmental Microbiology*, **73**(24), 7891–7897.

Decaro N., Cirone F., Mari V., Nava D., Tinelli A., Elia G., Di Sarno A., Martella V., Colaianni M. L., Aprea G., Tempesta M. and Buonavoglia C. (2010). Characterisation of bubaline coronavirus strains associated with gastroenteritis in water buffalo (Bubalus bubalis) calves. *Veterinary Microbiology*, **145**(3–4), 245–251.

Donia D., Bonanni E., Diaco L. and Divizia M. (2010). Statistical correlation between enterovirus genome copy numbers and infectious viral particles in wastewater samples. *Letters in Applied Microbiology*, **50**(2), 237–240.

Duizer E., Bijkerk P., Rockx B., De Groot A., Twisk F. and Koopmans M. (2004). Inactivation of caliciviruses. *Applied and Environmental Microbiology*, **70**(8), 4538–4543.

Ehlers M. M., Grabow W. O. and Pavlov D. N. (2005). Detection of enteroviruses in untreated and treated drinking water supplies in South Africa. *Water Research*, **39**(11), 2253–2258.

Enriquez C. E. and Gerba C. P. (1995). Concentration of enteric adenovirus 40 from tap, sea and waste water. *Water Research*, **29**(11), 2554–2560.

Estes M. K., Graham D. Y., Smith E. M. and Gerba C. P. (1979). Rotavirus stability and inactivation. *The Journal of General Virology*, **43**(2), 403–409.

Falkenhorst G., Krusell L., Lisby M., Madsen S. B., Bottiger B. and Molbak K. (2005). Imported frozen raspberries cause a series of norovirus outbreaks in Denmark, 2005. *Euro Surveillance: Bulletin Europeen sur les Maladies Transmissibles=European Communicable Disease Bulletin*, **10**(9), E0509222.

Fewtrell L., Kaufmann R. B., Kay D., Enanoria W., Haller L. and Colford J. M. Jr. (2005). Water, sanitation, and hygiene interventions to reduce diarrhoea in less developed countries: a systematic review and meta-analysis. *The Lancet Infectious Diseases*, **5**(1), 42–52.

FitzSimons D., Hendrickx G., Vorsters A. and Van Damme P. (2010). Hepatitis A and E: update on prevention and epidemiology. *Vaccine*, **28**(3), 583–588.

Fong T. T. and Lipp E. K. (2005). Enteric viruses of humans and animals in aquatic environments: health risks, detection, and potential water quality assessment tools. *Microbiology and Molecular Biology Reviews: MMBR*, **69**(2), 357–371.

Fumian T. M., Gagliardi Leite J. P., Rose T. L., Prado T. and Miagostovich M. P. (2011). One year environmental surveillance of rotavirus specie A (RVA) genotypes in circulation after the introduction of the Rotarix((R)) vaccine in Rio de Janeiro, Brazil. *Water Research*, **45**(17), 5755–5763.

Gantzer C., Senouci S., Maul A., Levi Y. and Schwartzbrod L. (1997). Enterovirus genomes in wastewater: concentration on glass wool and glass powder and detection by RT–PCR. *Journal of Virological Methods*, **65**(2), 265–271.

Gilgen M., Germann D., Luthy J. and Hubner P. (1997). Three-step isolation method for sensitive detection of enterovirus, rotavirus, hepatitis A virus, and small round structured viruses in water samples. *International Journal of Food Microbiology*, **37**(2–3), 189–199.

Girones R., Ferrus M. A., Alonso J. L., Rodriguez-Manzano J., Calgua B., Correa Ade A., Hundesa A., Carratala A. and Bofill-Mas S. (2010). Molecular detection of pathogens in water – the pros and cons of molecular techniques. *Water Research*, **44**(15), 4325–4339.

Grabow W. O., Botma K. L., de Villiers J. C., Clay C. G. and Erasmus B. (1999). Assessment of cell culture and polymerase chain reaction procedures for the detection of polioviruses in wastewater. *Bulletin of the World Health Organization*, **77**(12), 973–980.

Guthmann J. P., Klovstad H., Boccia D., Hamid N., Pinoges L., Nizou J. Y., Tatay M., Diaz F., Moren A., Grais R. F., Ciglenecki I., Nicand E. and Guerin P. J. (2006). A large outbreak of hepatitis E among a displaced population in Darfur, Sudan, 2004: the role of water treatment methods. *Clinical Infectious Diseases: An Official Publication of the Infectious Diseases Society of America*, **42**(12), 1685–1691.

Halliday M. L., Kang L. Y., Zhou T. K., Hu M. D., Pan Q. C., Fu T. Y., Huang Y. S. and Hu S. L. (1991). An epidemic of hepatitis A attributable to the ingestion of raw clams in Shanghai, China. *The Journal of Infectious Diseases*, **164**(5), 852–859.

Hamza I. A., Jurzik L., Uberla K. and Wilhelm M. (2011). Methods to detect infectious human enteric viruses in environmental water samples. *International Journal of Hygiene and Environmental Health*, **214**(6), 424–436.

Haramoto E., Katayama H., Oguma K., Yamashita H., Tajima A., Nakajima H. and Ohgaki S. (2006). Seasonal profiles of human noroviruses and indicator bacteria in a wastewater treatment plant in Tokyo, Japan. *Water Science and Technology*, **54**(11–12), 301–308.

Haramoto E., Katayama H. and Ohgaki S. (2004). Detection of noroviruses in tap water in Japan by means of a new method for concentrating enteric viruses in large volumes of freshwater. *Applied and Environmental Microbiology*, **70**(4), 2154–2160.

Haramoto E., Katayama H., Utagawa E. and Ohgaki S. (2009). Recovery of human norovirus from water by virus concentration methods. *Journal of Virological Methods*, **160**(1–2), 206–209.

Harley D., Harrower B., Lyon M. and Dick A. (2001). A primary school outbreak of pharyngoconjunctival fever caused by adenovirus type 3. *Communicable Diseases Intelligence*, **25**(1), 9–12.

Hauri A. M., Schimmelpfennig M., Walter–Domes M., Letz A., Diedrich S., Lopez-Pila J. and Schreier E. (2005). An outbreak of viral meningitis associated with a public swimming pond. *Epidemiology and Infection*, **133**(2), 291–298.

Hernandez-Morga J., Leon-Felix J., Peraza-Garay F., Gil-Salas B. G. and Chaidez C. (2009). Detection and characterization of hepatitis A virus and Norovirus in estuarine water samples using ultrafiltration – RT-PCR integrated methods. *Journal of Applied Microbiology*, **106**(5), 1579–1590.

Hewitt J., Bell D., Simmons G. C., Rivera-Aban M., Wolf S. and Greening G. E. (2007). Gastroenteritis outbreak caused by waterborne norovirus at a New Zealand ski resort. *Applied and Environmental Microbiology*, **73**(24), 7853–7857.

Hjertqvist M., Johansson A., Svensson N., Abom P. E., Magnusson C., Olsson M., Hedlund K. O. and Andersson Y. (2006). Four outbreaks of norovirus gastroenteritis after consuming raspberries, Sweden, June–August 2006. *Euro Surveillance: Bulletin Europeen sur les Maladies Transmissibles = European Communicable Disease Bulletin*, **11**(9), E060907 1.

Hoebe C. J., Vennema H., de Roda Husman A. M. and van Duynhoven Y. T. (2004). Norovirus outbreak among primary schoolchildren who had played in a recreational water fountain. *The Journal of Infectious Diseases*, **189**(4), 699–705.

Hundesa A., Bofill-Mas S., Maluquer de Motes C., Rodriguez-Manzano J., Bach A., Casas M. and Girones R. (2010). Development of a quantitative PCR assay for the quantitation of bovine polyomavirus as a microbial source-tracking tool. *Journal of Virological Methods*, **163**(2), 385–389.

Iwai M., Hasegawa S., Obara M., Nakamura K., Horimoto E., Takizawa T., Kurata T., Sogen S. and Shiraki K. (2009). Continuous presence of noroviruses and sapoviruses in raw sewage reflects infections among inhabitants of

Toyama, Japan (2006 to 2008). *Applied and Environmental Microbiology*, **75**(5), 1264–1270.

Jiang S., Noble R. and Chu W. (2001). Human adenoviruses and coliphages in urban runoff-impacted coastal waters of Southern California. *Applied and Environmental Microbiology*, **67**(1), 179–184.

Karim M. R., Rhodes E. R., Brinkman N., Wymer L. and Fout G. S. (2009). New electropositive filter for concentrating enteroviruses and noroviruses from large volumes of water. *Applied and Environmental Microbiology*, **75**(8), 2393–2399.

Katayama H., Haramoto E., Oguma K., Yamashita H., Tajima A., Nakajima H. and Ohgaki S. (2008). One-year monthly quantitative survey of noroviruses, enteroviruses, and adenoviruses in wastewater collected from six plants in Japan. *Water Research*, **42**(6–7), 1441–1448.

Katayama H., Shimasaki A. and Ohgaki S. (2002). Development of a virus concentration method and its application to detection of enterovirus and norwalk virus from coastal seawater. *Applied and Environmental Microbiology*, **68**(3), 1033–1039.

Katzenelson E., Buium I. and Shuval H. I. (1976). Risk of communicable disease infection associated with wastewater irrigation in agricultural settlements. *Science*, **194**(4268), 944–946.

Katzenelson E., Fattal B. and Hostovesky T. (1976). Organic flocculation: an efficient second-step concentration method for the detection of viruses in tap water. *Applied and Environmental Microbiology*, **32**(4), 638–639.

Kermekchiev M. B., Kirilova L. I., Vail E. E. and Barnes W. M. (2009). Mutants of Taq DNA polymerase resistant to PCR inhibitors allow DNA amplification from whole blood and crude soil samples. *Nucleic Acids Research*, **37**(5), e40.

Kitajima M., Haramoto E., Phanuwan C. and Katayama H. (2011). Prevalence and genetic diversity of Aichi viruses in wastewater and river water in Japan. *Applied and Environmental Microbiology*, **77**(6), 2184–2187.

Koroglu M., Yakupogullari Y., Otlu B., Ozturk S., Ozden M., Ozer A., Sener K. and Durmaz R. (2011). A waterborne outbreak of epidemic diarrhea due to group A rotavirus in Malatya, Turkey. *The New Microbiologica*, **34**(1), 17–24.

Kreader C. A. (1996). Relief of amplification inhibition in PCR with bovine serum albumin or T4 gene 32 protein. *Applied and Environmental Microbiology*, **62**(3), 1102–1106.

Kremer J. R., Langlet J., Skraber S., Weicherding P., Weber B., Cauchie H. M., De Landtsheer S., Even J., Muller C. P., Hoffmann L. and Mossong J. (2011). Genetic diversity of noroviruses from outbreaks, sporadic cases and wastewater in Luxembourg 2008–2009. *Clinical Microbiology and Infection: The Official Publication of the European Society of Clinical Microbiology and Infectious Diseases*, **17**(8), 1173–1176.

Kukkula M., Arstila P., Klossner M. L., Maunula L., Bonsdorff C. H. and Jaatinen P. (1997). Waterborne outbreak of viral gastroenteritis. *Scandinavian Journal of Infectious Diseases*, **29**(4), 415–418.

Kukkula M., Maunula L., Silvennoinen E. and von Bonsdorff C. H. (1999). Outbreak of viral gastroenteritis due to drinking water contaminated by Norwalk–like viruses. *The Journal of Infectious Diseases*, **180**(6), 1771–1776.

Kuusi M., Nuorti J. P., Maunula L., Miettinen I., Pesonen H. and von Bonsdorff C. H. (2004). Internet use and epidemiologic investigation of gastroenteritis outbreak. *Emerging Infectious Diseases*, **10**(3), 447–450.

Lambertini E., Spencer S. K., Bertz P. D., Loge F. J., Kieke B. A. and Borchardt M. A. (2008). Concentration of enteroviruses, adenoviruses, and noroviruses from drinking water by use of glass wool filters. *Applied and Environmental Microbiology*, **74**(10), 2990–2996.

Lamhoujeb S., Fliss I., Ngazoa S. E. and Jean J. (2008). Evaluation of the persistence of infectious human noroviruses on food surfaces by using real-time nucleic acid sequence-based amplification. *Applied and Environmental Microbiology*, **74**(11), 3349–3355.

La Rosa G., Fontana S., Di Grazia A., Iaconelli M., Pourshaban M. and Muscillo M. (2007). Molecular identification and genetic analysis of Norovirus genogroups I and II in water environments: comparative analysis of different reverse transcription-PCR assays. *Applied and Environmental Microbiology*, **73**(13), 4152–4161.

Le Guyader F. S., Le Saux J. C., Ambert-Balay K., Krol J., Serais O., Parnaudeau S., Giraudon H., Delmas G., Pommepuy M., Pothier P. and Atmar R. L. (2008). Aichi virus, norovirus, astrovirus, enterovirus, and rotavirus involved in clinical cases from a French oyster-related gastroenteritis outbreak. *Journal of Clinical Microbiology*, **46**(12), 4011–4017.

Le Guyader F. S., Mittelholzer C., Haugarreau L., Hedlund K. O., Alsterlund R., Pommepuy M. and Svensson L. (2004). Detection of noroviruses in raspberries associated with a gastroenteritis outbreak. *International Journal of Food Microbiology*, **97**(2), 179–186.

Liu J., Wu Q. and Kou X. (2007). Development of a virus concentration method and its application for the detection of noroviruses in drinking water in China. *Journal of Microbiology*, **45**(1), 48–52.

Lodder W. J. and de Roda Husman A. M. (2005). Presence of noroviruses and other enteric viruses in sewage and surface waters in The Netherlands. *Applied and Environmental Microbiology*, **71**(3), 1453–1461.

Lukasik J., Scott T. M., Andryshak D. and Farrah S. R. (2000). Influence of salts on virus adsorption to microporous filters. *Applied and Environmental Microbiology*, **66**(7), 2914–2920.

Ma J. F., Naranjo J. and Gerba C. P. (1994). Evaluation of MK filters for recovery of enteroviruses from tap water. *Applied and Environmental Microbiology*, **60**(6), 1974–1977.

Mackay I. M., Arden K. E. and Nitsche A. (2002). Real-time PCR in virology. *Nucleic Acids Research*, **30**(6), 1292–1305.

Mahoney F. J., Farley T. A., Kelso K. Y., Wilson S. A., Horan J. M. and McFarland L. M. (1992). An outbreak of hepatitis A associated with swimming in a public pool. *The Journal of Infectious Diseases*, **165**(4), 613–618.

Mattison K. and Bidawid S. (2009). Analytical methods for food and environmental viruses. *Food and Environmental Virology*, **1**(3), 107–122.

Maunula L., Kalso S., Von Bonsdorff C. H. and Ponka A. (2004). Wading pool water contaminated with both noroviruses and astroviruses as the source of a gastroenteritis outbreak. *Epidemiology and Infection*, **132**(4), 737–743.

Maunula L., Miettinen I. T. and von Bonsdorff C. H. (2005). Norovirus outbreaks from drinking water. *Emerging Infectious Diseases*, **11**(11), 1716–1721.

Maunula L., Roivainen M., Keranen M., Makela S., Soderberg K., Summa M., von Bonsdorff C. H., Lappalainen M., Korhonen T., Kuusi M. and Niskanen T. (2009). Detection of human norovirus from frozen raspberries in a cluster of gastroenteritis outbreaks. *Euro Surveillance: Bulletin Europeen sur les Maladies Transmissibles = European Communicable Disease Bulletin*, **14**(49), 1–3.

Mayer B. K., Ryu H., Gerrity D. and Abbaszadegan M. (2010). Development and validation of an integrated cell culture-qRTPCR assay for simultaneous quantification of coxsackieviruses, echoviruses, and polioviruses in disinfection studies. *Water Science and Technology: A Journal of the International Association on Water Pollution Research*, **61**(2), 375–387.

Michen B. and Graule T. (2010). Isoelectric points of viruses. *Journal of Applied Microbiology*, **109**(2), 388–397.

Miyamura T. (2011). Hepatitis E virus infection in developed countries. *Virus Research*, **161**(1), 40–46.

Mori Y. and Notomi T. (2009). Loop-mediated isothermal amplification (LAMP): a rapid, accurate, and cost-effective diagnostic method for infectious diseases. *Journal of Infection and Chemotherapy: Official Journal of the Japan Society of Chemotherapy*, **15**(2), 62–69.

Naik S. R., Aggarwal R., Salunke P. N. and Mehrotra N. N. (1992). A large waterborne viral hepatitis E epidemic in Kanpur, India. *Bulletin of the World Health Organization*, **70**(5), 597–604.

Nakagawa-Okamoto R., Arita-Nishida T., Toda S., Kato H., Iwata H., Akiyama M., Nishio O., Kimura H., Noda M., Takeda N. and Oka T. (2009). Detection of multiple sapovirus genotypes and genogroups in oyster-associated outbreaks. *Japanese Journal of Infectious Diseases*, **62**(1), 63–66.

Nenonen N. P., Hannoun C., Horal P., Hernroth B. and Bergstrom T. (2008). Tracing of norovirus outbreak strains in mussels collected near sewage effluents. *Applied and Environmental Microbiology*, **74**(8), 2544–2549.

Nenonen N. P., Hannoun C., Olsson M. B. and Bergstrom T. (2009). Molecular analysis of an oyster-related norovirus outbreak. *Journal of Clinical Virology: The Official Publication of the Pan American Society for Clinical Virology*, **45**(2), 105–108.

Niu M. T., Polish L. B., Robertson B. H., Khanna B. K., Woodruff B. A., Shapiro C. N., Miller M. A., Smith J. D., Gedrose J. K. and Alter M. J. (1992). Multistate outbreak of hepatitis A associated with frozen strawberries. *The Journal of Infectious Diseases*, **166**(3), 518–524.

Nordgren J., Bucardo F., Dienus O., Svensson L. and Lindgren P. E. (2008). Novel light-upon-extension real-time PCR assays for detection and quantification of genogroup I and II noroviruses in clinical specimens. *Journal of Clinical Microbiology*, **46**(1), 164–170.

Nordgren J., Bucardo F., Svensson L. and Lindgren P. E. (2010). Novel light-upon-extension real-time PCR assay for simultaneous detection, quantification, and genogrouping of group A rotavirus. *Journal of Clinical Microbiology*, **48**(5), 1859–1865.

Nordgren J., Matussek A., Mattsson A., Svensson L. and Lindgren P. E. (2009). Prevalence of norovirus and factors influencing virus concentrations during one year in a full-scale wastewater treatment plant. *Water Research*, **43**(4), 1117–1125.

Nygard K., Torven M., Ancker C., Knauth S. B., Hedlund K. O., Giesecke J., Andersson Y. and Svensson L. (2003). Emerging genotype (GGIIb) of norovirus in drinking water, Sweden. *Emerging Infectious Diseases*, **9**(12), 1548–1552.

Okamoto H. (2011). Hepatitis E virus cell culture models. *Virus Research*, **161**(1), 65–77.

Parshionikar S. U., Cashdollar J. and Fout G. S. (2004). Development of homologous viral internal controls for use in RT-PCR assays of waterborne enteric viruses. *Journal of Virological Methods*, **121**(1), 39–48.

Patel M. M., Widdowson M. A., Glass R. I., Akazawa K., Vinje J. and Parashar U. D. (2008). Systematic literature review of role of noroviruses in sporadic gastroenteritis. *Emerging Infectious Diseases*, **14**(8), 1224–1231.

Paul J. H., Jiang S. C. and Rose J. B. (1991). Concentration of viruses and dissolved DNA from aquatic environments by vortex flow filtration. *Applied and Environmental Microbiology*, **57**(8), 2197–2204.

Pina S., Buti M., Cotrina M., Piella J. and Girones R. (2000). HEV identified in serum from humans with acute hepatitis and in sewage of animal origin in Spain. *Journal of Hepatology*, **33**(5), 826–833.

Polaczyk A. L., Narayanan J., Cromeans T. L., Hahn D., Roberts J. M., Amburgey J. E. and Hill V. R. (2008). Ultrafiltration–based techniques for rapid and simultaneous concentration of multiple microbe classes from 100-L tap water samples. *Journal of Microbiological Methods*, **73**(2), 92–99.

Polo D., Vilarino M. L., Manso C. F. and Romalde J. L. (2010). Imported mollusks and dissemination of human enteric viruses. *Emerging Infectious Diseases*, **16**(6), 1036–1038.

Ponka A., Maunula L., Von Bonsdorff C. H. and Lyytikainen O. (1999). Outbreak of calicivirus gastroenteritis associated with eating frozen raspberries. *Euro Surveillance: Bulletin Europeen sur les Maladies Transmissibles=European Communicable Disease Bulletin*, **4**(6), 66–69.

Puig M., Jofre J., Lucena F., Allard A., Wadell G. and Girones R. (1994). Detection of adenoviruses and enteroviruses in polluted waters by nested PCR amplification. *Applied and Environmental Microbiology*, **60**(8), 2963–2970.

Rhodes E. R., Hamilton D. W., See M. J. and Wymer L. (2011). Evaluation of hollow-fiber ultrafiltration primary concentration of pathogens and secondary concentration of viruses from water. *Journal of Virological Methods*, **176**(1–2), 38–45.

Richards G. P. (1999). Limitations of molecular biological techniques for assessing the virological safety of foods. *Journal of Food Protection*, **62**(6), 691–697.

Rodriguez R. A., Pepper I. L. and Gerba C. P. (2009). Application of PCR-based methods to assess the infectivity of enteric viruses in environmental samples. *Applied and Environmental Microbiology*, **75**(2), 297–307.

Roslev P. and Bukh A. S. (2011). State of the art molecular markers for fecal pollution source tracking in water. *Applied Microbiology and Biotechnology*, **89**(5), 1341–1355.

Rutjes S. A., Italiaander R., van den Berg H. H., Lodder W. J. and de Roda Husman A. M. (2005). Isolation and detection of enterovirus RNA from large–volume water samples by using the NucliSens miniMAG system and real-time nucleic acid sequence-based amplification. *Applied and Environmental Microbiology*, **71**(7), 3734–3740.

Sarguna P., Rao A. and Sudha Ramana K. N. (2007). Outbreak of acute viral hepatitis due to hepatitis E virus in Hyderabad. *Indian Journal of Medical Microbiology*, **25**(4), 378–382.

Sartorius B., Andersson Y., Velicko I., De Jong B., Lofdahl M., Hedlund K. O., Allestam G., Wangsell C., Bergstedt O., Horal P., Ulleryd P. and Soderstrom A. (2007). Outbreak of norovirus in Vastra Gotaland associated with recreational activities at two lakes during August 2004. *Scandinavian Journal of Infectious Diseases*, **39**(4), 323–331.

Scarcella C., Carasi S., Cadoria F., Macchi L., Pavan A., Salamana M., Alborali G. L., Losio M. M., Boni P., Lavazza A. and Seyler T. (2009). An outbreak of viral gastroenteritis linked to municipal water supply, Lombardy, Italy, June 2009. *Euro Surveillance: Bulletin Europeen sur les Maladies Transmissibles=European Communicable Disease Bulletin*, **14**(29), 1–3.

Schwab K. J., De Leon R. and Sobsey M. D. (1995). Concentration and purification of beef extract mock eluates from water samples for the detection of enteroviruses, hepatitis A virus, and Norwalk virus by reverse transcription–PCR. *Applied and Environmental Microbiology*, **61**(2), 531–537.

Seitz S. R., Leon J. S., Schwab K. J., Lyon G. M., Dowd M., McDaniels M., Abdulhafid G., Fernandez M. L., Lindesmith L. C., Baric R. and Moe C. L. (2011). Norovirus human infectivity and persistence in water. *Applied and Environmental Microbiology*, **77**(19), 6884–6888.

Serracca L., Verani M., Battistini R., Rossini I., Carducci A. and Ercolini C. (2010). Evaluation of Adenovirus and E. coli as indicators for human enteric viruses presence in mussels produced in La Spezia Gulf (Italy). *Letters in Applied Microbiology*, **50**(5), 462–467.

Shields P. A. and Farrah S. R. (1986). Concentration of viruses in beef extract by flocculation with ammonium sulfate. *Applied and Environmental Microbiology*, **51**(1), 211–213.

Sinclair R. G., Jones E. L. and Gerba C. P. (2009). Viruses in recreational water-borne disease outbreaks: a review. *Journal of Applied Microbiology*, **107**(6), 1769–1780.

Sobsey M. D. and Jones B. L. (1979). Concentration of poliovirus from tap water using positively charged microporous filters. *Applied and Environmental Microbiology*, **37**(3), 588–595.

Steyer A., Torkar K. G., Gutierrez-Aguirre I. and Poljsak-Prijatelj M. (2011). High prevalence of enteric viruses in untreated individual drinking water sources and surface water in Slovenia. *International Journal of Hygiene and Environmental Health*, **214**(5), 392–398.

Straub T. M., Bartholomew R. A., Valdez C. O., Valentine N. B., Dohnalkova A., Ozanich R. M., Bruckner-Lea C. J. and Call D. R. (2011). Human norovirus infection of caco-2 cells grown as a three-dimensional tissue structure. *Journal of Water and Health*, **9**(2), 225–240.

Straub T. M., Honer zu Bentrup K., Orosz-Coghlan P., Dohnalkova A., Mayer B. K., Bartholomew R. A., Valdez C. O., Bruckner-Lea C. J., Gerba C. P., Abbaszadegan M. and Nickerson C. A. (2007). *In vitro* cell culture infectivity assay for human noroviruses. *Emerging Infectious Diseases*, **13**(3), 396–403.

Swain S. K., Baral P., Hutin Y. J., Rao T. V., Murhekar M. and Gupte M. D. (2010). A hepatitis E outbreak caused by a temporary interruption in a municipal water treatment system, Baripada, Orissa, India, 2004. *Transactions of the Royal Society of Tropical Medicine and Hygiene*, **104**(1), 66–9.

Teunis P. F., Moe C. L., Liu P., Miller S. E., Lindesmith L., Baric R. S., Le Pendu J. and Calderon R. L. (2008). Norwalk virus: how infectious is it? *Journal of Medical Virology*, **80**(8), 1468–1476.

Tian P., Engelbrektson A. and Mandrell R. (2008). Two-log increase in sensitivity for detection of norovirus in complex samples by concentration with porcine gastric mucin conjugated to magnetic beads. *Applied and Environmental Microbiology*, **74**(14), 4271–4276.

van den Berg H., Lodder W., van der Poel W., Vennema H. and de Roda Husman A. M. (2005). Genetic diversity of noroviruses in raw and treated sewage water. *Research in Microbiology*, **156**(4), 532–540.

Villena C., El-Senousy W. M., Abad F. X., Pinto R. M. and Bosch A. (2003). Group A rotavirus in sewage samples from Barcelona and Cairo: emergence of unusual genotypes. *Applied and Environmental Microbiology*, **69**(7), 3919–3923.

Villena C., Gabrieli R., Pinto R. M., Guix S., Donia D., Buonomo E., Palombi L., Cenko F., Bino S., Bosch A. and

Divizia M. (2003). A large infantile gastroenteritis outbreak in Albania caused by multiple emerging rotavirus genotypes. *Epidemiology and Infection*, **131**(3), 1105–1110.

Vivier J. C., Ehlers M. M. and Grabow W. O. (2004). Detection of enteroviruses in treated drinking water. *Water Research*, **38**(11), 2699–26705.

Wyn-Jones A. P., Carducci A., Cook N., D'Agostino M., Divizia M., Fleischer J., Gantzer C., Gawler A., Girones R., Holler C., de Roda Husman A. M., Kay D., Kozyra I., Lopez-Pila J., Muscillo M., Nascimento M. S., Papageorgiou G., Rutjes S., Sellwood J., Szewzyk R. and Wyer M. (2011). Surveillance of adenoviruses and noroviruses in European recreational waters. *Water Research*, **45**(3), 1025–1038.

Wyn-Jones A. P. and Sellwood J. (2001). Enteric viruses in the aquatic environment. *Journal of Applied Microbiology*, **91**(6), 945–962.

Wyn-Jones P. (2007). The detection of waterborne viruses. In: Human Viruses in Water, A. Bosch (ed.), Elsevier, Amsterdam, the Netherlands, pp. 177–204.

第 15 章

水生细菌检测中 PCR 引物的设计
Julien Gardes and Richard Christen

15.1 概述

核酸技术正逐步替代传统的培养技术成为病原微生物的重要鉴定手段，其具有较低的检出限，快速，甚至可以在几分钟内获得检测结果（Belgrader *et al.* 1999）。病原微生物的分子学鉴定主要有以下两种方案：

• 特异性检测：对一种或多种病原微生物进行定性和/或定量识别；

• 广谱性检测：利用某种新型的深度测序技术实现高通量，例如采用通用引物对 rRNA 基因进行扩增以寻找已知的或新出现的病原微生物序列。

在构建一个检测方案前，总是需要首先选择目标基因片段和 PCR 引物，因为，PCR 扩增或克隆是到目前为止测序前必不可少的步骤（至少对特异性检测而言）。

15.2 目的基因

选定用于鉴定的目的基因片段应该具有以下特征：

• 特异性，即两个不同的微生物种间不能同时存在；

• 涵盖范围广，即 PCR 扩增所选择的引物应该能够对所有已知基因序列进行扩增。

因此，仅存在于目标物种群并且在强烈的进化约束下发现的基因最有可能成为目的基因。然而，如果未发现上述基因片段或仅仅知道单个完整全基因组，进化约束力就不能得到准确评估。此外，当缺少近缘物种基因测序的相关资料时，也很难证实目的基因片段是否具有特异性。为了简化

测定过程，所设计的引物通常可以对多个种群基因进行扩增，并通过例如
测序步骤实现基因水平上的检测。因此，用来鉴别种群的基因标记物通常
是可以编码蛋白或转译成 rRNA 的基因序列。最后，目标 RNA 可用于评
估微生物的活性并可区分活细胞和死细胞。

15.2.1　rRNA 基因

核糖小亚基核苷酸（16S-18S rRNA）是最常用的基因测序片段，在公
共数据库（DDBJ，GenBank and EMBL，2011 年 6 月）中大约有 2851421
条相关序列。在公布新的微生物种群时，rRNA 序列是必须要提供的信息。
rRNA 经常用于进行微生物的生物多样性研究（Hong *et al*. 2010；Ye
&Zhang，2011；Stecher *et al*. 2010；Hoffmann *et al*. 2009）。因此，任何
一种与健康或农业相关的微生物都至少进行过一次 rRNA 序列测定。
rRNA 基因的优点在于其同时包含了保守区和可变区，可以利用通用引物
对该片段进行 PCR 扩增（Vande Peer *et al*. 1996；Mears *et al*. 2002）。然
而，在有些情况下，它所携带的系统发育信号在近缘种属间得不到区分。
已知的例子包括 *Mycoplasma bovis* 与 *Mycoplasma agalactiae*（Mattsson
et al. 1994）以及 *Bacillus anthracis/Bacillus cereus* 与 *Bacillus thuringien-
sis*（Helgason *et al*. 2000）。在这种情况下，则需要利用进化速率更快的管
家基因进行鉴定。

15.2.2　管家基因

据悉，一些管家基因能够满足以上准则（Lee and Lee，2010），其中
应用最广泛的有：

- *rpoB*，可编码细菌 RNA 聚合酶 β 亚基；
- *gyrB*，可编码 DNA 旋转酶 β 亚基；
- *EF-Tu*，可编码延伸因子 Tu；
- *pgk*，可编码磷酸甘油酸激酶；
- *dnaK*，可编码一种热休克蛋白。

这些管家基因经常联合使用，当下已经能够用于原核微生物的鉴定
（Gurtler *et al*. 2002）。利用多位点序列分型（MLST）实现分型鉴定，具
有更高的分辨能力，这方面的信息存放于一个专用数据库（http：//
pubmlst. org/）中。然而，这些分析方法有时候不能对目标细菌菌株的致
病性提供任何或者足够的信息。因此，有必要直接对致病菌的致病基因进
行研究。

15.2.3　致病基因

已知一些细菌种群是由共生性和致病性菌株组成，例如 *Escherichia coli*。利用致病基因检测病原微生物还可能获得目标菌株的致病力和毒性方面的信息。通常，编码表面蛋白的基因会不断变化以适应宿主的免疫系统，具有较高的进化率，因此要尽量避免使用这类基因。

15.2.4　深度测序

当早期发展的测序技术不能奏效时（例如为了寻找一种未知的新出现的致病微生物或者多数情况下对病毒的研究），人们就会转向使用一种可以对单个甚至混合病原微生物进行深层次鉴定的技术，即深度测序。目前，深度测序系统能够对新物种实现快速、精准的鉴定以及实现高质量的 *de novo* 全基因组序列拼接。随着近年来新一代测序技术的飞速发展，它们可能会快速成为鉴定已知和未知病原微生物的首选技术（Rod riguez-Brito *et al.* 2010；Park *et al.* 2011；Simon & Daniel，2011；Nakamura *et al.* 2009）。

15.3　引物设计

PCR 引物设计是构建分子检测方案的第一步。其中包括计算机模拟分析步骤，旨在确定和优化引物特性。为了实现多重策略（例如在多重 PCR 中），有必要对多对引物的兼容性［解链温度（T_m），二级结构和交叉杂交］进行确认。本节主要回顾了引物设计的主要步骤以及通过网络可免费获取的专业软件。

15.3.1　PCR 引物特征

1. 热力学特性

热力学特性被公认为决定 PCR 引物质量好坏的关键，例如一个长度为 18～30 bp 的基因片段，GC 含量为 40%～60%，解链温度为 50～60℃，并且在同一个核苷酸序列中重复序列应少于 4 个。此外，应尽量避免二级结构（如发夹结构，分子内相互作用以及最终导致的自身聚合或混杂聚合）。目前，很多软件可用于对已知引物序列进行评估甚至可以设计出新的引物序列。

2. 特异性及覆盖范围

从公用数据库中检索到的引物序列通常可以对其特异性及覆盖范围进行评估。检索一段特定基因的替换序列有两种方法：一种是根据序列相似性进行检索，或者通过关键词，利用注释查询。

关键词查询过程通常没有特定的标准，为了获得详尽的检索结果，需要对基因及基因产物描述的任何同义词同时进行检索。但是，使用模糊术语（如利用 gyrase 来描述 DNA 旋转酶 a 亚基）或错误的注释进行检索会导致出现大量的假阳性（如 gyrb 代替了 gyra）。此外，没有注释的序列或仅用少量常用术语描述的序列也会被漏检。因此，就目前公用数据库中基因序列的注释数据库信息量而言，利用关键词检索往往得不到详尽和精准的结果。利用关键词搜索最有力的工具是 ACNUC 数据库（ Gouy & Delmotte，2008）。与常用资源库 NCBI 的 Entrez 和 EBI 的 SRS 相比，该数据库及其查询系统（Query _ win）具有诸多优点（Croce *et al.* 2006）。它利用一系列关键词进行精确检索和序列提取。这些关键词用空格隔开，根据细胞位置信息或序列类型（CDS，mRNA，rRNA 等）使用包含关键词或序列列表的文本文件。最后，它会自动从大规模基因序列中提取子序列。总的来说，关键词检索快速且操作简单，但是容易将一些没有注释或注释简单的序列漏掉。

BLAST 是利用相似性进行序列检索的最常用程序。根据现有的 BLAST 种类，tBLASTx 最适于对蛋白质编码序列进行详细检索，因为它可以在同一段 DNA 序列翻译数据库中对核苷酸序列的所有结构进行检索（Altsch ul *et al.* 1990）。因此，tBLASTx 忽略了可能影响相似性信号判断的同义突变。不同基因片段所编码的氨基酸序列是不同的，因此在不削弱其特异性的前提下，搜索结果的灵敏度得到了增强。但是，对于一些基因家族，可能很难从 BLAST 的检索结果中寻找到合适的序列。序列的相似度可由以下两个分值表征：相似度百分比和期望值（E-value）。E-value 代表随机匹配的概率，该值取决于数据库的大小。此外，每个高评分序列对（HSP）都需要进行计算，因此，如果像往常一样仅使用最优 HSP 的期望值，则结果非常具有误导性。一个高评分序列对包括两条在当前数据库中匹配度最高的任意长度的序列片段，并且其匹配值超过了给定阀值。因此首选方案是计算所有非重叠性 HSPs 的累积相似度百分比（类似于在 EBI 上实现 WU-BLAST）。BLAST［或其他算法，例如 USEARCH（Edgar，2010）］可以高效搜索相似序列，但难以识别假阳性，即序列相似但不同源的序列。最后，对给定基因的每个搜索参数进行调整也并非易事，如开放空位和延伸空位等。通过综合上述两种检索方式，有可能对这两种方法的假阳性或假阴性检索比例进行评估。比如，通过相似度方法鉴定出来的蛋白质或基因序列名称又可用于启动关键词检索。检索到的新序列可能在相似度方法中是假阴性的。另外，针对基因的每条注释进行关键词分析，也可以证实相似性检索法获得的结果是详尽的。最后，对这些基因序列进行系统发育分析也可以对检索结果进行确认。

15.3.2　PCR 引物设计软件

目前已经有很多引物设计的辅助软件，而且每年都会新增一些热力学参数的优化数据，比如覆盖范围和特异性。这些软件大致可以分为四类：

- 通过单一目标序列进行设计；
- 通过序列比对结果进行设计；
- 根据具体任务内容进行设计（如 SNP 基因型分型）；
- 核实已设计出的序列的正确性。

在这一部分里，我们重点介绍一些免费软件（见表 15.1）。一些商业软件，比如 Primer Premier（www. p remierbiosoft. com）或 Visual OMP™（http：//dnaso ftware. com /Visua lOMP / tabid /108/Default. aspx）由于尚未在本实验室应用，在此不做介绍。

1. 通过单一目标序列进行引物设计

目前最常用的引物设计软件可能是 Primer3（Rozen and Skaletsky, 2000）。它可以独立运行也可以作为 Web 服务器。对于一段给定的序列，Primer3 根据引物的退火温度、引物长度、扩展区域以及产物长度进行引物设计，此外，还考虑了其他因素，例如，GC 含量、$3'$ 端的稳定性、二级结构预估、二聚体的形成、DNA 浓度及盐浓度。另外，一些类似软件，例如 Primer3 Plus（Untergasser *et al*. 2007），Pythia（Mann *et al*. 2009）或 Gene2Oligo（Rouillard *et al*. 2004）（见表 15.1）也可以通过单一目标序列进行引物设计。NCBI 网站的 Primer-BLAST（http： // www. nc bi. nlm. nih. gov/tool s /prim er-blast / ）可以对新设计的引物特异性进行核实，但不考虑一个目标种群的基因变异因素而且不识别简并位点。总之，当需要针对每对等位基因而非单个基因序列进行引物设计时，上述提及的软件并非真正相关以及操作简便。

2. 通过序列比对结果进行引物设计

部分程序通过对单一的输入序列进行 BLAST 比对分析收集相似序列的信息（例如 BatchPrimer3（You *et al*. 2008））。此外还有一些程序能够生成简并 PCR 引物，例如 CODEHOP（Rose *et al*. 2003），PriFi（Fred-slund & Lange，2007），Primaclade（Gadberry *et al*. 2005）或 Primer-Hunter（Duitama *et al*. 2009），且当序列内部存在可变区（如单核苷酸多态性，SNP）时也能满足要求。利用 Amplicon（Jarman，2004）或 Primique（Fredslund & Lange，2007）程序还可以定义一系列的非目标序列。这个特别

表 15.1　目前可用的引物设计软件列表

软件 \ 特征	类型		特异性											输入								参数设置								选项				
	De novo引物设计	引物特性测定	甲基化测序PCR	环介导等温扩增技术	长片段PCR	芯片技术	多重PCR	下一代测序技术	定量PCR	常规PCR	限制性片段长度多态性	SNP基因分型技术/突变检测技术	SSR/微卫星基因分型技术	外显子视图	EST序列或转录ID	基因库ID	基因名称	多个氨基酸序列	参考SNP ID	单个氨基酸序列	单个核苷酸序列	GC含量	扩增片段长度	引物长度	一级结构	基质浓度	基本方法（Tm）	盐离子调节法（Tm）	最近邻法（Tm）	输入序列的BLAST	引物的BLAST	IUPAC码	非目标序列	区域选择
Optimus Primer	•								•	•		•					•				•			•	•	•	•	•			•				
OligoWiz	•				•							•										•			•	•								•
OligoFaktory	•				•			•				•										•			•	•	•				•				
OligoCalc		•															•	•		•	•	•	•											•
OHM		•															•	•		•														
MutScreener	•						•				•					•	•				•	•												
MuPlex	•				•	•					•					•	•				•	•												
MultiPriDe	•						•					•					•	•				•												
MSPprimer	•				•		•				•					•	•					•												
Mprime	•				•						•	•					•	•				•												
MPCRPs Designer	•					•											•	•				•												
MFEPrimer		•				•											•	•				•	•												
MethPrimer	•	•				•											•	•				•														
NELTING		•															•													•				
LAVA	•			•													•						•	•	•					•				
Insilico. mutager	•							•									•													•				
iCODEHOP	•	•										•					•				•			•	•	•	•		•	•	•		
GenomeP RIDE	•				•		•		•								•				•	•	•	•									•	
GenoFrag	•			•													•				•	•	•	•									•
Gene Fisher2	•						•										•		•	•	•	•	•					•	•				•
Gene Fisher-P	•						•										•		•	•	•	•	•					•	•				•
Gene2 Oligo	•						•										•						•	•					•				
FractTM		•															•													•				
FindGDPs	•				•												•	•				•								•				
Expedito r	•				•				•	•							•	•	•											•				
EC. oligos	•			•				•									•						•	•						•				
dPrimer		•															•													•				
dnaMATE		•															•										•	•	•					
dCAPS Finder 2.	•							•														•	•	•	•					•	•		•	•
ConservedPrimer	•											•										•	•	•	•	•	•		•	•		•	•	
BiSearch	•	•																				•	•	•	•	•	•		•	•		•	•	
BatchPrimer3	•					•			•	•							•	•				•	•	•	•			•	•			•	•	
Barcrawl	•					•			•	•							•						•	•				•	•					
AutoDimer	•																•					•	•	•	•			•	•					
Amplicon	•							•									•						•	•	•				•					
3PD	•			•								•	•					•	•				•	•	•				•					

续表

	De novo引物设计	引物特性测定	甲基化测序特性PCR	环介导等温扩增技术	长片段PCR	芯片技术	多重-下一代测序技术	多重PCR	下一代测序技术	定量PCR	常规PCR	限制性片段长度多态性	SNP基因分型技术/突变技术	SSR/微卫星基因分型技术	外显子视图	EST序列或转录录ID	基因库ID	基因名称	多个氨基酸序列	参考SNP ID	单个氨基酸序列	单个核苷酸序列	GC含量	扩增片段长度	一级结构	基质浓度	基本方法(T_m)	盐离子调节法(T_m)	最近邻法(T_m)	引物的BLAST	IUPAC码	非目标序列	区域选择
	类型		特异性													输入							参数设置							选项			
WASP	•											•						•	•	•		•	•	•	•	•				•	•		
UniPrime2	•									•										•			•										
UNAFold		•																							•			•	•				
TROLL	•									•												•											
ThermoPhyl	•							•	•														•				•					•	•
SNPicker	•												•				•						•	•	•								
SNPbox	•												•										•	•									
SNP Cutter	•												•	•								•											
SciTools	•	•							•		•														•								
RJPrimers	•																							•	•								
RExPrimer	•	•						•							•	•	•					•		•	•								
QuantPrime	•										•																						•
QDD	•							•						•									•										
Pythia	•			•																					•								
PriSM	•																						•	•	•								
PRISE	•																						•	•	•								•
PRIMROSE	•																						•										
Primique	•									•																							•
PrimerZ	•																		•														
PrimerStation	•						•																•		•								
Primer4clades	•																	•						•									•
PrimerIdent	•									•																							•
PrimerHunter	•									•													•	•									
Primer-BLAST	•									•													•	•	•								•
Rrimer Prim'er	•																						•							•	•		
PRIMEGENS-w3	•					•																	•	•						•			
PrimeArray	•				•												•			•			•	•									
Primer3	•																						•	•	•					•	•	•	•
Prim-SNPing	•												•	•									•	•	•					•	•		
PriFi	•						•																•	•	•					•	•		•
PRIDE	•												•										•	•	•					•			
PeriPrimer	•	•												•	•		•						•	•	•							•	•
PDA	•																						•	•	•					•			
PCRTiier	•	•																					•	•	•					•	•	•	•
Osprey	•	•				•								•		•							•	•	•					•			

注：仅介绍主要的免费可用的软件。"特异性"是指软件可以针对特定分子方法进行引物设计，并且"输入"所显示的几种类型的核酸型的格式可以与每个软件兼容。"参数设置"设定了软件的常规参数以及计算解链温度（T_m）的方法。"选项"显示了软件是否可以支持简并位点（IUPAC码，简并码），核实引物特异性（对输入序列进行BLAST检索）以及覆盖范围（对输入序列进行BLAST检索）以及允许使用目标序列和非目标序列。

的选项可以确保对特异性引物的设计。最后，引物的特异性可以用 BLAST 的引物分析功能进行评估，这一点已经在 PCRTiler（Gervais *et al.* 2010）或 Prim-SNPing（Chang *et al.* 2009）等程序中实现，但是当序列中存在 BLAST 难以识别的简并位点时评估较为困难。

3. 根据具体任务内容进行引物设计

目前已有多种分子检测方案，例如多重 PCR、亚硫酸盐测序-PCR、微阵列或 SNP 基因分型技术。每种方案都需要根据不同的序列特征分别进行特异性引物设计。例如，在亚硫酸盐测序-PCR 中，DNA 甲基化后的杂交热力学条件会发生很大的改变。在第二代测序技术中，条码和适配区域必须添加到引物中。为了满足上述需求，人们逐渐提出了具有多个复杂通道的专用程序（见表 15.1）。此外，一些引物设计软件重点关注一些特定的数据库，例如 16S RNA 基因 ［PRIMROSE（Ashelford *et al.* 2002）］、真核细胞基因组 ［SOP3v2（Ringquist *et al.* 2005）］ 或植物基因组 ［GeM-prospector（Fredslund *et al.* 2006）］ 等。

4. 引物特征计算

某些软件只对引物的热力学特征进行确认。NetPrimer（http：// www. premierbiosoft. com /netprimer/index. html）或 OligoCalc（Kibbe，2007）每次可以分析一条引物，而 dnaMATE（Panjkovich *et al.* 2005）或 OHM（Croce *et al.* 2008）可以同时分析一系列引物。后者还可以专门用来计算多个目标或非目标序列引物的解链温度。我们可以直接观察到引物是如何与序列结合起来的，要么通过图片展示（热点图），要么通过利用 Treedyn（Chevenet *et al.* 2006）对由目标和非目标序列构建的系统发育树进行注释实现。利用色码就可以轻松地预估每对引物的特异性和灵敏度。据我们所知，目前仅有两个软件可以对简并引物的热力学特性进行评估：Oligo Analyzer（http ：// eu. idtdna . com / analyzer/ Appl ications/ Oligo Analyzer/ ）和 dPrimer（Chen & Zhu，1997）。

总之，想要得到合适的引物，基本的方法就是使用一个适合当前情况的独立软件或借助网络工具，进行全新的设计。这些程序可以同时处理一条或多条引物序列，而且其中包括一些特异性引物如 SNP 基因分型或微阵列使用的引物序列。然而，寻找引物最常用的方法是结合所需引物类型进而从科学文献中查找。为了达到这个目的，目前已开发了一个相关软件。Oligomer-Extractor（http：// patho-genes. org/Software / ）是一个独立的应用软件，可以在一系列 PDF 文件中对其中的引物进行搜索，并在搜索到的引物中进行选择。

15.4　DNA 检测技术

15.4.1　特异性检测

特异性检测具有迅速、可信度高且易于完成的特点。如果引物特异性较好，那么很容易从长度合适的扩增产物中检测出存在的病原微生物基因，并且可以利用定量 PCR 方法对其进行定量研究。对于一些水传播病原微生物，测序得到的大部分基因序列代表了经常用到的一些潜在的标记基因。表 15.2 列出了主要水生病原微生物中最常被测到的十种基因片段，此外表 15.3 列出了一些已发表的可以扩增这些基因片段的引物。

15.4.2　总体检测：测序技术

对于水生病原微生物，可以利用 377 个可替换关键词检索得到 SSU (16S) rRNA 基因序列。从图 15.1 可以看到这些序列的长度分布情况，表 15.4 则是各种微生物的序列总数。

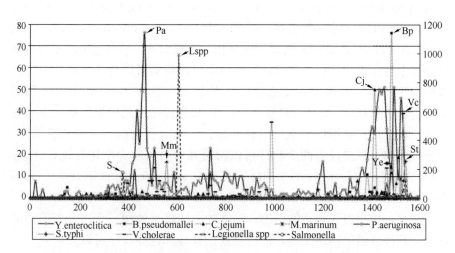

图 15.1　各类水生病原微生物 16SrRNA 序列数量

注：坐标轴参考表 15.4，其中 1 代表左坐标轴，2 代表右坐标轴。

主要水生细菌中 10 中最常被检测序列的基因片段

表 15.2

		Burkholderia pseudomallei	Campylobacter coli	Campylobacter jejuni	Escherichia coli	Legionella spp.
1th	Gene	hism	flaa/flab	flaa/flab	icd	rpob
	Description	histidine transporter	flagellin a/b	flagellin a/b	isocitrate dehydrogenase	RNA polymerase subunit b
	Sequences	27	98	518	2360	687
2nd	Gene	mucd	nadp	gyra	mdh	dota
	Description	peptidase s1	alcohol dehydrogenase	DNA gyrase subunit a	malate dehydrogenase	organelle trafficking protein
	Sequences	27	85	173	1455	402
3rd	Gene	flic	adk	pora	uida	mip
	Description	phase 1 flagellin	adenylate kinase	major outer membrane protein	beta-D-glucuronidase	macrophage infect. potentiator
	Sequences	23	83	153	863	259
4th	Gene	bijpb	aroe	rplv	fimh	asd
	Description	type III translocator	shikimate 5-dehydrogenase	ribosomal protein l22	type 1 fimbriae	aspartate dehydrogenase
	Sequences	21	83	145	835	177
5th	Gene	cspd	carb	rpld	aspc	gyrb
	Description	cold shock protein	carbomoyl-phosphate synthase	ribosomal protein l4	aspartate aminotransferase	DNA gyrase subunit b
	Sequences	21	83	143	821	156
6th	Gene	sdhb	mdh	fspa2	lysp	flic
	Description	succinate dehydrogenase b	malate dehydrogenase	flagella secreted protein	lysine transporter	phase 1 flagellin
	Sequences	21	83	109	808	139
7th	Gene	bipc	pgi	cmer	fadd	omp28
	Description	type iii secretion protein	glucose-6-P isomerase	transcriptional repressor	acyl-coA synthase	major outer membrane protein
	Sequences	20	83	104	804	135
8th	Gene	amo	phes	htrb	clpx	pile3
	Description	luciferase-like monooxygenase	phenylalanyl-tRNA synthetase	acyltransferase (lipid synthesis)	ATP-dependent clp protease	type IV pilin
	Sequences	18	83	86	715	129
9th	Gene	irls	reca	cgta	eae	mlfe
	Description	sensor protein	recombinase a	acetylgalactosa minyltransferase	intimin	lytic murein transglycosylase
	Sequences	18	83	84	490	105
10th	Gene	pena	trmu	glna	tar	mspa
	Description	class a beta-lactamase	tRNA methyltransferase	glutamine synthetase type I	methyl-accepting chemotaxis	zinc metalloprotease
	Sequences	18	83	79	460	103

续表

		Salmonella enterica	Salmonella typhi	Vibrio cholerae	Yersinia enterocolitica
1th	Gene	*flic*	*gyra*	*reca*	*lcrv*
	Description	phase 1 flagellin	DNA gyrase subunit a	recombinase protein a	v antigen
	Sequences	969	45	527	68
2nd	Gene	*fljb*	*gyrb*	*dnae*	*tufa*
	Description	phase 2 flagellin	DNA gyrase subunit b	DNA polymerase III sub. alpha	elongation factor tu a
	Sequences	424	29	386	58
3rd	Gene	*gyrb*	*parc*	*mdh*	*gyrb*
	Description	DNA gyrase subunit b	DNA topoisomerase subunit a	malate dehydrogenase	DNA gyrase subunit b
	Sequences	572	20	310	48
4th	Gene	*gyra*	*sty3695*	*ctxb*	*tufb*
	Description	DNA gyrase subunit a	DNA invertase	cholera toxin subunit b	elongation factor tu b
	Sequences	332	11	295	45
5th	Gene	*manb*	*dmsa*	*gyrb*	*cspb*
	Description	phosphomannomutase	dimethyl sulphoxide reductase	DNA gyrase subunit b	major cold shock protein
	Sequences	317	9	255	38
6th	Gene	*h1a*	*flic*	*icd*	*flic*
	Description	flagellin h1a	phase 1 flagellin	isocitrate dehydrogenase	phase 1 flagellin
	Sequences	311	9	210	35
7th	Gene	*glna*	*sty4132*	*lap*	*ompf*
	Description	glutamine synthetase	electron transport protein	leucine aminopeptidase	major outer membrane protein f
	Sequences	252	9	162	26
8th	Gene	*atpb*	*pduj*	*nagb*	*hsp60*
	Description	ATP synthase subunit beta	propanediol utilization protein	glucosamine-6-P deaminase	60 kDa heat shock protein
	Sequences	231	8	161	25
9th	Gene	*pduf*	*clya*	*pgm*	*glna*
	Description	propanediol utilization factor	cytolysin a	phophoglucomutase	glutamine synthetase
	Sequences	216	6	134	24
10th	Gene	*mdh*	*hisd*	*cat*	*ail*
	Description	malate dehydrogenase	histidinol dehydrogenase	catalase	attachment invasion protein
	Sequences	193	6	132	18

注：没有考虑转座子基因。第一行为主要水生细菌名称。各列分别为最常被测序的基因，基因名称，蛋白名称和公用数据库的登陆名。

主要水生细菌中 10 种最常被测序的基因段的扩增引物（明确的和/或有详细报道的）　　表 15.3

种名	属名	已报道的引物序列	特异性	报道率	参考文献(PMID)
C. coli	flaa/flab	TTGCACAGCGTTACGTTGGCT	•		8098328
C. jejuni	gyra	AAACTGCTATATCTCCATGT	•		16048946
		AATTTCACTCATAGCCTCACG	•		17023497
		ACAGGACAAGGCAACTTTGG	•		17224260
		AGGCACACGCTTAATATAACCA	•		16339953
		AGTTGCCTTGTCCTGTAATA	•		12951353
		ATGCTCTTTGCAGTAACCAAAAA	•		18086814
		ATTTTTAGCAAAGATTCTGAT	•		10488192
		CAAAGCATCATAAACTGC	•		21045366
		CATCGCAGCGGCACTATCAC	•		15673754
		CATGGAGATATAGCAGTTT	•		20224816
		CCACATGGAGATATAGCAGTTTATGATGC	•		11060054
		CCATAAATTATTCCACCTGT	•		10488192
		CCCTGTGCGATAAGCTTCTAT	•		17224260
		CGACTTACACGGCCGATTTC	•		18086814
		GCCTGACGCAAGAGATGGTT	•		15793099, 15673754
		GCTATGCAAAATGATGAGGC	•		8540709
		GCTCATGAGAAAGTTTACTC	•		11060054
		GGGTGCTGTTATAGGTCGTTATCA	•		20224816
		GGTGTGATTATGTTGGCAATTCAT	•		16339953
		GTTATTATAGGTCGTGCTTT	•		19041906
		TAAACTGCTATATCTCCA	•		14522100
		TAGAAGGTAAAACATCAGGTT	•		10488192
		TAGTGGGTGCTGTTATAGGTCGTTATC	•		15271386
		TCCGCGTTGTTATAGAGCT	•		9056011
		TGGGTGCTGTTATAGGTCGT	•		11060054
		TTATTATAGGTCGTGCTTTG	•		10488192
		TTTGCTTCAGTATAACGCATCGCAGC	•		11060054
		TTTTGCTTCAGTATAACG	•		15271386
		TTTTTAGCAAAGATTCTGAT	•		21045366, 10488192
	pora	AAGCACCTTCAAGTGTCC	•		15793099, 15201231
		AGCTTCATGGCTGCAGAGC	•		10992471
		CAGCTATAGCAGCACTGAAG	•		10992471
		CTTCAGTGCTGCTATAGCTG	•		10992471
		GCTCTGCAGCCATGAAGCT	•		10992471
		TAATGCTGCTGATGGTGG	•		15793099, 15201231
	rplv	ATGAGTAAAGCATTAATTAAATTCATAAG		•	19014274, 16318913
	rpld	ATGAGTAAAGTAGTTGTTTTAAATGAT		•	16318913
	fspa2	AAGCCTCTAATGCGGGATTT	•		17517862
	cgta	CCTTTGAATCCTTGGGCTTT	•		20023103
		CGATGTGGATCATTACTACGATGC	•		11796612
		CGTTTCGGCGGTATTTTAAGGC	•		11796612
		GAATGTGGTTTTATCGATGGAG	•		20023103
		GGCCTATCATGCAAAAGAGC	•		20023103
		TATAAGCCACTCATCTTTTG	•		17631048
		TCCTTTATGCCCCTCCCCTA	•		17631048
		TGAAGAAAAACTTTGTTTTGTTGCT	•		20023103
		TGCTTATTCATCCCTTTTAG	•		17631048
		TTGAAAGAACCAGGAGATTG	•		17631048
L. spp.	mip	CTCGACAGTGACTGTATCCGATTT	•		18094136, 17878552
S. enterica	flic	AACGAAAGCGTAGCAGACAAG	•		15184437
		AAGTGACTTTTCCATCGGCTG	•		15184437
		AAGTTTCGCACTCTCGTTTTTGG	•		15184437
		ACTGCTAAAACCACTACT	•		16145086
		AGAAAGCGTATGATGTGAAA	•		18845003
		ATCAACGGTAACTTCATATTTG	•		18809549
S. enterica	flic	ATTCCGACTACGCAACCGAA	•		15969472
		ATTGTGGTTTTAGTTGCGCC	•		18845003
		CAACCTGGGCAATACCGTAAATAA	•		15969472
		CAAGTAATCAACACTAACAGT	•		15583311
		CAAGTAATCAACACTAACAGTC	•		9738029
		CACCGCCTGTTCTGAAGTTATGT	•		20110454
		CAGAAAGTTTCGCACTCTCG	•		10739340
		CAGCAGGCATTGTGGTCTTAG	•		20110454
		CATTAACATCCGTCGCGCTAG	•		18845003
		CCCGAAAGAAACTGCTGTAACCG	•		15184437
		CCGATACATCCAGTGTAGTA	•		11292720
		CCTGAACAGACAACTCACGCAC	•		20110454
		CCTGCTATTACTGGTGATC	•		18845003
		CGCCAGCCGCAAGGGTTACTGTAC	•		20110454
		CGTAACAGAGACAGCACGTTYTGYG	•		17208323
		CTGGTGATGACGGTAATGGT	•		10739340

种名	属名	已报道的引物序列	特异性	报道率	参考文献(PMID)
		GAAAAGATCATGGCACAA	•		18834913
		GATCGGAATCAGAGTTAGTC	•		20110454
		GCACTGGCGTTACTCAATCTC	•		18845003
		GCATAGCCACCATCAATAACC	•		11825983
		GGCACAAGTAATCAACACTAACAGTCTGT	•		17208323
		GGCTAGTATTGTCCTTATCGG	•		19631095
		GGTACTACACTGGATGTATCGGG	•		19741087
		GGTGATCTGAAATCCAGCTTCAAG	•		15184437
		TAACGACGGCATTTCTATTG	•		20110454
		TAATGTAACCACTTATACTGATTC	•		20110454
		TACCGTCTACGCCACCAAGT	•		20110454
		TAGTGCTTAATGTAGCCGAAGG	•		11825983
		TCTGAAGTTGTTACTGCTAC	•		20110454
		TGACCAACTCAGCGCCATTA	•		16428399
		TGTTACTATTGGTGGCTTTACTGG	•		20110454
		TTAACGTAACAGAGACAGCAC	•		15583311, 9738029
		TTATCTGTATTAACCTCTTTAAGC	•		20110454
		TTTACCGTCTACGCCACCC	•		19741087
	gyra	CCAGGCAGCCGTTAATCACT	•		15215081
		CCATCAGTTCGTGGGCGATTTTCG	•		14576119
		CCGTACCGTCATAGTTATCC	•		12409384
		GAGACGGTGGATTTCGTGGAT	•		12019140
		GGTGCCATACACTGCGGAAT	•		11283069
		GGTGTCATACACTGCGAAAT	•		11283069
		GGTGTTATACACTGCGGAAT	•		11283069
		TACCGTCATAGTTATCCACGA	•		15145503
	mdh	TATCCAGCATAGCGTCCAGC	•		16081897
S. typhi	gyra	GAGACGGTGGATTTCGTGGAT		•	12019140
		TACCGTCATAGTTATCCACG		•	14576119
	gyrb	AAGCGCGATGGCAAAGAAG		•	21329318, 15070992
	clya	AAGTTTTGCTTATGGACAGC		•	19835951
		CCGCAGCAATAGAATAGGAAA		•	19835951
		GACCTTTGATGAAACCATAAAGAG		•	18715828
		GCATCGATATCTTTATTCGCTTG		•	18715828
V. cholerae	reca	TGGACGAGAATAAACAGAAGGC	•		10024551, 15143042
	mdh	AAGCACTGCAAGGCGAATCT	•		10024551
		CCAGAACCACATCCGCACCTTC	•		21118541
		GTTTGACGGTCGGATACACC	•		10024551
		TGTATGATATTGCGCCTGTCACAC	•		21118541
	lap	CGGCAGCGTTGAGCGCCAAT	•		8890197
		GCATCATCATCCGCGCCGGG	•		8890197
V. cholerae	cat	CTAAGCCTTGTTCGTGCAGTTCAG	•		18790865
		GAAAATAGCCGTTACTCTGGTCAGC	•		18790865
Y. enterolitica	lcrv	CCATTAAGGACGACGAGTTG	•		10089162
		CTCATGTATATTTATGGTGCCAC	•		10089162
		GATTAGAGCCTACGAACAA		•	20438844
		TTGCACGAGGTTGGAGTTATAGCTGGGGC	•		10089162
	ompf	GGTTATGGTCAGTGGGAATAT	•		2626594, 17571800
	ail	ACCAAACTTATTACTGCCATAGAAGAAATCGTAT	•		18765735
		ACCGTGACCAAACTTATTACTGCCATAGAAG	•		18765735
		ACTCGATGATAACTGGGGAG	•		20646877, 21056771, 1401022, 9143098, 12788031
		ACTGGGGAGTAATAGGTTCG	•		18206260
		AGCTAGTTCTCTAATAGCCTG	•		17682042
		ATACAGATGACTTAACCTTTC	•		20646877
		ATGATAACTGGGGAGTAATAGGTTCG	•		18708521
		CAAGTAAGACGTCAATGGCATACGG	•		15784567
		CACTCGCAGCGTACACAT	•		1370953, 1688838
		CCCAGTAATCCATAAAGGCTAACATAT	•		18708521, 18206260
		CTATTGGTTATGCGCAAAGC	•		12270272
		CTTAACCTTTCCGTGAGCAGCAC	•		18765735
		GAACTCGATGATAACTGGG	•		1400967, 7811077
		GAATCGATACCCTGCACCAAGC	•		15784567
		GACATTACTAGCTAGTTCTC	•		15784567
		GGAGTATTCATATGAAGCGTC	•		11724866
		TAATGTGTACGCTGCGAG	•		12620874
		TCTATGGCAGTAATAAGTTTGGTCACGGTGATCT	•		18708521, 18206260
		TGACCAAACTTATTACTGCCATA		•	18708521, 18206260
		TGCTTATACCCATCAGGGATA	•		20646877
		TTAATGTGTACGCTGCGAGTG	•		11724866
		TTAATGTGTACGCTGCGAGTGAA	•		15784567
		TTTGGAAGTGGGTTGAATTGC	•		17682042

公用数据库中各类水生病原微生物 16SrRNA 序列数量　　　表 15.4

病原微生物	Nbr seq	坐标轴
Burkholderia pseudomallei	123	1
Campylobacter jejuni	130	1
Legionella spp.	1711	2
ycobacterium marinum	48	1
Pseudomonas aeruginosa	1371	1
Salmonella typhi	43	1
Salmonella	723	2
Vibrio cholerae	194	1
Yersinia enterocolitica	105	1

尽管以 16SrRAN 基因为靶基因对给定种群进行特异性检测存在困难，但有时仍会被提议。例如，表 15.5 是对 *Salmonella* 进行特异性检测所提出的一些引物。

**利用 Oligomer Extractor 软件从 9 个 PDF
文档中提取出的引物分析**　　　表 15.5

引　　物	参考文献（PMID）
AAGAGTTTGATCCTGGCTCAG	7542265
ACTCCTACGGGAGGCAGCAGT	15364475
AGAGTTTGATCATGGCTCAG	17289198，12430773，14572216
AGAGTTTGATCCTGGCTCAG	12430773，14572216
AGTGTGGCTGGTCATCCTC	16487678，16487678
ATTAGATACCCTGGTAGTCC	15364475
CACAAATCCATCTCTGGA	15364475
CATGGTTTACGGCGTGGACTACCA	15184165
CCAGCAGCCGCGGTAATACG	17083715
CCTGGCTCAGATTGAACGC	16487678
CGGGGAGGAAGGTGTTGTG	15184165
GAGCCCGGGGATTTCACATC	15184165
GGTTACCTTGTTACGACTT	7542265
GGTTACCTTGTTACGACTTC	15364475
GTGTGACGGCGGTGTGTAC	17289198
TCCCGCATCTCTGCAGGA	17289198
TGCGGCTGGATCACCTCCTT	15582736
TGCTGCGGTTATTAACCAC	17289198
TGTTGTGGGTTAATAACCGCA	15364475

注：从 10000 多条 rRNA 序列得到的引物包括了 Silva 发布的 108 条参考序列（包括 726 条 Salmonella 序列）；下划线的代表通用引物，斜体代表可能是 Salmonella 特异性引物。

其中一部分引物其实没有特异性，而是经常提到的通用引物。在 Trk-ov 和 Avgustin（2003）的研究中，引物 MIN f：ACGGTAACAGG AAG-MAG 和 MINr：TAT TAACCACAAC ACCT 可以对 *Salmonella enterica* 进行特异性扩增。利用 Silva108 个发布的参考引物序列，可以对 *Enterobacter* sp.（AM421983，GQ418089），*Haemophilus* sp.（FJ463822），*Citrobacter* sp.（FJ463782，EU644454，GU458277，GU458292），*Citrobacter koseri*（AF025366，AF025372，EF0598 58）和 *Citrobacter farmeri*（DQ187383）进行扩增，此外，还可以扩增出 266 条 *S. enterica* rRNA 序列，但是当引物和序列间分别存在 1、2 或 3 处差异时，分别可以扩增出 275、278 和 281 条这样的序列。在 532 条 Esch erichia 序列，88 条 Shigella 序列，85 条 Entero bacter 序列，37 条 Citrobac ter 序列，18 条 Cronobacterand 序列，10 条 Enterobacteriaceae 序列中均可发现前引物的存在。在 218 条 Enterobacter 序列，132 条 Cron obacter 序列，64 条 Pantoeaand 序列和 62 条 Citrobacter 序列中有后引物的存在。这些数据说明在使用前期研究中的特异性引物时，当不需要对扩增产物进一步控制时，需要在结果分析时给予更多的关注。

15.5　结论

本章介绍了几种病原微生物检测的常用方法，展示了在实际试验操作前进行生物信息学分析的重要性。在病原微生物检测中，其致病性和毒性水平的表征可能是重要的。因此一段经过充分研究的对目标种群具有特异性的毒性基因，且其具有适当的进化率，这样的基因在检测试验中将具有很好的特异性和覆盖率。对于病原微生物的整体性检测，因为 16SrRNA 基因是唯一可以利用通用引物进行扩增的片段，因此目前只能利用 16SrRNA 基因对病原微生物进行识别鉴定。

目前的研究显示已发表的 *Vibrio cholerae* 病原基因的引物中，有 2/3 的引物没有遵守以上准则进行设计，并且不能适用于该菌种的所有菌株。而且，一对引物的发表时间和引用次数并不是评估该引物质量的因素。在生物信息学分析中，人们经常直接使用在近期研究文献中出现的引物，即使最简单的试验操作都未进行。例如，在一篇文章中，描述了在丹麦和瑞士的一次贻贝 *V. cholerae* 的大爆发中，通过 PCR 没有检测到 *V. cholerae* 的 ctxA 基因，而利用 1998 年发表的一对不对称引物进行试验却证实了该基因产物的存在。

目前有一个新网站（http：//patho-genes. org）将已发表的引物信息和一些主要病原微生物基因的序列信息整合在了一起。对于一个已注释的基因，人们可以很容易得到不同的序列、科研文献、已发表引物以及主要的公用数据库链接。并且对每一对已发表引物都进行了分析，包括它的特异性、覆盖率、基因内的位点以及解链温度等。如果目标标记基因为已注释的编码基因，人们还可以对新设计的引物进行覆盖率和特异性检查。显而易见，*Bacillus anthracis* 相关的已发表引物中没有有效的引物，这可能是因为它们缺乏特异性，以及 *Bacillus thuringiensis* 或 *Bacillus cereus.* ，*B. anthracis* 与其他种群在基因分型上较难区分。的确，*Bacillus anthracis* ，*Bacillus thuringiensis* 或 *Bacillus cereus.* 是非常接近的三个菌种，并且一些 *Bacillus thuringiensis* 或 *Bacillus cereus.* 类菌种携带 *Bacillus anthracis* 所特有的毒性质粒（Helgason *et al.* 2000）。因此，即使使用致病性基因，利用现代的分子基因方法有时候也很难进行特异性检测。此外由于 *V. cholerae* 类细菌与相近种例如 *Vibrio mimicus* 之间的基因物质存在重叠的部分，因此也存在同样的情况（Wang *et al.* 2011）。

本章参考文献

Altschul S. F., Gish W., Miller W., Myers E. W. and Lipman D. J. (1990). Basic local alignment search tool. *J. Mol. Biol.*, **215**(3), 403–410.

Ashelford K. E., Weightman A. J. and Fry J. C. (2002). PRIMROSE: a computer program for generating and estimating the phylogenetic range of 16S rRNA oligonucleotide probes and primers in conjunction with the RDP-II database. *Nucleic Acids Res.*, **30**(15), 3481–3489.

Belgrader P., Benett W., Hadley D., Richards J., Stratton P., Mariella R. and Milanovich F. (1999). PCR detection of bacteria in seven minutes. *Science*, **284**(5413), 449–450.

Brasher C. W., DePaola A., Jones D. D. and Bej A. K. (1998). Detection of microbial pathogens in shellfish with multiplex PCR. *Curr. Microbiol.*, **37**(2), 101–107.

Chang H.-W., Chuang L.-Y., Cheng Y.-H., Hung Y.-C., Wen C.-H., Gu D.-L. and Yang C.-H. (2009). Prim-SNPing: a primer designer for cost-effective SNP genotyping. *BioTechniques*, **46**(6), 421–431.

Chen H. and Zhu G. (1997). Computer program for calculating the melting temperature of degenerate oligonucleotides used in PCR or hybridization. *BioTechniques*, **22**(6), 1158–1160.

Chevenet F., Brun C., Bañuls A.-L., Jacq B. and Christen R. (2006). TreeDyn: towards dynamic graphics and annotations for analyses of trees. *BMC Bioinformatics*, **7**, 439.

Collin B. and Rehnstam-Holm A.-S. (2011). Occurrence and potential pathogenesis of *Vibrio cholerae*, *Vibrio parahaemolyticus* and *Vibrio vulnificus* on the South Coast of Sweden. *FEMS Microbiol. Ecol.*, **78**(2), 306–313. doi: 10.1111/j.1574-6941.2011.01157.x. Epub 2011 Jul 18.

Croce O., Chevenet F. and Christen R. (2008). OligoHeatMap (OHM): an online tool to estimate and display hybridizations of oligonucleotides onto DNA sequences. *Nucleic Acids Res.*, **36**(Web Server issue), W154–W156.

Croce O., Lamarre M. and Christen R. (2006). Querying the public databases for sequences using complex keywords contained in the feature lines. *BMC Bioinformatics*, **7**, 45.

Duitama J., Kumar D. M., Hemphill E., Khan M., Mandoiu I. I. and Nelson C. E. (2009). PrimerHunter: a primer design tool for PCR-based virus subtype identification. *Nucleic Acids Res.*, **37**(8), 2483–2492.

Edgar R. C. (2010). Search and clustering orders of magnitude faster than BLAST. *Bioinformatics*, **26**(19), 2460–2461.

Fredslund J. and Lange M. (2007). Primique: automatic design of specific PCR primers for each sequence in a family. *BMC Bioinformatics*, **8**, 369.

Fredslund J., Madsen L. H., Hougaard B. K., Sandal N., Stougaard J., Bertioli D. and Schauser L. (2006). GeMprospector – online design of cross-species genetic marker candidates in legumes and grasses. *Nucleic Acids Res.*, **34**(Web Server issue), W670–W675.

Gadberry M. D., Malcomber S. T., Doust A. N. and Kellogg E. A. (2005). Primaclade – a flexible tool to find conserved PCR primers across multiple species. *Bioinformatics*, **21**(7), 1263–1264.

Gervais A. L., Marques M. and Gaudreau L. (2010). PCRTiler: automated design of tiled and specific PCR primer pairs. *Nucleic Acids Res.*, **38**(Web Server issue), W308–W312.

Gouy M. and Delmotte S. (2008). Remote access to ACNUC nucleotide and protein sequence databases at PBIL. *Biochimie*, **90**(4), 555–562.

Gürtler V., Barrie H. D. and Mayall B. C. (2002). Denaturing gradient gel electrophoretic multilocus sequence typing of *Staphylococcus aureus* isolates. *Electrophoresis*, **23**(19), 3310–3320.

Helgason E., Okstad O. A., Caugant D. A., Johansen H. A., Fouet A., Mock M., Hegna I. and Kolstø A. B. (2000). *Bacillus anthracis*, *Bacillus cereus*, and *Bacillus thuringiensis* – one species on the basis of genetic evidence.

Appl. Environ. Microbiol., **66**(6), 2627–2630.

Hoffmann C., Hill D. A., Minkah N., Kirn T., Troy A., Artis D. and Bushman F. (2009). Community-wide response of the gut microbiota to enteropathogenic *Citrobacter rodentium* infection revealed by deep sequencing. *Infect. Immun.*, **77**(10), 4668–4678.

Hong P.-Y., Hwang C., Ling F., Andersen G. L., LeChevallier M. W. and Liu W.-T. (2010). Pyrosequencing analysis of bacterial biofilm communities in water meters of a drinking water distribution system. *Appl. Environ. Microbiol.*, **76**(16), 5631–5635.

Jarman S. N. (2004). Amplicon: software for designing PCR primers on aligned DNA sequences. *Bioinformatics*, **20** (10), 1644–1645.

Kibbe W. A. (2007). OligoCalc: an online oligonucleotide properties calculator. *Nucleic Acids Res.*, **35**(Web Server issue), W43–W46.

Lee C. S. and Lee J. (2010). Evaluation of new *gyrB*-based real-time PCR system for the detection of *B. fragilis* as an indicator of human-specific fecal contamination. *J. Microbiol. Methods*, **82**(3), 311–318.

Mann T., Humbert R., Dorschner M., Stamatoyannopoulos J. and Noble W. S. (2009). A thermodynamic approach to PCR primer design. *Nucleic Acids Res.*, **37**(13), e95.

Mattsson J. G., Guss B. and Johansson K. E. (1994). The phylogeny of *Mycoplasma bovis* as determined by sequence analysis of the 16S rRNA gene. *FEMS Microbiol. Lett.*, **115**(2–3), 325–328.

Mears J. A., Cannone J. J., Stagg S. M., Gutell R. R., Agrawal R. K. and Harvey S. C. (2002). Modeling a minimal ribosome based on comparative sequence analysis. *J. Mol. Biol.*, **321**(2), 215–234.

Nakamura S., Yang C.-S., Sakon M., Tougan T., Yamashita A., Goto N., Takahashi K., Yasunaga T., Ikuta K., Mizutani T., Okamoto Y., Tagami M., Morita R., Maeda N., Kawai J., Hayashizaki Y., Nagai Y., Horii T., Iida T. and Nakaya T. (2009). Direct metagenomic detection of viral pathogens in nasal and fecal specimens using an unbiased high–throughput sequencing approach. *PloS One*, **4**(1), e4219.

Panjkovich A., Norambuena T. and Melo F. (2005). dnaMATE: a consensus melting temperature prediction server for short DNA sequences. *Nucleic Acids Res.*, **33**(Web Server issue), W570–W572.

Park E.-J., Kim K.-H., Abell G. C. J., Kim M.-S., Roh S. W. and Bae J.-W. (2011). Metagenomic analysis of the viral communities in fermented foods. *Appl. Environ. Microbiol.*, **77**(4), 1284–1291.

Ringquist S., Pecoraro C., Gilchrist C. M. S., Styche A., Rudert W. A., Benos P. V. and Trucco M. (2005). SOP3v2: web-based selection of oligonucleotide primer trios for genotyping of human and mouse polymorphisms. *Nucleic Acids Res.*, **33**(Web Server issue), W548–W552.

Rodriguez-Brito B., Li L., Wegley L., Furlan M., Angly F., Breitbart M., Buchanan J., Desnues C., Dinsdale E., Edwards R., Felts B., Haynes M., Liu H., Lipson D., Mahaffy J., Martin-Cuadrado A. B., Mira A., Nulton J., Pasić L., Rayhawk S., Rodriguez-Mueller J., Rodriguez-Valera F., Salamon P., Srinagesh S., Thingstad T. F., Tran T., Thurber R. V., Willner D., Youle M. and Rohwer F. (2010). Viral and microbial community dynamics in four aquatic environments. *ISME J.*, **4**(6), 739–751.

Rose T. M., Henikoff J. G. and Henikoff S. (2003). CODEHOP (COnsensus-DEgenerate Hybrid Oligonucleotide Primer) PCR primer design. *Nucleic Acids Res.*, **31**(13), 3763–3766.

Rouillard J.-M., Lee W., Truan G., Gao X., Zhou X. and Gulari E. (2004). Gene2Oligo: oligonucleotide design for in vitro gene synthesis. *Nucleic Acids Res.*, **32**(Web Server issue), W176–W180.

Rozen S. and Skaletsky H. (2000). Primer3 on the WWW for general users and for biologist programmers. *Methods Mol. Biol.*, **132**, 365–386.

Simon C. and Daniel R. (2011). Metagenomic analyses: past and future trends. *Appl. Environ. Microbiol.*, **77**(4), 1153–1161.

Stecher B., Chaffron S., Käppeli R., Hapfelmeier S., Freedrich S., Weber T. C., Kirundi J., Suar M., McCoy K. D., von Mering C., Macpherson A. J. and Hardt W.-D. (2010). Like will to like: abundances of closely related species can predict susceptibility to intestinal colonization by pathogenic and commensal bacteria. *PLoS Pathog.*, **6**(1), e1000711.

Trkov M. and Avgustin G. (2003). An improved 16S rRNA based PCR method for the specific detection of *Salmonella enterica*. *Int. J. Food Microbiol.*, **80**(1), 67–75.

Untergasser A., Nijveen H., Rao X., Bisseling T., Geurts R. and Leunissen J. A. M. (2007). Primer3Plus, an enhanced web interface to Primer3. *Nucleic Acids Res.*, **35**(Web Server issue), W71–74.

Van de Peer Y., Chapelle S. and De Wachter R. (1996). A quantitative map of nucleotide substitution rates in bacterial rRNA. *Nucleic Acids Res.*, **24**(17), 3381–3391.

Wang D., Wang H., Zhou Y., Zhang Q., Zhang F., Du P., Wang S., Chen C. and Kan B. (2011). Genome sequencing reveals unique mutations in characteristic metabolic pathways and the transfer of virulence genes between *V. mimicus* and *V. cholerae*. *PLoS ONE*, **6**(6), e21299.

Ye L. and Zhang T. (2011). Pathogenic bacteria in sewage treatment plants as revealed by 454 pyrosequencing. *Environ. Sci. Technol.*, **45**(17), 7173–7179.

You F. M., Huo N., Gu Y. Q., Luo M.-C., Ma Y., Hane D., Lazo G. R., Dvorak J. and Anderson O. D. (2008). BatchPrimer3: a high throughput web application for PCR and sequencing primer design. *BMC Bioinformatics*, **9**, 253.

第 16 章

纳米级流场的流体结构与壁面滑移

Nikolai v. Priezjev

16.1 摘要

近年来，微观和纳米流场系统中的输运现象引起了广泛关注，尤其是预测固-液界面滑移壁面的流动规律。本章将讨论有关平滑表面晶格内单分子或线性高分子流体的分子动力学模拟最新成果。通过改变多种界面材料参数，如流体-壁面密度、相互作用能、（流体）高分子链的长度和壁面网格类型等，研究了剪切率和壁面网格对滑移的影响，详细阐述了壁面层产生的流体结构以及流体分子的界面扩散作用，分析了低剪切率和高剪切率的滑移机理。

16.2 简介

从微观和纳米角度研究流体输运对生物技术应用和能量转换过程的研究具有重要意义（Sparreboom *et al.* 2009）。只有掌握流体壁面条件的基础理论，才能系统了解体表比大的流体。研究表明，考虑固体壁面的滑移现象对流体速度分布云图有较大影响。滑移程度可通过滑移长度量化，滑移长度的定义是：真实界面的位置与假想界面位置的距离，其中假想界面位置为界面外法线方向分速度为零的位置。大量实验研究成果已经证实，滑移的主要影响因素与固体壁面和流体性质有关，如界面粗糙度（Zhu & Granick, 2002；Sanchez-Reyes & Archer, 2003；Schmatko *et al.* 2006）、界面吸湿度（Churaev *et al.* 1984；Baudry *et al.* 2001；Schmatko *et al.* 2005）、流体结构（Schmatko *et al.* 2005；McBride & Law, 2009；Baum-chen *et al.* 2009）、剪切率（Zhu & Granick, 2001；Choi *et al.* 2003；Ul-manella & Ho, 2008）等。从微米尺度研究滑移长度，界面类似超疏水性表面，流体近似于高分子聚合体流动，呈现出复杂的流态。一般情况下，流体流过光滑不湿润的表面所测量到的滑移长度约为几十纳米（Bocquet & Charlaix，2010）。

近年来，分子动力模拟被越来越多地用于研究界面结构性质对单原子液体和晶体界面间滑移程度的影响（Heinbuch & Fischer，1989；Thompson & Robbins，1990；Bocquet & Barrat，1994；Barrat & Bocquet，1999；Travis & Gubbins，2000；Sokhan et al. 2001；Galea & Attard，2004；Priezjev，2007；Priezjev，2007a；Thompson & Troian，1997；Asproulis & Drikakis，2010；Liu & Li，2009；Pahlavan & Freund，2011；Yong & Zhang，2010）。显然，周期性表面势在第一流层内引起的滑移长度与结构强度显著相关（Thompson & Robbins，1990）。一般情况下，这种界面滑移被较大的固液间引力，和/或固体壁面与相邻液面层间形成的类似结构所抑制。在低剪切率的情况下，可以采用 Green-Kubo 理论对滑移长度进行估算。Green-Kubo 理论分析了从固体壁面到邻近液层的侧向力函数在时间上的积分与界面摩擦系数的关系（Barrat & Bocquet，1999）。在大多数分子动力模拟研究中，固体壁面被简化为大量原子按照周期性网格排列的模型。固体壁面和热壁面是两类常用的壁面形式，在这两类壁面中，既可以假设壁面原子固定于单元网格内，也可以假设壁面原子在一定区间内摆动。最近的研究表明，强谐波下的滑移长度与弹簧刚度系数弱相关（Priezjev，2007；Asproulis & Drikakis，2010）。此外，滑移长度对剪切率的影响与硬弹簧无显著相关性（Priezjev，2007），但剪切率大时除外（Martini et al. 2008）。

在简单流体和原子层平滑、吸引力微弱的壁面层之间，仅当剪切率较小时滑移长度为常值，当剪切率较大时滑移长度非线性增长。这一理论最初由 Thompson 和 Troian（1997）提出，随后被许多研究证实（Priezjev，2007；Asproulis & Drikakis，2010；Yang & Fang，2005；Niavarani & Priezjev，2010）。对于固液相互作用充分强烈、固液介质结构不成比例的壁面，滑移长度变化与剪切率线性相关（Priezjev，2007；Priezjev，2007a）。值得注意的是：低剪切率下，如果滑移长度小于一个分子直径，那么密集单原子流体的壁面条件与剪切率无关（Thompson & Robbins，1990；Priezjev，2007；Thompson & Troian，1997）。此外，研究表明，分子尺度的表面粗糙度使滑移长度及其变化率减小（Bocquet & Barrat，1994；Priezjev，2007；Niavarani & Priezjev，2010；Priezjev & Troian，2006；Sofos et al. 2009）。

近期研究表明，对于由两种不同浸润性结构组成的各向异性表面流动，就流体带的平均流动而言，其有效滑移长度在平行方向最大，垂线方向最小（Feuillebois *et al*. 2009）。当流体带宽度与分子直径同一量级时，该结论成立（Priezjev *et al*. 2005）。对于垂直于流体带方向的流动，由于表面势在分子尺度上的起伏，滑移被削弱；而与流体带平行方向，流体分子在无滑移或局部滑移的情况下沿流体带运动，因此，有效滑移长度增加（Priezjev *et al*. 2005；Priezjev，2011）。经验证，滑移长度也受到壁面网格面的影响，其中壁面网格面的方向与流体流动方向有关（Soong *et al*. 2007）。本章主要介绍了剪切率足够高时，滑移在原子层网格表面各向异性的现象；当流体流动方向与固体壁面网格轴线方向相同时，滑移长度增加。

已有研究证实，光滑的网格化壁面层与被吸附的单层流体之间的摩擦力与固液壁面条件有关（Smith *et al*. 1996；Tomassone *et al*. 1997）。滑移时间表示了壁面层与被吸附的单层流体之间的动量转化，它与光子寿命除以结构系数的归一化峰值呈线性相关，该峰值可以通过在主倒数晶格矢量中的单层流体模拟获得（Smith *et al*. 1996）。此外，模拟结果表明，当被吸附的单层流体流速远小于声速时，滑移时间与滑移方向无关（Smith *et al*. 1996）。在摩擦力与滑动速度之间的线性区域以及从亚单层到双层薄膜覆盖范围内，滑移时间可以直接通过平衡状态下的膜流速衰减或者速度相关函数的衰减计算获得（Tomassone *et al*. 1997）。

近二十年来，一系列分子动力学模拟实验用于研究流体与网格化光滑表面之间的滑移壁面条件（Thompson *et al*. 1995；Manias *et al*. 1996；Khare *et al*. 1996；Stevens *et al*. 1997；Koike & Yoneya，1998；Jabbarzadeh *et al*. 1999；Niavarani & Priezjev，2008；Priezjev & Troian，2004；Servantie & Muller，2008；Priezjev，2009；Priezjev，2010）。当界面层具有较强黏滞性（Manias *et al*. 1996；Jabbarzadeh *et al*. 1999；Servantie & Muller，2008），或者流体处于高密度、强压力时（Thompson *et al*. 1995；Manias *et al*. 1996；Priezjev，2009），固液壁面层相互作用较强，导致流速梯度变化率加大。液体分子链化学结构的变化也会产生上述现象（Kong *et al*. 2010）。当固液壁面层相互作用较弱时，滑移长度变化与剪切率相关（Martini *et al*. 2008；Koike & Yoneya，1998；Jabbarzadeh *et al*. 1999；Priezjev & Troian，2004；Niavarani & Priezjev，2008；Priezjev，2009；Dhondi *et al*. 2009；Niavarani & Priezjev，2008）。早期研究表明，在低剪切率时滑移长度随剪切率的变化率处于较低范围，在高剪切率时滑移长度随剪切率的变化率增长较快（Niavarani & Priezjev，2008；Priezjev，2010）。近期研究表明，流体密度较低时，产生滑移的剪切率临界值与壁

面区域流体分子链结构相关（Priezjev，2009）。

　　本章将基于分子动力学模拟对固体和流体壁面之间滑移产生的壁面条件进行研究。研究表明，在剪切率足够高时，滑移流在网格化的壁面层表面呈现各向异性的特征。依据固液壁面层上的摩擦系数和滑移速度可以分析得到滑移长度随剪切率变化的非线性关系。模拟结果显示，在线性滑移区，滑移长度是关于摩擦系数的单变量函数，峰值大小与固体壁面接触面上第一层流体的密度和分子结构相关。此外，根据模拟结果还可以得知，在非线性滑移区的起始段，剪切力和滑移速度由固体壁面接触面上第一层流体的扩散性决定。

　　本章后续内容如下：16.3 节主要介绍分子动力学模型的基本概念、应用流程以及 20 种固液系统的参数值；16.4.1 小节探讨了流体密度、速度和温度在不同流体条件下的分布；16.4.2 小节介绍了实验测试剪切黏度对滑移长度的响应关系；16.4.3 小节和 16.4.4 小节对流体结构及其相应的摩擦系数进行了数值分析；16.5 节为本章总结。

16.3　分子动力学模型

　　计算域的形状和稳态的流动分布如图 16.1 所示。流体在两个原子级固体界面间形成剪切流。本部分所涉及的研究，流体相由 $N_f = 9600$ 的单原子组成。任意两层流体间的相互作用通过 Lennard-Jones 式定义：

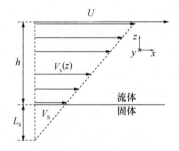

图 16.1　滑移壁面的流动示意图

注：其中恒定剪切流由上边壁沿 $\hat{x}$ 方向以速度 U 运动所引起，滑移速度 L_S 和滑移长度 V_S 可定义为 $V_S = \dot{\gamma} L_S$，其中 $\dot{\gamma}$ 是根据速度分布计算所得参数。

$$V_{LJ}(r) = 4\varepsilon\left[\left(\frac{\sigma}{r}\right)^{12} - \left(\frac{\sigma}{r}\right)^{6}\right]$$
$$(r \leqslant r_c = 2.5\sigma) \qquad (16.1)$$

式中　ε 和 σ——流体相的能量和长度。

　　壁面原子与流体单体的相互作用也通过引入参数 ε_{wf}（$\varepsilon_{wf} = \sigma$）的 LJ 势模拟（每个系统中的 ε_{wf} 值列在表 16.1 中）。忽略壁面原子间的相互作用。

流体单体密度 $\rho = N_f/A_{xy}(h-\sigma)$　　　　　　　　表 16.1

序号	$\rho\sigma^3$	N	h/σ	A_{xy}/σ^2	$P/\wp^{-3}$	$\rho_w\sigma^3$	类型	(ijk)	$\hat{x}$	$k_x\sigma,k_y\sigma$	$\varepsilon_{wf}/\varepsilon$	$\kappa/\wp^{-2}$
1	0.91	20	22.02	502.28	1.0	1.40	fcc	(111)	$[11\bar{2}]$	(7.23, 0)	0.9	常值
2	0.91	20	22.02	502.28	1.0	1.40	fcc	(111)	$[1\bar{1}0]$	(6.26, 3.62)	0.9	常值

续表

序号	$\rho\sigma^3$	N	h/σ	A_{xy}/σ^2	$P/\varpi\sigma^{-3}$	$\rho_w\sigma^3$	类型	(ijk)	$\hat{x}$	$k_x\sigma, k_y\sigma$	$\varepsilon_{wf}/\varepsilon$	$\kappa/\varpi\sigma^{-2}$
3	0.88	20	19.46	589.79	0.5	1.10	fcc	(111)	$[11\bar{2}]$	(6.67, 0)	0.8	1200
4	0.88	20	19.46	589.79	0.5	1.10	fcc	(111)	$[1\bar{1}0]$	(5.78, 3.34)	0.8	1200
5	0.89	20	26.44	424.73	0.5	1.80	fcc	(111)	$[11\bar{2}]$	(7.86, 0)	1.0	常值
6	0.89	20	26.44	424.73	0.5	1.80	fcc	(111)	$[1\bar{1}0]$	(6.81, 3.93)	1.0	常值
7	0.83	10	23.93	502.28	0.0	1.40	fcc	(111)	$[11\bar{2}]$	(7.23, 0)	0.7	1200
8	0.83	10	23.93	502.28	0.0	1.40	fcc	(111)	$[1\bar{1}0]$	(6.26, 3.62)	0.7	1200
9	0.88	20	24.72	459.42	0.5	1.60	fcc	(111)	$[11\bar{2}]$	(7.56, 0)	0.8	1200
10	0.88	20	24.72	459.42	0.5	1.60	fcc	(111)	$[1\bar{1}0]$	(6.55, 3.78)	0.8	1200
11	0.89	20	19.12	595.87	0.5	1.90	bcc	(001)	$[100]$	(6.18, 0)	0.4	常值
12	0.89	20	19.12	595.87	0.5	1.90	bcc	(001)	$[100]$	(6.18, 0)	0.5	常值
13	0.89	20	19.12	595.87	0.5	1.90	bcc	(001)	$[100]$	(6.18, 0)	0.6	常值
14	0.85	10	19.98	595.87	0.5	1.90	bcc	(001)	$[100]$	(6.18, 0)	0.4	1200
15	0.85	10	19.98	595.87	0.5	1.90	bcc	(001)	$[100]$	(6.18, 0)	0.5	1200
16	0.85	10	19.98	595.87	0.5	1.90	bcc	(001)	$[100]$	(6.18, 0)	0.6	1200
17	0.81	1	34.86	350.61	2.36	2.40	fcc	(111)	$[11\bar{2}]$	(8.65, 0)	0.4	常值
18	0.81	1	34.86	350.61	2.36	2.40	fcc	(111)	$[1\bar{1}0]$	(7.49, 4.33)	0.4	常值
19	0.81	1	34.86	350.61	2.36	2.40	fcc	(111)	$[11\bar{2}]$	(8.65, 0)	0.3	常值
20	0.81	1	34.86	350.61	2.36	2.40	fcc	(111)	$[1\bar{1}0]$	(7.49, 4.33)	0.3	常值

注：每条链的单体个数 N，与液体接触的壁面晶格面间的距离 h，xy 平面的壁面面积，平衡态
　　下的流体压力 $(U=0)$，固体界面密度 ρ_w，晶格类型，xy 面的米勒指数，剪切流方向 $(\hat{x})$
　　的晶格走向，倒易晶格矢量 $G_1(k_x, k_y)$ 在 $\hat{x}$ 和 $\hat{y}$ 方向的分量，固液相互作用能和壁面的
　　弹性刚度系数。

本节考虑了三种类型的流体，即：单原子流体（简单流体）和分子链
长度 $N=10$ 和 $N=20$ 的聚合物流体。对于聚合物流体，分子链中相邻原
子的相互作用可通过有限可扩展的非线性弹性势能（FENE）计算。

$$V_{FENE}(r) = -\frac{k_s}{2}r_0^2\ln\left[1 - \frac{r^2}{r_0^2}\right] \tag{16.2}$$

其中，$k_s = 30\varepsilon\sigma^{-2}$，$r_0 = 1.5\sigma$（Kremer & Grest，1990）。例如，分子链长度
$N=20$ 聚合物流体，在固壁间的运动如图 16.2 所示。

流体相和外部的热交换根据 Langevin 温控器调控（Grest & Kremer，
1986），该体系仅适用于运动方向垂直于剪切面的情况（Thompson &
Robbins，1990）。流体单元在三个方向的运动方程如下：

$$m\ddot{x}_i = -\sum_{i\neq j}\frac{\partial V_{ij}}{\partial x_i} \tag{16.3}$$

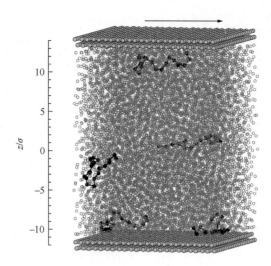

图 16.2　流体单体（空心点）
与固壁原子（实心点）的示意图

注：5 个聚合物分子链用实线连接，并涂为黑点。黑色箭头表示上边壁的运动方向 $\hat{x}$，$U = 0.5\sigma/\tau$。流体密度 $\rho = 0.89\sigma^{-3}$，固体密度 $\rho_w = 1.80\sigma^{-3}$。其他参数见表 16.1 的系统 5（Priezjev，2010）。

$$m\ddot{y}_i + m\Gamma\dot{y}_i = -\sum_{i \neq j} \frac{\partial V_{ij}}{\partial y_i} + f_i \tag{16.4}$$

$$m\ddot{z}_i = -\sum_{i \neq j} \frac{\partial V_{ij}}{\partial z_i} \tag{16.5}$$

其中，在流体原子与固体壁面原子接触的半径 $r_c = 2.5\sigma$ 范围内求和，$\Gamma = 0.1\tau^{-1}$ 是摩擦系数，f_i 是根据涨落耗散定理确定的随机力，均值为 0，方差为 $\langle f_i(0)/f_j(t) \rangle = 2mk_B\tau\Gamma\delta(t)\delta_{ij}$。Langevin 温控器的温度 $T = 1.1\varepsilon/k_B$，其中，k_B 是 Boltzmann 常数。动量方程是运用五阶 Gear 预测-校正算法获得（Allen & Tildesley，1989），其中，时间步长 $\Delta t = 0.002\tau$，$\tau = \sqrt{m\sigma^2/\varepsilon}$ 是 LJ 势的特征时间。时间步长 $\Delta t = 0.002\tau$ 在以往分子动力学模拟研究中得到过应用（Priezjev，2007；Priezjev，2009；Priezjev，2010；Niavarani & Priezjev，2008），用以准确计算交界面处的流体单体和固体原子的轨迹。对于液体氩：$\sigma = 0.34\mathrm{nm}$，$\varepsilon/k_B = 120\mathrm{K}$，$\tau = 2.16 \times 10^{-12}\mathrm{s}$（Allen & Tildesley，1989）。

每个固体壁面由 1152 个原子组成，位于两层的晶格面心或体心内。固体密度、晶格类型、相对剪切流的方向以及固液相互作用能见表 16.1。假定壁面分子固定在晶格中，或在晶格平衡位置附近振荡，其中，调和势 $V_{sp} = \frac{1}{2}k(r - r_{eq})^2$，弹性刚度系数 $k = 1200\varepsilon/\sigma^2$。前期研究表明，该弹性刚度系数不会对剪切率与滑移长度的相关关系产生影响（Priezjev，2007）。在温热壁面情况下，Langevin 温控器适用于 $\hat{x}$、$\hat{y}$、$\hat{z}$ 方向的动量方程。例如，$\hat{x}$ 方向的动量方程如下：

$$m_{\mathrm{w}}\ddot{x}_i + m_{\mathrm{w}}\Gamma\dot{x}_i = -\sum_{i\neq j}\frac{\partial V_{ij}}{\partial x_i} - \frac{\partial V_{\mathrm{sp}}}{\partial x_i} + f_i \tag{16.6}$$

式中：$m_{\mathrm{w}}=10m$，摩擦系数 $\Gamma = 1.0\tau^{-1}$，求和是在半径 $r_{\mathrm{c}} = 2.5\sigma$ 的范围内。在该情况下，振荡时间 $2\pi\sqrt{m_{\mathrm{w}}/\kappa}\approx 0.6\tau$，远大于综合时间步长 $\Delta t = 0.002\tau$。在平行于固体壁面，沿 $\hat{x}$、$\hat{y}$ 方向，施加周期性壁面条件。

初始时刻，流体在正常恒压下处于平衡态（见表 16.1），上边壁的压力为 $5\times10^4\tau$，下边壁静止。然后，流道高度固定，系统在 $5\times10^4\tau$ 的恒密度体系下处于平衡态，同时上下边壁静止。在平行于固定下边壁的 $\hat{x}$ 方向上，以恒定速度 U 移动上边壁，产生恒定流。上边壁的最低速度为 $U = 0.05\sigma/\tau$。计算厚度 $\Delta z = 0.01\sigma$ 流层厚度内的流体速度和密度分布，时间间隔为 $6\times10^5\tau$。本研究中所考虑的最大剪切率条件下的雷诺数估算值为 O(10)，属于层流范围。

16.4　结果

16.4.1　流体密度、速度、温度分布

本部分给出了 $N=20$ 聚合物系统（表 16.1 的系统 5）的流体密度、速度和温度分布。上壁面速度 $U = 0.5\sigma/\tau$ 和 $U = 0.4\sigma/\tau$ 的情况下，平均流体密度和速度分布如图 16.3 所示。距固壁 $5\sigma\sim 6\sigma$ 的范围，密度分布呈现典型的分层现象。密度分布中，第一个波峰的幅度决定了接触密度 ρ_{c}，该参数在后面的分析中将会用到，是一个非常重要的参数。需要注意的是，接收器平均厚度 $\Delta z=0.01\sigma$，非常小，以至于接触密度的大小不受接收器厚度和相对固体壁面位置的影响。另一方面，如果采用更薄的接收器，密度分布的形状不会改变；然而，取均值需要耗费额外的计算资源。模拟如图 16.3(b) 所示，当上壁面速度较大时，接触密度减小。

将上壁面速度无量纲化，典型速度分布如图 16.3(a) 所示，与图 16.3(b) 的工况相同。显然，上壁面较高位置处的滑移速度较大。对剪切率足够低的情况进行模拟，以使上下壁面的流体滑移速度相同。研究中，考虑边壁原子的占用体积，固液界面的位置（图 16.3 中垂直虚线）定义为距墙体晶格面 0.5σ 位置处。距壁面 2σ 的区域，流体分层导致非线性分布，在不考虑该区域的情况下，滑移长度可采用速度分布进行线性拟合。本研究

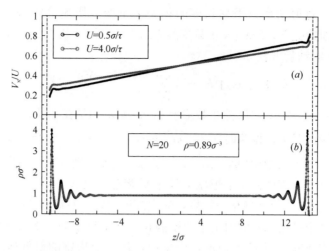

图 16.3　沿流道标准化的平均速度和密度分布

（上壁面速度 $U = 0.5\sigma/\tau$ 和 $U = 0.4\sigma/\tau$）

（a）平均速度；（b）密度

注：$N=20$ 聚合物的单元密度为 $\rho = 0.89\sigma^{-3}$（表 16.1 中的体系 5）。纵坐标轴表示 fcc 晶格面与流体接触的位置（$z/\sigma=-11.30$ 和 15.14）。$z/\sigma=-10.80$ 和 14.64 的虚线为计算滑移长度的参照面（Priezjev，2010）

所测试的所有剪切率，沿流道的速度分布均为线性，滑移长度大于 3σ。

恒定流中，流体温度通过局部动能进行估算：

$$k_{\mathrm{B}} T = \frac{m}{3N} \sum_{i=1}^{N} \left[\dot{\gamma}_i - v(r_i) \right]^2 \qquad (16.7)$$

式中　　$\dot{\gamma}_i$——流体单元的瞬时速度；

$v(r_i)$——窄接收器平均化的局部流速。

对于实验选择的上壁面速度，沿流道的平均温度分布如图 16.4 所示。剪切率相对较低时，$\dot{\gamma}_i \leqslant 0.01\tau^{-1}$，流体温度等于 Langevin 温控器设定的平衡值 $T = 1.1\varepsilon/k_{\mathrm{B}}$。随着剪切率的增加，流体升温，平衡态沿流道的温度分布变得不均匀。如图 16.4 所示，由于滑移速度大，固液交界面处的流体温度较高，在高剪切率情况下，该滑移速度与热力速度 $v_{\mathrm{T}}^2 = k_{\mathrm{B}} T/m$ 接近。在高剪切率的情况下，应用 Langevin 温控器的 $\hat{y}$ 方向的温度，略小于 $\hat{x}$ 和 $\hat{z}$ 方向的温度（见图 16.4 插图）。该差别表明：$\hat{y}$ 方向的动能耗散大于由其他方向转移的动能。在之前的分子动力学模拟研究中（Niavarani & Priezjev，2008），温度分布与此相近，所采用的参数如下：$N=20$ 线性聚合物分子链，流体密度 $\rho = 0.91\sigma^{-3}$，壁面密度 $\rho_{\mathrm{w}} = 1.40\sigma^{-3}$。薄聚合物膜中，温度分布与滑移速度关系的深入讨论见（Khare $et\ al.$ 2006）。

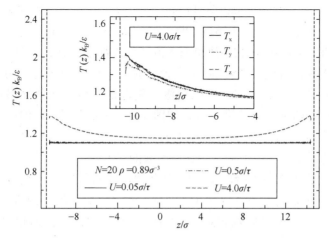

图 16.4　对应表 16.1 中体系 5 所指的上壁面速度的沿流道温度分布图

注：$z/\sigma=-10.80$ 和 14.64 处的垂直虚线为固液交界面。插图为靠近静止的下壁面

处的温度分布在 $\hat{x}$、$\hat{y}$ 和 $\hat{z}$ 方向的分量（上壁面速度 $U=4.0\sigma/\tau$）。

16.4.2　剪切黏度和滑移长度

流体黏性可根据剪切速率和剪切应力的关系进行估算，采用 Kirkwood
公式（Irving & Kirkwood，1950）。对于表 16.1 中选定的系统，黏性随剪
切率的变化如图 16.5 所示。与早期相近实验设备的研究结果一致

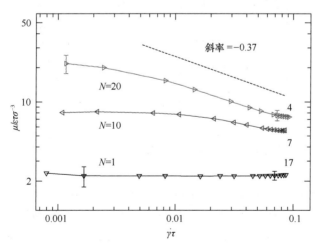

图 16.5　流体黏性 μ（单位：$\varepsilon\tau\sigma^{-3}$）与剪切率的关系

（表 16.1 所示的系统）

注：斜率为 -0.37 的虚线供参照。模拟点用实线连接便于观察

（Priezjev，2010）。

(Priezjev，2007；Thompson & Troian，1997)，单原子流体的黏性与剪切率无关，当流体密度 $\rho=0.81\sigma^{-3}$ 时，$\mu=(2.2\pm0.2)\varepsilon\tau\sigma^{-3}$。分子链 $N=10$ 和 $N=20$ 聚合物的剪切黏性比单原子流体的黏性大。类似流动情况下，对于分子链 $N=20$ 的聚合物，剪切率较低时，牛顿运动转变为剪切稀化流动，该现象主要是由于动力松弛较缓慢引起的。剪切稀化区域的坡度为 -0.37，与早期研究的结果一致，如图 16.5 中虚线所示，但聚合物 $N=20$ 的流体密度不同（Niavarani & Priezjev，2008；Priezjev，2009）。通常，低剪切率情形下，温度波动平均化所引起的误差较大。

对于分子链 $N=10$ 和 $N=20$ 聚合物，滑移长度的非线性变化如图 16.6 所示。在系统 6 和系统 8 中（见表 16.1），剪切流动的方向沿 fcc 壁面晶格（111）面的结晶轴方向。而系统 5 和 7 中的 fcc 晶面相对流动方向旋转 90°，如图 16.6 的空心点和蓝箭头所示。剪切率较低 $\dot{\gamma}\tau\leqslant0.02$ 时，滑移长度与壁面晶格相对剪切流的方向无关；而剪切率较高的情况下，当剪切流与三角晶格的结晶轴平行时，滑移长度较大。单原子流体的滑移长度规律与聚合物相似（未展示）。结果表明：当剪切率足够大时，即使是平整晶格表面，滑移流动也是各向异性的。

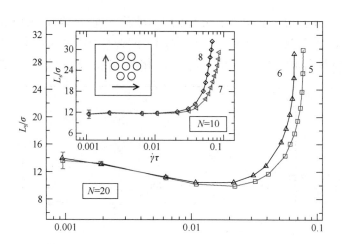

图 16.6　滑移长度 L_s/σ 与剪切率的关系（$N=20$ 和 $N=10$ 聚合物）

注：系统参数如表 16.1 所示。空心点表示 fcc 晶格原子与液体接触的（111）

平面，垂向箭头表示剪切流相对 $[11\bar{2}]$ fcc 晶面的方向（系统 5 和 7），

水平箭头表示沿 $[1\bar{1}0]$ 的流动方向（系统 6 和 8）（Priezjev，2010）。

剪切率取决于滑移长度，对于分子链 $N=20$ 的聚合物，其最小值的出现可运用简单物理参数解释，如图 16.6 所示。低剪切率时，滑移长度的初始衰减与聚合物黏滞性的微弱降低有关。该情形下，固液交界面的摩擦系数（定义为 $k = \mu/L_S$）为常数，与剪切率（或剪切速度）无关。随着剪切率的增加，摩擦系数和聚合物黏性降低；然而，它们的比值，滑移长度 $L_S = \mu/k$ 迅速增加，分析其原因是摩擦系数取决于滑移速度（见下一小节）。分子动力学模拟研究的最近进展表明，分子链 $N=20$ 聚合物的滑移长度具有类似的行为（Niavarani & Priezjev，2008；Niavarani & Priezjev，2008a）。而且，对于分子链 $N=10$ 的聚合物，在高剪切率时发生了向剪切稀化流的转变，因此，即使低剪切率的滑移长度基本不变，在高剪切率时也会迅速增加（见图 16.6 中插图）。这些结论与前期有关分子链长度 $N \leqslant 16$ 和低密度的聚合物滑移流动研究结果一致（Priezjev & Troian，2004）。

16.4.3　摩擦系数与滑移速度

如果不考虑剪切稀化作用，很难对剪切率与滑移长度的相关关系进一步深入研究。就固液交界面的摩擦系数和滑移速度而言，壁面条件的公式化表达十分有利。在稳态剪切流中，大部分薄膜的剪切力（$\dot{\gamma}/\mu$）与壁面剪切力（kV_S）相等。如果速度沿流道线性分布，定义 $V_S = \dot{\gamma}L_S$，摩擦系数为 $k = \mu/L_S$。下文中，滑移长度和剪切黏性的分子动力学模拟数据将用于计算摩擦系数，并分析与剪切速度的相关性。

接下来，简要回顾一下以往对壁面表面平整、表面势能较低时，分子链 $N=20$ 聚合物滑移流动的分子动力学模拟研究成果（Niavarani & Priezjev，2008；Priezjev，2009）。流体密度为 $0.86 \leqslant \rho\sigma^3 \leqslant 1.02$ 时，所测试剪切率的流道断面流速分布是线性的（Niavarani & Priezjev，2008）。因此，摩擦系数可通过 $k = \mu/L_S$ 计算，作为滑移速度的函数。不同流体密度的数据可用以下公式拟合：

$$k/k^* = [1 + (V_S/V_S^*)^2]^{-0.35} \tag{16.8}$$

式中：$V_S \ll V_S^*$ 时，k^* 为低滑移流速的摩擦系数；V_S^* 为出现非线性关系的特征滑移流速（Niavarani & Priezjev，2008）。在接下来的研究中（Priezjev，2009），对密度大的聚合物进行模拟，$1.04 \leqslant \rho\sigma^3 \leqslant 1.11$，系统其他参数不变。由于形成了高黏性的界面层，低剪切率的流速分布在近壁面层发生弯曲，$k = \mu/L_S$ 不再适用（Priezjev，2009）。因此，摩擦系数直接通过壁面剪切力与第一层流体滑移速度比值计算。有趣的是，对于聚合物密度 $\rho = 1.04\sigma^{-3}$ 和 $1.06\sigma^{-3}$，观测数据与式（16.8）的结果吻合，而密度较大时（$1.08 \leqslant \rho\sigma^3 \leqslant 1.11$），仅观测到非线性机制（$k \sim V_S^{-0.7}$）。最后需要提醒的是，对于单原子流体，当滑移长度与剪切率之间的函数形式（Thompson & Troian，1997）以 k 和 V_S 表达时，在 $k/k^*\geqslant 0.3$ 的范围内，摩擦系数也能很好地与式（16.8）吻合（Niavarani & Priezjev，2008）。

　　将固液界面的摩擦系数分析进行扩展，具体参数如表 16.1 所示。图 16.7 给出了摩擦系数与滑移速度的关系，参数分别用 k^* 和 V_S^* 无量纲化。显然，表 16.1 给出的 20 个体系的数据与式（16.8）在三个数量级的范围内吻合较好。这些结果进一步证实了以往的结论：式（16.8）可描述单原子和聚合物流体在光滑固体壁面界面上的滑移流动。摩擦系数 k^* 与特征滑移流速 V_S^* 负相关，见图 16.8。对于任意两个体系，仅 fcc 壁面晶格方向不同，k^* 值基本相同，但剪切流平行结晶轴方向的滑移流速 V_S^* 略小。该结果与滑移长度对 fcc 晶格不同方向的动态响应一致，见图 16.6；即，当流动沿结晶轴方向时，滑移长度的迅速增加在低剪切率的情况下出现。

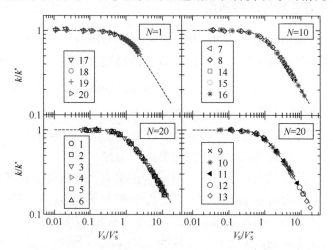

图 16.7　摩擦系数 $k=\mu/L_S$（单位：$\varepsilon\tau\sigma^{-4}$）与滑移速度

$V_S=L_S\dot{\gamma}$（单位：σ/τ）的关系（表 16.1 中的系统，对数坐标）

注：归一化参数值 V_S^* 和 k^* 如图 16.8 所示，虚线 $y=(1+x^2)^{-0.35}$

为最优拟合公式（Priezjev，2010）。

　　式（16.8）中的非线性关系，取决于流体单元在周期性表面势最近的极小值间的扩散时间。没有剪切流的情况下，靠近固体壁面第一层内，流体单元的典型轨迹如图 16.9 所示。可以看到，与下壁面原子接触的流体单元的扩散运动，受表面势波动的影响很大；即大部分时间，流体单元停留在表面势极小值处，并偶尔在极小值处发生跳跃。因此，第一流层内的基本弛豫时间，可借助流体单元在最近极值间的扩散估算。

　　图 16.10 给出了平衡态下（上下壁面均不动）第一流层内流体单元的均方位移曲线，选用的系统如表 16.1 所示。在流体单元位置连续测量的时

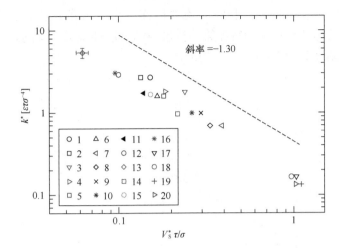

图 16.8　利用式（16.8）对图 16.7 中数据进行拟合计算
所用的归一化参数 V_s^*（单位：σ/τ）和 k^*（单位：$\varepsilon\tau\sigma^{-4}$）

注：内插图所代表的系统见表 16.1。斜率为 -1.30 的曲线供参照
（Priezjev, 2010）。

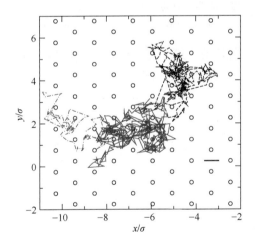

图 16.9　平衡态下（上下壁面均不动），下壁面第一流体层
单元在 xy 面投影的典型轨迹（表 16.1 中体系 1）

注：fcc 晶格（111）面的位置如空心点所示。水平线段表示周期
性表面势最近极值间的距离。

间间隔内，如果流体单元在第一流层内，对位移矢量与时间的关系沿流体
单元的轨迹进行计算。对于单原子流体，均方位移与时间线性相关，因
此，扩散系数根据 Einstein 公式定义。相比而言，聚合物流体单元的扩散
速度比简单流体单元的扩散速度慢，因为聚合物单元的运动受分子链质心

的影响。需要指出的是，长时间均方位移曲线的测算需要很多的计算资源，因为流体单元长时间待在第一流层内的可能性很低。中间过程中，反常扩散的斜率如图 16.10 中虚线所示。

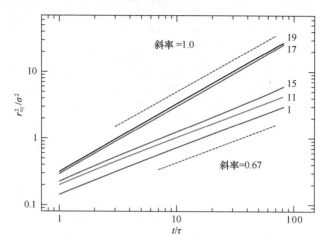

图 16.10　平衡态时（上下壁面均不动），第一流层内流体单元的
均方位移与时间的关系（5 个系统见表 16.1）

注：虚线的斜率为 1.0 和 0.67（Priezjev，2010）。

最后，将恒定剪切流中第一流层内的特征滑移时间与平衡态下流体单元在表面势最近极值间的扩散时间进行对比，见图 16.11。周期性表面势

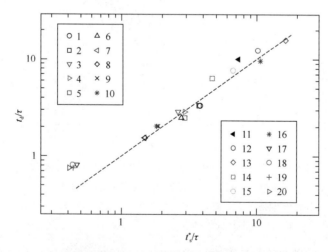

图 16.11　第一流层内的特征滑移时间 t_s^* 与周期性表面势极小值间的
流体单元扩散时间 t_d 的关系

注：误差线大约是符号的尺寸。系统参数见表 16.1。虚线 $y = x$ 供参照
（Priezjev，2010）。

最近极值间的扩散时间将通过第一流层内流体单元的均方位移进行估算。相同的距离除以滑移速度 V_s^* 定义为第一流层内的特征滑移时间。当剪切流方向与 [110] fcc 晶面方向平行时（如图 16.6 中，浅色箭头所示），第一流层内的滑移距离按照流动方向上的向量投影计算，该向量连接表面势的最近极值。如图 16.11 所示，第一流层内的特征滑移时间与平衡态下的流体单元扩散时间具有较好的相关性。结果表明：当滑移速度小于晶面上流体单元的扩散速度时，式（16.8）中的壁面剪切力与滑移速度保持线性关系。

16.4.4　摩擦系数和诱导的流体结构

固体壁面处，流体结构的特点是垂直于平面方向的密度分层，层内的液体单元顺序排列（Kaplan & Kauffmann，2006）。聚合物近壁面处，密度波动分布的实例如图 16.3 所示。直观地认为，加强流体密度分层现象（如增加流体压力或固液相互作用能）相当于增大固液交界面处的摩擦系数。但并不一直是这样，例如，平坦无结晶的墙面处，流体密度波动的振幅可能会大些，但摩擦系数为 0。正如 Thompson 和 Robbins（1990）所指出的，表面诱导的流体分层现象与固液交界面处的滑移程度有较好的相关性。相邻流层间引起分层的衡量标准为静态结构系数，定义如下：

$$S(k) = \frac{1}{N_l} \left| \sum_{j=1}^{N_l} e^{ik \cdot r_j} \right|^2 \tag{16.9}$$

式中　　　k——二维波矢量；

r_j——j 单元的位置矢量 $r_j = (x_j, y_j)$；

N_l——流层内的单元数，$N_l = S(0)$（Thompson & Robbins，1990）。

在周期性表面势的极值间出现液体单元的可能性更大一些。因此，在倒易晶格矢量上，结构系数包含一组峰值。第一个倒易晶格矢量上，最大峰值的振幅是决定平晶表面与单原子流体间（Thompson & Robbins，1990；Barrat & Bocquet，1999；Priezjev，2007；Priezjev，2007a）或平晶表面与聚合物间（Thompson et al. 1995；Niavarani & Priezjev，2008；Priezjev，2009；Priezjev & Troian，2004）滑移长度的一个主要因素。

接下来讨论固液相互作用能、边壁晶格类型和方向以及滑移速度对第一流层结构系数的影响。首先，单原子流体与 fcc 墙面的 (111) 平面接触时，固液相互作用能的影响如图 16.12 所示。表面能较大时，表面诱导峰的高度略大。当 $\varepsilon_{wf} = 0.3\varepsilon$ 时，剪切流方向的峰值为 $S(8.65\sigma^{-1}, 0) =$

0.98；当 $\varepsilon_{wf} = 0.4\varepsilon$ 时，$S(8.65\sigma^{-1}, 0) = 1.06$。需要注意，圆形脊是流体单元的短程特征，其高度大于主要倒晶格矢量上诱导峰的振幅。早期对单原子流体靠近 fcc 壁面（$\rho_w = 2.73\sigma^{-3}$）处的研究中，诱导峰高度的变化趋势与之相近（Priezjev, 2007）。

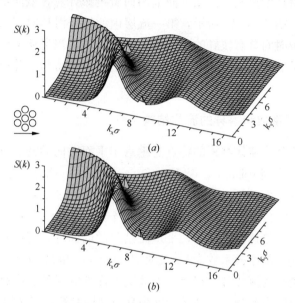

图 16.12　第一流层的二维结构因子 $S(k_x, k_y)$（$N = 1, U = 0.05\sigma/\tau$）
注：图（a）和（b）分别为表 16.1 的系统 19 和 17。固液相互作用能为：
（a）$\varepsilon_{wf} = 0.3\varepsilon$ 和（b）$\varepsilon_{wf} = 0.4\varepsilon$。剪切流方向（水平箭头）平行于 fcc 晶格
面（空心圆）(111) 平面的 $[11\bar{2}]$ 方向（Priezjev, 2010）。

分子链 $N = 20$、与 fcc 晶格墙（111）平面接触的聚合物，第一流层的结构系数如图 16.13 所示。如水平箭头所示，图 16.13（a）为剪切流沿 $[11\bar{2}]$ 方向，图 16.13（b）为剪切流平行于 $[1\bar{1}0]$ 方向。由于（111）晶面的六角对称性，结构系数在最短的倒晶格矢量处存在 6 个峰值。在第一象限仅存在两个主峰。滑移速度较小时，波动的振幅相同。晶格相对于剪切流动的方向决定了主峰的位置。

最后，滑移速度对基质诱导峰振幅的影响如图 16.14 所示，该研究是针对与 bcc 晶面（001）平面接触的聚合物分子链。当滑移速度较低时，$V_s = 0.012\sigma/\tau$，主要倒晶格矢量 $G_1 = (6.18\sigma^{-1}, 0)$ 和 $G_2 = (0, 6.18\sigma^{-1})$ 对应的峰值相同 [见图 16.14（a）]。随着滑移速度的增加，剪切流方向诱导峰的高度显著减小，但垂直方向峰值的振幅受滑移流速的影响较小 [见图 16.14（b）]。定量分析表明，速度对结构系数中主峰的依赖性和第一流层的

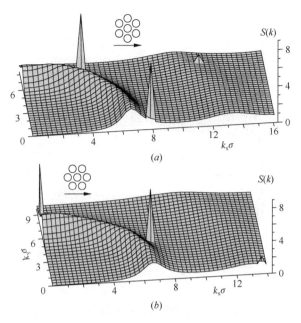

图 16.13　第一流层平均化的结构因子 $S(k_x,k_y)$（$N=20$ 聚合物体系）

(a) 体系 5；(b) 体系 6（见表 16.1）

注：(a) 的峰值在 $(7.86\sigma^{-1},0)$ 和 $(3.93\sigma^{-1},6.81\sigma^{-1})$，(b) 的峰值在
$(6.81\sigma^{-1},3.93\sigma^{-1})$ 和 $(0,7.86\sigma^{-1})$。每种情形下，水平箭头均代表剪切流
相对 fcc 晶格面（空心圆）（111）平面方向。上壁面速度均为 $U=$
$0.05\sigma/\tau$（Priezjev，2010）。

接触密度与温度有关，如图 16.15 所示。该特性与 IIIA 中的密度和温度分布一致。以往对稠密聚合物膜滑移流动研究中也得出了相似的结论（Priezjev，2009）。

　　针对分子链 $N=20$ 的聚合物在固体壁面间的运动，早期的研究分析了第一流层的表面诱导结构与摩擦系数的相关关系（Niavarani & Priezjev，2008；Priezjev，2009）。模拟的流体密度 $0.86 \leqslant \rho\sigma^3 \leqslant 1.11$，壁面密度 $\rho_w=1.40\sigma^{-3}$。自变量为 $S(0)/[S(G_1)\rho_c]$ 时，不同剪切率和流体密度的摩擦系数均靠近一条主曲线，其中，G_1 为剪切流方向的第一个倒易晶格矢量（Niavarani & Priezjev，2008；Priezjev，2009）。数据的这种趋势在相对较小的摩擦系数 $k \leqslant 4\varepsilon\tau\sigma^{-4}$，滑移长度大于 5σ 的情况下不变。尽管这些结果很有规律，但该模拟仅仅是针对单一固体壁面密度，fcc 晶格壁面（111）平面的 $[11\bar{2}]$ 方向。因此，应针对更多的参数进行模拟。

　　在目前的研究中，已对影响固液界面滑移的很多参数进行分析，如，流体和壁面密度、分子链长度、壁面晶格类型和方向、固液相互作用能、

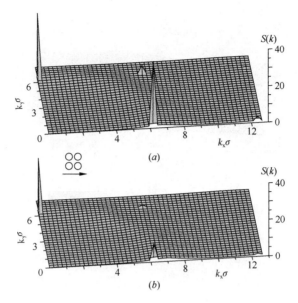

图 16.14　第一流层的结构因子 $S(k_x, k_y)$（$N=20$ 聚合物，
体系 12，见表 16.1）

注：上壁面速度和滑移速度分别为 $(a) U = 0.05\sigma/\tau$ 和 $V_S = 0.012\sigma/\tau$，$(b) U = 2.0\sigma/\tau$ 和 $V_S = 0.51\sigma/\tau$。剪切流方向的主要诱导峰位置为 $(6.18\sigma^{-1}, 0)$。水平箭头代表剪切流相对 fcc 晶格面（空心圆）（111）平面的方向（Priezjev，2010）。

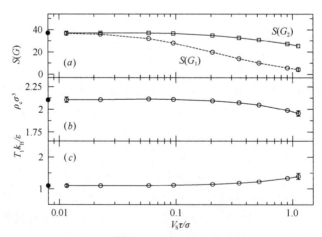

图 16.15　bcc 晶格，$G_1 = (6.18\sigma^{-1}, 0)$ 和 $G_2 = (0, 6.18\sigma^{-1})$ 倒易矢量的结构
系数 (a)、接触密度 (b) 和第一流层温度 (c) 与分子链 $N=20$ 聚合物的滑移
速度 $V_S = L_S \dot{\gamma}$ 的关系（表 16.1 中体系 12）

注：实心点表示平衡态（$V_S=0$）参数。

温热固体壁面等（见表 16.1）。首先考虑摩擦系数受滑移速度弱影响的线性响应机制（图 16.7 中 $k/k^* \geqslant 0.8$）。图 16.16 给出了 L_S/μ（摩擦系数的倒数）与第一流层的变量 $S(0)/[S(G_1)\rho_c]$ 间的函数关系，包含表 16.1 中的 20 个体系。当剪切流方向平行于 fcc 晶格的 $[1\overline{1}0]$ 方向时［见图 16.13(b)］，结构系数通过最短的倒易晶格矢量 G_1 计算，该矢量与 $\hat{x}$ 方向呈 30°夹角。图 16.16 中的数据可通过幂函数拟合，斜率为 1.13。结构系数的主峰振幅和第一流层的接触密度在平衡态和低滑移流速下相等（见图 16.15）。因此，图 16.16 的结果表明，在简单或聚合物流体与晶面的接触面上，低剪切率时的滑移长度与流体黏性的比值，可通过平衡态下第一流层的结构系数和接触密度进行估算。换言之，式（16.8）中参数 k^* 是取决于平衡态下第一流层内引起的流体结构。

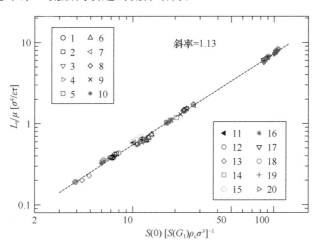

图 16.16　低剪切率下第一流层的 L_S/μ（单位：$\sigma^4/\varepsilon\tau$）与 $S(0)/[S(G_1)\rho_c]$ 的函数关系

注：所涉及的系统见表 16.1。虚线 $y = 0.041x^{1.13}$ 为最优拟合曲线（Priezjev，2010）。

图 16.17 给出了本研究涉及的所有剪切率下，摩擦系数（$k = \mu/L_S$）与第一流层的结构系数和接触密度的关系。具体分析如下：剪切率较高时，L_S/μ 对变量 $S(0)/[S(G_1)\rho_c]$ 的求导严重偏离斜率 1.13，如图 16.17(a) 所示。而且，对于任意两个 ρ_w 和 ε_{wf} 相同的系统，L_S/μ 与 $S(0)/[S(G_1)\rho_c]$ 的函数关系取决于 fcc 壁面晶格相对于剪切流的取向。尽管图 16.17(b) 中的数据点较分散，但其趋势相同，即结构系数的标准峰振幅减小时，摩擦系数相应降低，Thompson & Robbins（1990）指出：$L_S \leqslant 3.5\sigma$ 时，对于单原子流体与晶体壁面，L_S 与 $S(G_1)/S(0)$ 无关，与壁面条件也无关。在

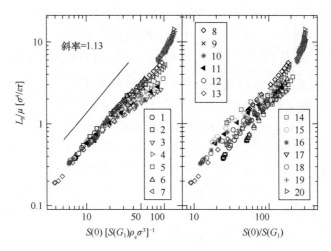

图 16.17　第一流层内 L_S/μ（单位：$\sigma^4/\varepsilon\tau$）与以下变量的函数关系：
(a) $S(0)/[S(\boldsymbol{G_1})\rho_c]$；($b$) $S(0)/S(\boldsymbol{G_1})$。系统参数见表 16.1

注：斜率 1.13 所示黑线供参照（Priezjev，2010）。

本研究中，除系统 13 和系统 16 在低剪切率时出现 $L_S \approx 3\sigma$，其他的滑移长度均大于 5σ。

16.5　结论

概括地说，本研究运用分子动力学模拟工具研究了聚合物或单原子流体与致密结晶面之间滑移长度的动力学特性。聚合物被模拟为一系列的珠弹簧线性柔性链，其长度远低于环绕纠缠的长度。当考虑相对低流体密度和弱固液相互作用能时，在测试的所有工况中，流体速度沿流道线性分布，滑移长度大于部分分子的直径。针对不同的壁面和流体密度、分子链长度、表面能、晶格类型和温热固壁进行模拟。低剪切率时，滑移长度不受壁面晶格相对流体运动方向的影响；剪切率较大时，当流动平行于基质结晶轴方向时，滑移增强。

就固液交界面摩擦系数和滑移速度而言，重新定义了壁面条件。在单原子或聚合物流体的稳态剪切流中，摩擦系数起初为恒值，之后，与滑移速度呈幂函数关系。数值结果表明，转变的临界流速取决于流体单元在基底势极值间的扩散时间。低滑移速度的摩擦系数与表面诱导峰的振幅和第一流层的接触密度有关。在低剪切率的情况下，滑移长度的数值可通过平衡态下第一层流体的诱导结构测量值进行估算。后续研究将阐述这些结论的普遍性，以及对实际工况或不同恒温过程的适用性。

本章参考文献

Allen M. P. and Tildesley D. J. (1989). Computer Simulation of Liquids. Oxford University Press, New York, USA.

Asproulis N. and Drikakis D. (2010). Boundary slip dependency on surface stiffness. *Physical Review E*, **81**(6), 061503.

Barrat J.-L. and Bocquet L. (1999). Influence of wetting properties on hydrodynamic boundary conditions at a fluid/solid interface. *Faraday Discuss*, **112**, 119–128.

Baudry J., Charlaix E., Tonck A. and Mazuyer D. (2001). Experimental evidence for a large slip effect at a nonwetting fluid-solid interface. *Langmuir*, **17**, 5232–5236.

Baumchen O., Fetzer R. and Jacobs K. (2009). Reduced interfacial entanglement density affects the boundary conditions of polymer flow. *Physical Review Letters*, **103**, 247801.

Baumchen O. and Jacobs K. (2010). Slip effects in polymer thin films. *Journal of Physics Condensed Matter*, **22**, 033102.

Bird R. B., Armstrong R. C. and Hassager O. (1987). Dynamics of Polymeric Liquids. John Wiley and Sons.

Bocquet L. and Barrat J. (1994). Hydrodynamic boundary conditions, correlation functions, and Kubo relations for confined fluids. *Physical Review E*, **49**, 3079–3092.

Bocquet L. and Charlaix E. (2010). Nanofluidics, from bulk to interfaces. *Chemical Society Reviews*, **39**(3), 1073–1095.

Choi C., Westin K. J. and Breuer K. S. (2003). Apparent slip flows in hydrophilic and hydrophobic microchannels. *Physics of Fluids*, **15**, 2897–2902.

Churaev N. V., Sobolev V. D. and Somov A. N. (1984). Slippage of liquids over lyophobic solid surfaces. *Journal of Colloid and Interface Science*, **97**, 574–581.

Dhondi S., Pereira G. G. and Hendy S. C. (2009). Molecular dynamics simulations of polymeric fluids in narrow channels: methods to enhance mixing. *Physical Review E*, **80**(3), 036309.

Feuillebois F., Bazant M. Z. and Vinogradova O. I. (2009). Effective slip over superhydrophobic surfaces in thin channels. *Physical Review Letters*, **102**(2), 026001.

Galea T. M. and Attard P. (2004). Molecular dynamics study of the effect of atomic roughness on the slip length at the fluid–solid boundary during shear flow. *Langmuir*, **20**, 3477–3482.

Grest G. S. and Kremer K. (1986). Molecular dynamics simulation for polymers in the presence of a heat bath. *Physical Review A*, **33**(5), 3628–3631.

Heinbuch U. and Fischer J. (1989). Liquid flow in pores: slip, no-slip, or multilayer sticking. *Physical Review A*, **40**, 1144–1146.

Irving J. H. and Kirkwood J. G. 1950. The statistical mechanical theory of transport processes. IV. The equations of hydrodynamics. *The Journal of Chemical Physics*, **18**, 817–829.

Jabbarzadeh A., Atkinson J. D. and Tanner R. I. 1999. Wall slip in the molecular dynamics simulation of thin films of hexadecane. *The Journal of Chemical Physics*, **110**, 2612–2620.

Kaplan W. D. and Kauffmann Y. (2006). Structural order in liquids induced by interfaces with crystals. *Annual Review of Materials Research*, **36**, 1–48.

Khare R., de Pablo J. J. and Yethiraj A. (1996). Rheology of confined polymer melts. *Macromolecules*, **29**, 7910–7918.

Khare R., Keblinski P. and Yethiraj A. (2006). Molecular dynamics simulations of heat and momentum transfer at a solid–fluid interface: Relationship between thermal and velocity slip. *International Journal of Heat and Mass Transfer*, **49**, 3401–3407.

Kim B. H., Beskok A. and Cagin T. (2008). Thermal interactions in nanoscale fluid flow: molecular dynamics simulations with solid-liquid interfaces. *Microfluidics and Nanofluidics*, **5**, 551–559.

Koike A. and Yoneya M. (1998). Chain length effects on frictional behavior of confined ultrathin films of linear alkanes under shear. *The Journal of Physical Chemistry B*, **102**, 3669–3675.

Kong L.-T., Denniston C. and Müser M. H. (2010). The crucial role of chemical detail for slip-boundary conditions: molecular dynamics simulations of linear oligomers between sliding aluminum surfaces. *Modelling and Simulation in Materials Science and Engineering*, **18**, 034004.

Kremer K. and Grest G. S. (1990). Dynamics of entangled linear polymer melts: a molecular–dynamics simulation. *The Journal of Chemical Physics*, **92**, 5057–5086.

Liu C. and Li Z. (2009). Flow regimes and parameter dependence in nanochannel flows. *Physical Review E*, **80**(3), 036302.

Manias E., Hadziioannou G. and ten Brinke G. (1996). Inhomogeneities in sheared ultrathin lubricating films. *Langmuir*, **12**, 4587–4593.

Martini A., Hsu H.-Y., Patankar N. A. and Lichter S. (2008). Slip at high shear rates. *Physical Review Letters*, **100**(20), 206001.

McBride S. P. and Law B. M. (2009). Viscosity-dependent liquid slip at molecularly smooth hydrophobic surfaces. *Physical Review E – Statistical, Nonlinear, and Soft Matter Physics*, **80**, 060601(R).

Niavarani A. and Priezjev N. V. (2008). Rheological study of polymer flow past rough surfaces with slip boundary conditions. *The Journal of Chemical Physics*, **129**, 144902.

Niavarani A. and Priezjev N. V. (2008). Slip boundary conditions for shear flow of polymer melts past atomically flat surfaces. *Physical Review E – Statistical, Nonlinear, and Soft Matter Physics*, **77**, 041606.

Niavarani A. and Priezjev N. V. (2010). Modeling the combined effect of surface roughness and shear rate on slip flow of simple fluids. *Physical Review E*, **81**(1), 011606.

Pahlavan A. A. and Freund J. B. (2011). Effect of solid properties on slip at a fluid–solid interface. *Physical Review E*, **83**(2), 021602.

Priezjev N. V. and Troian S. M. (2006). Influence of periodic wall roughness on the slip behaviour at liquid/solid interfaces: molecular-scale simulations versus continuum predictions. *Journal of Fluid Mechanics*, **554**, 25–46.

Priezjev N. V. (2007). Effect of surface roughness on rate-dependent slip in simple fluids. *The Journal of Chemical Physics*, **127**, 144708.

Priezjev N. V. (2007). Rate-dependent slip boundary conditions for simple fluids. *Physical Review E*, **75**(5), 051605.

Priezjev N. V. (2009). Shear rate threshold for the boundary slip in dense polymer films. *Physical Review E*, **80**(3), 031608.

Priezjev N. V. (2010). Relationship between induced fluid structure and boundary slip in nanoscale polymer films. *Physical Review E*, **82**(5), 051603.

Priezjev N. V. (2011). Molecular diffusion and slip boundary conditions at smooth surfaces with periodic and random nanoscale textures. *The Journal of Chemical Physics*, **135**, 204704.

Priezjev N. V., Darhuber A. A. and Troian S. M. (2005). Slip behavior in liquid films on surfaces of patterned wettability: comparison between continuum and molecular dynamics simulations. *Physical Review E*, **71**(4), 041608.

Priezjev N. V. and Troian S. M. (2004). Molecular origin and dynamic behavior of slip in sheared polymer films. *Physical Review Letters*, **92**(1), 018302.

Rothstein J. P. (2010). Slip on superhydrophobic surfaces. *Annual Review of Fluid Mechanics*, **42**, 89–109.

Sanchez-Reyes J. and Archer L. A. (2003). Interfacial slip violations in polymer solutions: role of microscale surface roughness. *Langmuir*, **19**, 3304–3312.

Schmatko T., Hervet H. and Leger L. (2005). Friction and slip at simple fluid-solid interfaces: the roles of the molecular shape and the solid-liquid interaction. *Physical Review Letters*, **94**, 244501.

Schmatko T., Hervet H. and Leger L. (2006). Effect of nanometric-scale roughness on slip at the wall of simple fluids. *Langmuir*, **22**, 6843–6850.

Servantie J. and Muller M. (2008). Temperature dependence of the slip length in polymer melts at attractive surfaces. *Physical Review Letters*, **101**(2), 026101.

Smith E. D., Robbins M. O. and Cieplak M. (1996). Friction on adsorbed monolayers. *Physical Review B*, **54**(11), 8252–8260.

Sofos F. D., Karakasidis T. E. and Liakopoulos A. (2009). Effects of wall roughness on flow in nanochannels. *Physical Review E*, **79**(2), 026305.

Sokhan V. P., Nicholson D. and Quirke N. (2001). Fluid flow in nanopores: an examination of hydrodynamic boundary conditions. *The Journal of Chemical Physics*, **115**, 3878–3887.

Soong C. Y., Yen T. H. and Tzeng P. Y. (2007). Molecular dynamics simulation of nanochannel flows with effects of wall lattice-fluid interactions. *Physical Review E*, **76**(3), 036303.

Sparreboom W., Van Den Berg A. and Eijkel J. C. (2009). Principles and applications of nanofluidic transport. *Nature Nanotechnology*, **4**, 713–720.

Stevens M. J., Mondello M., Grest G. S., Cui S. T., Cochran H. D. and Cummings P. T. (1997). Comparison of shear flow of hexadecane in a confined geometry and in bulk. *The Journal of Chemical Physics*, **106**, 7303–7314.

Thompson P. A. and Robbins M. O. (1990). Shear flow near solids: Epitaxial order and flow boundary conditions. *Physical Review A*, **41**, 6830–6837.

Thompson P. A., Robbins M. O. and Grest G. S. (1995). Structure and shear response in nanometer thick films. *Israel Journal of Chemistry*, **35**, 93.

Thompson P. A. and Troian S. M. (1997). A general boundary condition for liquid flow at solid surfaces. *Nature*, **389**, 360–362.

Tomassone M. S., Sokoloff J. B., Widom A. and Krim J. (1997). Dominance of phonon friction for a xenon film on a silver (111) surface. *Physical Review Letters*, **79**(24), 4798–4801.

Travis K. P. and Gubbins K. E. (2000). Poiseuille flow of Lennard-Jones fluids in narrow slit pores. *The Journal of Chemical Physics*, **112**, 1984–1994.

Ulmanella U. and Ho C.-M. (2008). Molecular effects on boundary condition in micro/nanoliquid flows. *Physics of Fluids*, **20**, 101512.

Yang S. C. and Fang L. B. (2005). Effect of surface roughness on slip flows in hydrophobic and hydrophilic microchannels by molecular dynamics simulation. *Molecular Simulation*, **31**, 971–977.

Yong X. and Zhang L. T. (2010). Investigating liquid-solid interfacial phenomena in a Couette flow at nanoscale.

Physical Review E, **82**(5), 056313.

Zhu Y. and Granick S. (2001). Rate-dependent slip of Newtonian liquid at smooth surfaces. *Physical Review Letters*, **87**, 961051–961054.

Zhu Y. and Granick S. (2002). Limits of the hydrodynamic no-slip boundary condition. *Physical Review Letters*, **88**, 1061021–1061024.

第 17 章

基于原子模拟分析流体纳米级滑移
T. E. Karakasidis and A. Liakopoulos

17.1 引言——滑移的定义

17.1.1 连续性力量与滑移

经典流体力学理论认为：在固液交界面，固体壁面与壁面层液体的相对速度为零。这就是黏性流体力学理论中的无滑移壁面。在不考虑该假设的情况下，壁面存在非零的切向速度，定义为滑移速度。

固液交界面的无滑移壁面条件是经典流体动力学中最基本的假定。L. Prandtl 所提出的最著名的壁面层理论就是基于该假定，也就是说，如果假定无滑移壁面条件，在固体壁面附近存在一高雷诺数的壁面层。考虑黏性流体层流的连续性定理，根据无滑移壁面条件理论与密度、黏性不变的 Navier-Stokes 方程，流速分布有三种形式：a）无限平板间，剪切流的流速线性分布（平面 Couette 流）；b）无限平板间，完全发展压力流的流速呈抛物线（平面 Poiseuille 流）；c）圆形直管段，完全发展压力流的流速分布为旋转抛物面（轴对称 Poiseuille 流）。

在黏性流动理论发展的早期阶段，无滑移壁面层假设具有争议性（Goldstein 1938；Goldstein 1969）。近年来，随着微观流体力学的发展，无滑移壁面假设的正确性，特别是在一些疏水表面，已经成为研究的热点。1997 年，Thompson 和 Troian 在研究中提出了该问题合理的研究框架。近年来，Lauga *et al.*（2005），Neto *et al.*（2005）以及 Maali 和 Bhushan（2008）也对该问题进行了阐述。基于实验结果和原子尺度的模拟，壁面滑移是可能的，在某些条件下，实际情况就是如此。当壁面速度不等于零，我们通常将问题简化，通过曲线拟合，可获得速度为零的点，相应的距离即为滑移长度。滑移长度 b 定义为相对速度与沿壁面法向的速度梯度

的比值

$$u - u_{\mathrm{s}} = b\,\frac{\partial u}{\partial n} \tag{17.1}$$

式中　u_{s}——固壁面处的速度，如图 17.1 所示。

测量近壁面的流体速度在
技术上较困难，因此，通常测
量远离壁面处的速度分布，通
过曲线拟合推求壁面处的速
度，例如，前面提及的基于连
续性定理的 Couette 流的线性
曲线、Poiseuille 流 的 抛 物
线等。

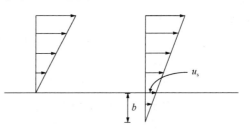

图 17.1　滑移长度 b 和滑移速度 u_{s} 示意图

当前，疏水表面的滑移已经被人们普遍接受，但人们对亲水表面滑移
的认识却没有达成一致：一些研究者声称，未在实验中观测到滑移，而另
外一些学者则有相反的结论。值得注意的是，观测到的流体滑移与表面湿
润度紧密相关，而表面晶体结构对上述现象也有影响（Voronov *et
al*.2006）。

17.1.2　连续模型中考虑滑移速度

对于化纤溶液或原油等液体，在高压下，压缩系数是一个重要的特性
参数（Hatzikiriakos & Dealy 1992）。黏滑高分子聚合物运动的不稳定性归
因于压缩性与滑移定律（涉及壁面剪切应力和滑移速度）的联合作用
（Hatzikiriakos & Dealy，1992），该问题已被实验现象（Debbeldam &
Molenaar，2003）和计算机模拟（Taliadourou *et al*.2007）证实。Tang 和
Kalyon（2008a，b）发展了可描述受滑移影响的可压缩聚合物流动的数学
模型，其中，流动受时变压力驱动，滑移取决于压力。Poya *et al*.（2011）
针对压缩性较小的牛顿流体，建立了的平面、轴对称 Poiseuille 流动（恒
定、层流）模型，其中，假定滑移在壁面产生，且符合 Navier 滑移方程，
密度为线性分布。Hatzikiriakos（2011）也对高分子聚合物的滑移模型进
行分析。

17.2　滑移的重要性

由于水力损失，微米级和纳米级管的连续流动需要较大的压力梯度。
对于部分滑移，该情况更是亟需改善，特别是在滑移长度与流道半径是同

一个数量级，甚至更长的情况中（Bocquet & Barrat，2007）。固液表面的滑移减小了流动的拖拽力。这种拖拽力在某些应用领域十分重要，包括微米、纳米级的生物传感器（Bhushan，2007）。一些实际应用领域中，需要较长的滑移距离（Reyes *et al.* 2002；Whitesides，2006），如污水处理和海水淡化中的薄膜。

在这些领域，超疏水表面具有十分重要的作用（Shirtcliffe *et al.* 2010）。超疏水现象是指粗糙度与疏水性共同作用，使得表面超级疏水。除了理论研究价值，超疏水表面对微观流动具有革命性影响，降低了黏性力，有利于流体输运，增加断面过流量。此外，超疏水表面的流体运动具有"自洁性"，因此，流体在重力的作用下旋转下降，而非滑移，在遇到障碍物反弹，而非扩散。将低表面能的材料与特定粗糙度的表面结构结合起来，即可产生超疏水表面。

超疏水表面的应用并不仅仅局限于理论研究和实验室层面，因为纺织业已经利用相关研究成果，并投入大批量生产中（Xue *et al.* 2008）。另一个应用是农业和环境领域，因为其自洁性特别适用于污染物转移。另外，一些现象，如路面积雪、导体的导电性、表面氧化、纺织与填料、微观流体系统和无润湿流体转移等，可基于超疏水表面的新进展进行研究（Feng *et al.* 2002）。

构建具有适宜特性的超疏水表面十分重要。这种表面的滑移长度与速度、阻力、压力、黏滞性、扩散和热导性具有十分重要的意义，可为基础科学问题提供解答，也可为构建具有期望特性的表面提供技术支持。

有关微观系统设计、构建与应用的研究较多，本章难以完全概述。象征性地选择环境领域、水问题以及生物制药方面的微观流体机械结构的应用进行讨论。下面是关于应用领域的一些细节。在环境方面，检测危险物质在很多情况下具有重要意义。对化学试剂检测进行分析的微型器件的电势使得其很重要，因为它们可能附着在仪器上。滑移长度增加使得流体运动的力减小。在水技术领域，研究者对净水/水处理的纳米细胞膜以及海水淡化纳米技术等其他应用表现了极大兴趣（Holt *et al.* 2006）。最先进的脱盐技术中包含微米管和纳米管，主要是碳纳米管的边壁具有疏水性，因此，具有较小的压力梯度，与下文所述的建议研究的导管相似。在生物医学领域，微观设备的定义是具有小于 1mm 的流道。通常，该设备用于液态生物样本（血液，细胞）以及生物分子（蛋白质，DNA）的处理与运输。事实上，在生物样品中，细胞的尺寸一般为几十微米，相关的生化设备流道一般为 100nm。该设备已用于细胞度量、毛细电泳、DNA 分析、细胞分离和其他临床诊断。它们也常用于快速发展的生物传感器领域，在电子读数未被干扰、样品流连续、能同时对每个样品的多个参数进行分析的条件下，用于研究生物样品与自然传感器的相互作用。除上述提到的设备外，目前尚处于试验阶段的流道小于 $1\mu m$ 的设备，可用于研究外部刺激和反应试剂作用下的细胞行为。

17.3　滑移的实验研究

固液交界面的交互作用在细小流道和受限介质中尤为重要。但是，应用目前最先进的测量手段无法实现固壁面流速和剪切力的准确测量。光学手段，如微观 PIV，也受其分辨率的限制，仅能测量距边墙数微米处的流动（Sinton，2003）。早期研究表明，当与非浸润表面接触时，流体能显示其滑移（Schnell 1956；Churaev et al. 1984）。采用面力仪或原子力显微镜（Vinogradova & Yakubov，2003）和 PIV（Tretheway & Meinhart，2002）的深入研究表面，疏水表面有滑移长度，而没有提及亲水表面的滑移（Baudry et al. 2001；Cottin-Bizone et al. 2005；Vinogradova & Yakubov，2003；Tretheway & Meinhart，2002；Honig & Ducker 2007；Maali et al. 2008）。其他实验，诸如 SFA（Zhu & S. Granick，2001），AFM（Craig et al. 2001；Bonaccurso et al. 2002），PIV（Joseph & Tabeling，2005）和其他方法（Pit et al. 2000；Schmatko et al. 2005）中，报道了亲水表面的滑移现象。这些意外的结果不如说属于样品制备和测量分析。例如，存在双层静电力和 Stoke 摩擦，该内容在实验结果中需要剔除。

在超疏水表面的湍流中，通过 PIV 和直接压力测量的方法测得摩擦阻力减小。在非湍流中，没有测得显著阻力降低。阻力减小是由于超疏水表面存在一个自由剪切面。滑移速度和阻力的减小随着雷诺数而增加。该结果可为漂浮介质的阻力减小提供一个新的机理（Daniello et al. 2009）。

利用一种特殊的实验方法（内部反射-荧光恢复技术），可测量两种不同液体（异十三烷、十六烷），在粗糙度相似的平面但固液交互作用降低的情况下的局部速度（距固体壁面平均 50nm）（Schmatko et al. 2005）。研究表明，不仅固液交互作用有影响，而且影响摩擦和固壁滑移的分子形状（单分子或复杂多分子）也起作用。流道墙面晶向作用的研究表明，对滑移、速度分布和流量有重要影响（Soong et al. 2007）。本研究中，如果纳米结构表面的接触角大于 $160°$，滑移达到 $50\mu m$（Li et al. 2007）。

17.4 原子模拟

了解滑移必须对小于连续性定理描述的尺度的流体进行模拟，特别是系统特征长度从几纳米到几微米的情况。分子动力学从原子层面对所研究系统的动力特性进行描述，很适合对该系统进行研究。

17.4.1 方法论

在这一部分对方法论进行简单叙述，读者也可查阅相关参考文献（如 Allen & Tildesley，1987；Rappaport，1995）。

假定在空间 V 内有 N 个相互作用的粒子。在不考虑外力的情况下，总能量 E 守恒：

$$E = \sum_{i=1}^{N} \frac{1}{2} m_i v_i^2 + U(\vec{r}_1, \cdots, \vec{r}_N) = \text{const} \tag{17.2}$$

式中　$\vec{r}_i$——原子的位置矢量；

　　　v_i——速度。

式（17.2）中第一项代表系统的动能，而 U 代表系统的势能。

在微正则系统（NVE）中研究其特性（离子数 N，体积 V 和能量 E 均为常数）。任意时刻，原子 i 的位置通过下式定义：

$$\vec{F}_i = m_i \frac{\mathrm{d}^2 \vec{r}_i}{\mathrm{d}t^2} = -\frac{\partial U(\vec{r}_1, \cdots, \vec{r}_N)}{\partial \vec{r}_i} i = 1, \cdots, N \tag{17.3}$$

如上所述，对于一个三维系统，需要求解三维二阶微分方程。通过该方法，能够求解系统的相空间，计算平均瞬态量，与统计学所测定的量进行对比。

在方法论中，应用一些方法求解动量方程（见 Berendsen，1985）。本研究中，应用精确稳定的 Verlet 算法（Verlet，1967）。计算时，假定原子 i 在前两个时间步长 t 和 $t - \mathrm{d}t$ 的位置已知，$t + \mathrm{d}t$ 时间步的计算公式如下：

$$\vec{r}_i(t + \mathrm{d}t) = 2\vec{r}_i(t) - \vec{r}_i(t - \mathrm{d}t) + \frac{\vec{F}_i(t)}{m_i}\mathrm{d}t^2 + O(\mathrm{d}t^4) \quad i = 1, 2, \cdots N$$

$$\tag{17.4}$$

时间步长 $\mathrm{d}t$ 的选择需要综合考虑精度、稳定性和效率。时间步长很小时，式（17.4）的计算精度较高，但时间较长；当时间步长特别大时，会使计算发散。一般情况下，可选择 $\mathrm{d}t \ll 1/f_{\max}$，式中，$f_{\max}$ 为系统的最大频率。一般 $\mathrm{d}t$ 的量级为飞秒（$10^{-14}\,\mathrm{s}$），模拟的总时间为纳秒（$10^{-9}\,\mathrm{s}$）。因此，仅限于研究特征时间小于该步长的现象。

　　为描述原子间的相互作用，需选取原则的相互作用模型。选择分析函数形式，其取决于距离、角度或原子位置等几何量。一般情况下，材料的一些特性决定于一些潜在参数，并与实验值相拟合。也可以通过计算获得后进行拟合。在构建函数时，必须尽可能体现其特性，对于势函数不适用的情形，其势函数要尽可能地适用于该情形且有效，因为力的计算是分子动力学模拟中最耗时的。

　　U 可通过下式计算：

$$U(r_1,\cdots,r_N) = \frac{1}{2}\sum_i\sum_{j\neq i}\phi(|r_i - r_j|)$$
$$= \sum_i\sum_{j>i}\phi(|r_i - r_j|) = \sum_i\sum_{j>i}\phi(r_{ij})$$

$$(17.5)$$

　　分子动力学模拟早期应用的比较有名的例子是 Lennar-Jones 势，具有如下分析形式：

$$\phi(r_{ij}) = \varepsilon\left[\left(\frac{\sigma}{r_{ij}}\right)^{12} - \left(\frac{\sigma}{r_{ij}}\right)^6\right] \tag{17.6}$$

式中　　r_{ij}——i 和 j 原子的距离；

　　　　σ、ε——根据实验数据拟合所得到的经验值。

　　对于氩，$\sigma = 3.408\text{Å}$，$\varepsilon/k_B = 119.8K$，其中 k_B 是玻尔兹曼常数。相互作用的界限距离通常设定为 2.5σ。

　　该模型对稀有气体适用性较好，对金属和半导体的适用性不好。然而，即使是现在，该模型也是一个极端重要和普遍适用的模型。也存在其他形式的相互作用势，半导体体势的主要代表是 Stillinger-Weber 势，它对四面体坐标的情形适用，对其他情形的应用效果并不好。该模型中：

$$U(r_N) = \frac{1}{2}\sum_i^N\sum_{j\neq i}^{Nn}\phi(r_{ij}) + \sum_{ijk}^N g(r_{ij})g(r_{ik})\left[\cos(\theta_{ijk}) + \frac{1}{3}\right]^2 \tag{17.7}$$

式中　　θ_{ijk}——r_{ij} 和 r_{ik} 间的夹角。

　　半导体的另一个模型是 Tersoff 势，其适用范围比 Stillinger-Weber 大。两个原子间键的强度不固定，取决于环境因素。由于 ik 键的出现，ij 键减弱：

$$V(r_N) = \frac{1}{2}\sum_{ij}^N\Phi_R(r_{ij}) + \frac{1}{2}\sum_{ij}^N B_{ij}\Phi_A(r_{ij})$$
$$B_{ij} = B(G_{ij}), G_{ij} = \sum_k f_c(r_{ik})g(\theta_{jik})f(r_{ij} - r_{ik}) \tag{17.8}$$

式中　　Φ_R 和 Φ_A——分别为斥力项和引力项。

　　聚合物和生物分子势在 CHARMM，AMBER，GROMOS 框架模型中应用，这些都是最常用的生物分子力场（Mackerell *et al.* 2004）。例如，CHARMM 势函数的形式如下（Brooks *et al.* 2009）

$$U(r_1, \cdots, r_N) = \sum_{\text{bonds}} K_b (b - b_o)^2 + \sum_{\text{angles}} K_\theta (\theta - \theta_o)^2 + \sum_{\substack{\text{Urey—Bradley} \\ \text{(UB) terms}}} K_{\text{UB}} (S - S_o)^2$$
$$+ \sum_{\text{dihedrals}} K_\phi [1 + \cos(n\phi - \delta)] + \sum_{\substack{\text{improper} \\ \text{angles}}} K_\omega (\omega - \omega_o)^2 \qquad (17.9)$$
$$+ \sum_{\substack{\text{non—bonded} \\ \text{pairs}}} \left\{ \varepsilon_{ij} \left[\left(\frac{\sigma}{r_{ij}} \right)^{12} - 2 \left(\frac{\sigma}{r_{ij}} \right)^6 \right] + \frac{q_i q_j}{4\pi\varepsilon_o\varepsilon_1 r_{ij}} \right\}$$

式中各项代表与原子位置有关的键力和非键力的作用。式（17.9）右侧前 4 项对应键力，分别取决于共价键（b），键角（θ），A 与 C 原子间（A-B-C）的距离 S，二面角（ϕ）和 improper angles（ω）。参数 K_b、K_θ、K_{UB}、K_ϕ 和 K_ω 是相应的常数，含下角标 0 的是指平均值。对于蛋白质和多肽，需要添加修正项以适用蛋白质残留物（Brooks *et al.* 2009）。

在很多模拟中，也涉及水的因素。很多模型用来模拟水分子间的相互作用，主要是基于期望的精度与计算效率。最简单的相互作用模型是将水分子看作刚体考虑，没有键力的作用。应用 Coulomb 法则计算静电相互作用力，应用 Lennard-Jones 势函数计算排斥力。该模型的计算，如 TIP3P 和 TIP4P 计算如下：

$$E_{ab} = \sum_i^{\text{on } a} \sum_j^{\text{on } b} \frac{k_C q_i q_j}{r_{ij}} + \frac{A}{r_{OO}^{12}} - \frac{B}{r_{OO}^6} \qquad (17.10)$$

式中 k_C ——静电常数；

q_i ——相对于电子电荷的局部电荷；

r_{ij} ——两个原子或电荷点的距离；

A 和 B ——Lennard-Jones 参数。

电荷点在原子上或假定点，主要取决于所采用的模型。大多数模型，包括 Lennard-Jones 模型，仅仅适用于氧原子的相互作用。三点模型（TIP3P）有三个相互作用点，对应于水分子中的三个原子（Jorgensen *et al.* 1983）。每个原子具有一个点电荷，氧原子含有 Lennard-Jones 参数。由于应用简单、计算高效，这种模型在分子动力学模拟中广泛应用。大部分模型采用刚性结构来考虑水分子。CHARMM 力场中的改正 TIP3P 模型是对原始版本的修正。不同之处在于对氢原子也应用了 Lennard-Jones 参数。四点模型 TIP4P 假定了一个带负电荷的原子，该原子靠近氧原子，位于 HOH 角平分线上，使得水分子的经典分布更好。为满足不同用途，TIP4P 模型的参数有很多（Horn *et al.* 2004；Jorgensen *et al.* 1983）。

在很多情形中，周期性壁面条件被用于 x，y，z 三个方向或其他方向。为进行模拟，通常先给定原子初始速度，以达到适宜的温度条件。

17.4.2　特性计算

在分子动力学模拟中，需要计算一些量以及记录它们相应的时间序列。下面讨论经常用到的一些物理量。

温度的定义如下：

$$T = \frac{1}{3Nk_B} \sum_{i=1}^{N} m_i v_i^2 \tag{17.11}$$

势能

$$U = \sum_{i=1}^{N} \sum_{j>i}^{N} \phi(r_{ij}) \tag{17.12}$$

压力

$$P = \frac{N}{V} k_B T - \frac{1}{3V} \sum_{i=1}^{N} \sum_{j>i}^{N} r_{ij} \frac{\partial \phi(r_{ij})}{\partial r_{ij}} \tag{17.13}$$

式中　r_{ij}——i，j 粒子之间的距离；

　　　v_i——粒子 i 的速度。

17.4.3　输运特性

扩散系数可利用 Einstein 关系式计算：

$$D = \lim_{t \to \infty} \frac{1}{2dNt} \left\{ \sum_{j=1}^{N} \left[\boldsymbol{r}_j(t) - \boldsymbol{r}_j(0) \right]^2 \right\} \tag{17.14}$$

式中　$\boldsymbol{r}_j$——j 原子的位置矢量；

　　　d——系统的维数（一维 $d=1$，二维 $d=2$，三维 $d=3$）。

或采用 Green-Kubo 关系式进行计算：

$$D = \frac{1}{3N} \int_0^{\infty} \left[\sum_{j=1}^{N} \boldsymbol{v}_j(0) \cdot \boldsymbol{v}_j(t) \right] \tag{17.15}$$

式中　$\boldsymbol{v}_j$——j 原子的速度矢量。

两个方程等价，计算结果相同（Rappaport，1995；Karniadakis *et al*. 2005）。式（17.14）和式（17.15）是针对平衡系统推导的，在不考虑漂移影响的条件下，也适用于非平衡系统（Karniadakis *et al*. 2005）。本节运用 Einstein 公式计算扩散系数。计算分两步，第一步，均方位移计算如下：

$$MSD(t) = \frac{1}{N} \left\{ \sum_{j=1}^{N} \left[\boldsymbol{r}_j(t) - \boldsymbol{r}_j(0) \right]^2 \right\} \tag{17.16}$$

根据式（17.2），D 的计算公式如下：

$$D = \lim_{t \to \infty} \frac{1}{2\mathrm{d}t} MSD(t) \tag{17.17}$$

平衡系统的剪切黏滞系数和热导率可通过 Green-Kubo 公式计算（Evans，1986）。只要系统线性接近平衡状态，该公式不用修改即可应用于 NEMD（Murad *et al.* 1993）。当存在外部作用力而使系统不平衡时，外部作用力应足够小以保持线性化（Binder *et al.* 2005；Liu *et al.* 2006）。

同一流体的剪切黏滞系数计算公式如下：

$$\eta_\mathrm{S} = \frac{1}{Vk_\mathrm{B}T} \int_0^\infty \mathrm{d}t \langle J_\mathrm{p}^{xy}(t) \cdot J_\mathrm{p}^{xy}(0) \rangle \tag{17.18}$$

式中　J_p^{xy}——微观应力张量的非对角部分。

$$J_\mathrm{p}^{xy} = \sum_{i=1}^N m_i v_i^x v_i^y - \sum_{i=1}^N \sum_{j>1}^N r_{ij}^x \frac{\partial u(\boldsymbol{r}_{ij})}{\partial r_{ij}^y} \tag{17.19}$$

式中　$u(\boldsymbol{r}_{ij})$——原子 i 和 j 的电势；

　　　$\boldsymbol{r}_{ij}$——原子 i 和 j 间的距离；

　　　v_i^j——原子 i 在 j 方向的速度。

另一方面，热导率 λ 可通过与时间自相关的微观热流量 J_q^x 的积分获得：

$$\lambda = \frac{1}{Vk_\mathrm{B}T^2} \int_0^\infty \mathrm{d}t \langle J_\mathrm{q}^x(t) \cdot J_\mathrm{q}^x(0) \rangle \tag{17.20}$$

微观热流量 J_q^x 定义如下：

$$J_\mathrm{q}^x = \frac{1}{2} \sum_{i=1}^N m_i (\boldsymbol{v}_i)^2 v_i^x - \sum_{i=1}^N \sum_{j>1}^N \left[r_{ij}^x \cdot \frac{\partial \phi(\boldsymbol{r}_{ij})}{\partial r_{ij}^x} - \boldsymbol{I} \cdot \phi(\boldsymbol{r}_{ij}) \right] \cdot v_i^x \tag{17.21}$$

式中　v_i——原子 i 的速度值；

　　　I——酉矩阵。

近壁面的输运特性参数，如 D，η，λ 等，对 μPIV 和纳米 PIV 结果的解释和误差估算具有重要意义。许多分子动力学模拟结果表明（特别是在微观流道内），这些特性的不同与距固体边壁的距离相关（Sofos *et al.* 2009a，b，2010）。而且，研究表明，滑移长度的不同也与这些输运特性相关（Priezjev，2011）。

17.4.4　滑移速度/长度计算

计算滑移速度和滑移长度时，为了从模拟结果中计算，有许多实际问题会出现，通常字面呈现的计算结果并不清晰。如果从速度云图中提取速度，当尝试从边壁提取速度时，就会出现一些问题，如边壁的具体位置正如很多研究者所提出的，靠近边壁的原子分布与液体内部的不同（见图17.2）。但边壁是位于壁面原子的几何中心还是因原子有一定尺度而位于稍微远一点的距离？另一个问题是，什么曲线拟合。Poiseuille 流动中，可运用所有流速点进行抛物线拟合，但流道需要平顺。当流道不平顺，如有突起物等，会出现什么情况？另一个情况是计算一个流层内的速度平均值，定义为滑移速度，并在后续的计算中应用该数值。由于边壁组成或几何特征变化，边壁表现出多相性时，速度分布在空间上不同，导致局部滑移不同。该种情况下，流动分布一般在某一长度范围内平均，该长度大于表面特性变化的典型长度，并用于定义有效滑移长度（L_s）。

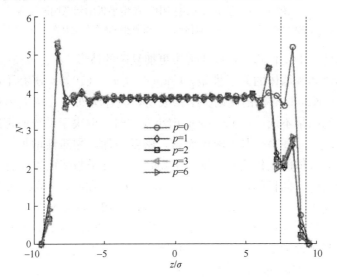

图 17.2　平顺且有周期性突起的流道的平均密度分布
（实线为了便于观看虚线表示突起的壁面，点划线表示墙的外壁面，
p 的解释见图 17.5）（Sofos $et\ al.$ 2009a）

17.5　滑移的原子模拟结果

　　早期的模拟着眼于 Poiseuile 和 Couette 流动的原子层面研究。最初的工作主要是分析流速分布。在两平板间的压力或体积力驱动的 Poiseuile 流动中，流速呈抛物线分布；如果没有滑移，边壁处的流速为零。图 17.3 为分子动力学模拟中平板壁面的原子模型。研究的流体从简单流体（应用 Lennard-Jones 的氩）到复杂流体（Lennard-Jones 原子链，十六烷等）。研究简单流体有两个目的：一方面，相互作用势的简单化使模拟可长时间进行，计算具有统计意义的输运特性；另一方面，可以通过相对简单的计算

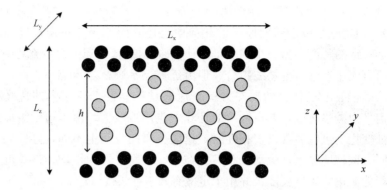

图 17.3　原子动态模拟中，典型平板的示意图

注：黑点代表壁面原子，灰点代表流体原子，周期性壁面条件通常在 x 方向和 y 方向

获得流体特性的变化趋势，以便解决更加复杂的情形。

　　应用流体和墙体的原子模型，Ceiplak *et al.*（1999）研究了高 Knudsen 数和中 Knudsen 数的流动。结果表明，流速分布与连续流体动力学理论所预测的结果不同，当 Knudsen 由小变大时，取决于系统的密度和维数（Cieplak *et al.* 1999）。对于液体而言，密度增加，黏滞性增加，因此，流动减缓。而气体的变化趋势相反，主要是由于分子与墙面以及分子间的相互作用导致的。同样的，对于 Poisseuile 流动，Navier-Stokes 方程对微小流道不再适用（Travis *et al.* 1997），同时，剪切黏滞系数为常数的假定是错误的。而且，流动的分子动力学的研究表明，热量流动并不符合传统的连续性方程所预测的立方体分布，在距边墙分子直径的范围内，会出现波动（Travis & Gubbins，2000）。

　　早期的模拟表明，接触线附近没有滑移（Koplik & Banavar，1988；Thompson & Robbins，1989）。近期研究表明，分子滑移随着下列物理量的减小而增加：固液相互作用（Barrat & Bocquet，1999；Cieplak *et al.* 2001；Nagayama & Cheng，2004），流体密度（Koplik *et al.* 1989；Thompson & Robbins，1990）和固体边界密度（Thompson & Troian，1997），随着压力的增加而减小（Barrat & Bocquet，1999）。用于固体边壁和分子粗糙度的模型，如固体边界密度，分子尺寸及质量，对滑移起重要作用（Barrat & Bocquet，1999；Bocquet & Barrat，1993；Galea & P. Attard，2004；Jabbarz adeh *et al.* 2000；Sun & Ebn er，1992；Thompson & Troian，1997）。

　　应用分子动力学模拟研究润湿性对滑移的影响（Nagayama & Cheng，2004）。这些研究考虑了固液相互作用的亲水或疏水特性，而连续性方程忽略了该问题。亲水或疏水特性，意味着表面吸引或排斥液体（并不一定是水）。分子动力学研究表明：液体和表面之间有一定的空间，无摩阻和滑移是非恒定的，主要取决于外部作用力。同样地，近边壁的温度和压力的非均匀分布是由于表面湿润导致的（Nagayama & Cheng, 2004）。

Sofos et al.（2009b）对两平板间的流动进行研究，主要着眼于研究温度、驱动力、固液相互作用以及流体密度对 0.9~17.1nm 流道中，沿流道的密度、速度和温度分布。研究表明，随着典型尺寸变得越来越小，其作用越来越显著，与连续性定理不同。在特定流道宽度范围和作用力下，流速呈抛物线分布。

疏水表面，特别是超疏水表面的研究引起了人们极大的兴趣。对于超疏水表面，流体受壁面排斥，形成了一个极薄的气层，可起到润滑作用（Biben & Joly, 2008）。

疏水表面滑移长度的模拟结果与实验结果一致，却没有提及亲水表面的滑移（Wang et al. 2009 a, b），在接触角为 140°的表面，存在 30 倍原子直径的滑移，亲水表面无滑移。

通过 Lattice-Boltzmann 中观方法研究滑移（Sbragaglia et al. 2006；J. Harting et al. 2006），提出了可控制滑移表面的设计可能性。Philip 和 Angew（1972）用水动力学估算了滑移长度，Sofos et al.（2009a, 2012）计算了周期性表面的滑移长度，Lauga 和 Stone（2003）计算了具有一定疏水性表面的滑移长度。Ou et al.（2004, 2005）给出了超疏水表面的实验结果。

近期，Kannam et al.（2011）应用分子动力学模拟研究了简单微流体系统的动力学边壁情况，如石墨烯纳米通道中的氩和甲烷流动。他们计算了流体—石墨烯的界面摩擦系数，并用于估算滑移长度和滑移速度。结果表明，由于石墨烯表面的平滑度和疏液性，无滑移壁面破坏。文中提到，其摩擦系数小于相同流体与 Lennard-Jones 晶体面的摩擦系数，而滑移与流动种类无关，意味着这是其固有属性。流量大于传统无滑移壁面的预测值。

17.5.1　边壁粗糙度影响

粗糙度存在于原子量级，甚至肉眼可见，主要是因为边壁是由原子组成的，因此，表面并不平滑。而且，原子热振动增加了表面粗糙度。显然，原子热振动受很多因素的影响，如边壁刚度、原子质量等。

边壁表面粗糙度对纳米级流动以及亲水、疏水纳米流道的简单液体滑移作用，在一些研究中通过分子动力学分析。Lauga et al.（2005）对实验和模拟手段进行描述，许多研究给出了不同流体的模拟结果（Barrat &

Bocquet，1999；Cieplak *et al.* 2001；Cottin-Bizonne *et al.* 2004；Cottin-Bizonne *et al.* 2003；Fan *et al.* 2002；Galea ＆ Attard，2004；Hein buch ＆ Fischer，1989；Jabbarzadeh *et al.* 2000 ；Kopl ik *et al.* 1988；Koplik *et al.* 1989；Nagayama ＆ Cheng，2004；Sokhan *et al.* 2002；Sun Ebner，1992；Thompson ＆ Robbins，1989；Thompson ＆ Robbins，1990；Thompson ＆ Troian，1997）。

　　Gallea 和 Attard（2004）研究了 Couette 流动中，边壁粗糙度对滑移边壁的影响。在填充比不变、液体相互作用及热力学参数恒定的情况下，通过改变固体原子的尺寸和空间，他们模拟了原子粗糙度。固体结构从平滑到粗糙时，液体滑移长度变化。对于平滑和粗糙表面，均出现滑移，但粘附仅在与液体相当的表面出现。他们认为，液体的感应势对滑移/无滑移情况有重要作用。实际上，Sofos *et al.* （2009a）在周期性壁面中发现了疏水与亲水表面势能的不同（见图 17.4），在亲水表面，有些区域的液体原子受限。这种受限与低滑移有关。

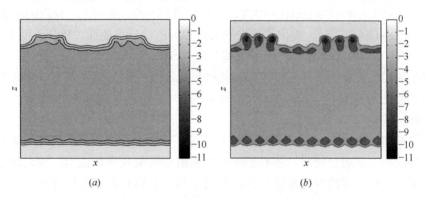

図 17.4　*p*＝2 时，周期性表面的势能曲线（*a*）疏水和（*b*）亲水（Sofos，2009a）
注：深色区域表示液体粒子与墙体的吸引作用力强。

　　Asproulis 和 Drikakis（2010 a，b；2011 ）研究了边壁刚度和粒子质量对滑移长度的影响。研究表明，纳米级的褶皱主要取决于边壁刚度和温度，柔性表面的粗糙度更大。边壁质量对固壁原子的振动影响较小。滑移长度是边壁原子振动频率的函数，并遵循以下的通用曲线方程：

$$\frac{L_S}{L_{S,max}} = a + b\frac{\omega}{\omega_{max}} + \cdots + f\left(\frac{\omega}{\omega_{max}}\right)^5 \qquad (17.22)$$

式中　L_S——滑移长度；

　　　　ω——壁面原子的振动频率。

　　$a，b，\cdots，f$ 通过拟合获得，其中，$a=-0.55$，$b=4.27$，$c=-4.46$，$d=2.21$，$e=-0.53$，$f=-0.05$。

　　Cieplak *et al.*（2001）研究了分子尺寸的作用，分析了单原子流体和分子链流体（均由 LJ 原子组成）的滑移长度，以及液体和边壁的相互作用强度。滑移长度与近壁区的流体组织有关。对于与边壁相排斥的低密度流体，获取的滑移长度为最大值。另一方面，链分子的滑移长度对相互作用的变化更为敏感。

17.5.2　周期性边壁的影响

　　除了原子量级和温度层面的粗糙度，固壁面周期性变化十分重要。周期性边壁波动主要集中在矩形突起，如图 17.5 所示。

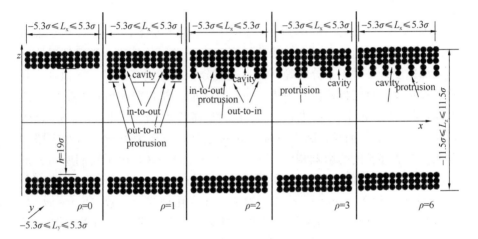

图 17.5　有周期性矩形突起的边壁

注：突起主要在 x 和 y 方向，每个模块对应一个计算单元（Sofos *et al.* 2012）。

　　对很多情况下具有矩形突起的疏水表面滑移现象进行研究。疏水表面的纳米泡是产生该现象的原因（Ishida *et al.* 2000；Lu *et al.* 2000；Tyrrell & Attard，2002；Holmberg *et al.* 2003；Simonsen *et al.* 2004；Agrawal *et al.* 2005；Bhushan *et al.* 2008；Wang *et al.* 2009）。纳米泡可存在数小时（Wang *et al.* 2009；Yang *et al.* 2003），在常压和−6MPa 的水压下不变（Borkent *et al.* 2007）。有两个因素对滑移产生影响：表面湿润和表面粗糙度。当液体在完全湿润表面流动时，粗糙度增加（Richardson，1973；Schma tko *et al.* 2006）。如果表面部分湿润，会形成气囊，使滑移长度增加（Cottin-Bizonne *et al.* 2003；de Gennes，2002）。关于滑移长度，在固体表面和液体间存在一个气层，滑移长度与黏滞性的不连续相关：

$$b = \left(\frac{\eta_{\mathrm{w}}}{\eta_{\mathrm{a}}} - 1 \right) h_{\mathrm{b}} \tag{17.23}$$

式中　　η_w——水的黏滞系数；

　　　　η_a——空气的黏滞系数；

　　　　h_b——空气厚度。

300K 时，空气和水的黏滞系数分别为 $\eta_w = 851.5\mu$Pas 和 $\eta_a = 18.6\mu$Pas。显然，由于黏滞系数比例较大，滑移长度 b 是空气厚度 h_b 的 45 倍。

Sofos et al.（2009a，2012）研究了周期性壁面的影响，分析了平行氩层内不同长度的氩的流动情况。靠近边壁区，特别是周期性边壁，密度存在不均匀性。有些原子长时间处于周期性空腔内。流道和周期性突起方向的速度分布不同。随着突起长度的减小，突起内的速度降低，使得滑移长度减小。

图 17.6 中，根据 Sofos et al.（2012）的研究结果，以疏水/亲水表示的边壁湿润性和粗糙度对有效滑移长度的影响进行的概述。考虑到近边壁的局部速度计算并不十分精确，因为速度分布很难用多项式进行拟合，有效滑移长度计算值仅仅揭示规律，而非具体值。随着壁面粗糙度指数 p 的增加，即突起和空穴长度减小，有效滑移长度增加。该结论是 Yang（2006）发现的。而且，随着壁面亲水性增加，有效滑移长度减小。壁面湿润性对滑移长度的影响相对较小（见图 17.6），这是由于我们所研究的壁面湿润性的范围相对较小。所得到的规律与 Nagayama 和 Cheng（2004）以及 Ziarani 和 Mohamad（2008）的结果在变化规律上一致。Sofos et al.（2012）指出，原子会陷落在空穴内，持续时间与滑移长度有关。图 17.7 给出了每个 p 值所对应的持续时间与滑移长度的关系。随着持续时间的增

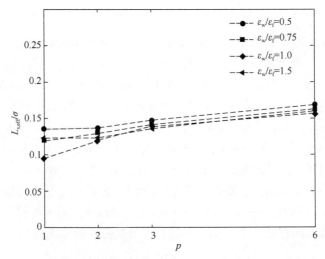

图 17.6　不同疏水/亲水表面纳米流道的有效滑移长度，
p 的解释见图 17.5（Sofos et al. 2012）

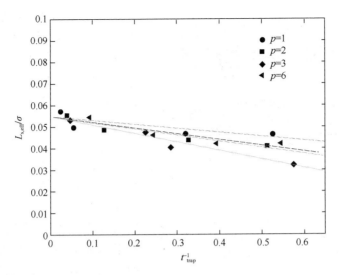

图 17.7　有效滑移长度与持续时间，p 的定义见
图 17.5（Sofos *et al.* 2012）

加，滑移长度减小。

Jabarzadeh *et al.*（2000）运用分子动力学模拟，研究了烷烃类液体薄膜在边壁润滑下的性能。研究中，将边壁看作正弦表面，通过周期和振幅描述其墙面特征，研究了粗糙度对滑移的影响，以及液体分子长度（尺寸）的作用。研究表明，液体分子的相对尺寸和边壁粗糙度决定了滑移/无滑移机制。随着粗糙度周期的增加，壁面的滑移程度增强。粗糙度振幅较大时，滑移减弱；分子较大时，滑移较大，意味着流体结构和滑移长度具有相关关系。

17.5.3　纳米条纹的影响

本节研究了固壁表面周期性的纳米条纹的影响。图 17.8 为典型表面的示意图，在下侧流道有一个宽度为 a 的条纹。这些条纹一般情况下，与流动速度 U 斜交，也可能垂直或平行于 U。

在 Yang（2006）的研究中，具有周期性纳米条纹的固体边壁作为粗糙壁面。模拟结果表明，湿润性和粗糙度均起作用，在纳米流道的流动分析中，需同时考虑。对于疏水表面，在固液交界面处存在气层或纳米泡。纳米泡的出现减少了液体与墙面的动量交换，使得表面滑移现象更加显著。对于一定程度湿润的表面，流体速度随着外力而增加。

Maynes *et al.*（2007）的研究给出了超疏水表面的微流道中，层流的数值分析与实验的结果。测量了沿流道的压力降，计算了 $f\,Re$，其中，f

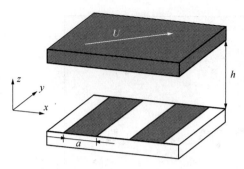

图 17.8　纳米条纹影响研究的示意图

注：表面由湿润区域（深色）和非湿润区（白色），稳态剪切流是由上侧平板恒定运动速度 U 产生的，速度与 x 方向呈一定夹角，下侧表面固定不动（Priezjev，2011）。

Re 是表征沿程摩擦系数 f 和雷诺数 Re 的物理量。由于超疏水性，流体并不进入角落，使得流体与壁面的接触角减小。实验与计算结果均表明，可减小流体阻力。

最近，Priezjev（2011）运用简单流体以及各向异性随机纹理的表面，研究了交界面处的流场和流体分子的扩散。表层的典型尺寸小于流道尺寸。对于具有不同湿润性纹理的表面流动，不均匀的表面使得速度呈波浪形扰动，滑移速度呈断面分布。在这种情况下，有效滑移取决于相对条纹方向的剪切流方向（见图 17.8）。液体分子的界面扩散系数与有效滑移长度相关，是剪切流动方向的函数。另一方面，对于随机波纹表面，有效滑移长度取决于湿润区域的总面积，见式（17.24）。

$$L_S(\phi) = \frac{b_\omega b_n}{\phi b_n + (1-\phi)b_\omega} \tag{17.24}$$

式中　b_ω 和 b_n——分别全湿润（＝1）和无湿润（＝0）的滑移长度。

不同情况的滑移长度见图 17.9。当湿润表面所占比例较大时，液体分

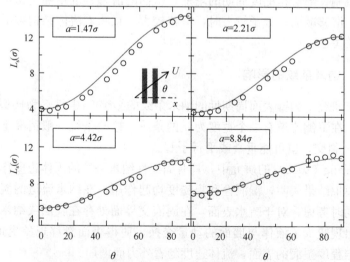

图 17.9　某些条纹宽度下，有效滑移长度（单位：σ）
与流动、条纹夹角 θ 的关系（Preijzev，2011）

子的扩散运动受表面势影响较大，滑移长度与平衡态的平面扩散系数成比例。对于湿润区域较小的情况，液体粒子的扩散受表面势影响较小，滑移长度取决于有强烈引力的壁面原子的个数。

17.6　结论

微流道和纳米流道的设计和制作引起了许多应用领域的极大关注。典型例子包括生物技术、检测各种物质的程序晶片、脱盐作用等，不胜枚举。滑移在流动中的作用十分重要，特别是小尺度流动，因为滑移的存在，流体运动需要更小的压力梯度，降低了能量消耗。然而，目前很难理解和测量滑移的具体特性。因此，模拟手段，特别是分子动力学模拟，能够从原子层面了解其特性，解释实验结果，有助于器件设计。

原子模拟表明了表面滑移的存在，包括平坦表面。然而，滑移的程度是很多因素相互作用的结果：a) 液体和固体边壁的相互作用类型，即表面疏水或亲水；b) 表面湿润程度（受几何结构影响）；c) 驱动力的大小或剪切率；d) 表面几何形状，即表面的原子和热力学粗糙度，如周期性突起、纳米条纹等。液体的组成，即液体是由单原子组成还是由长链分子（聚合物和生物分子）组成，与边壁结构共同影响滑移。研究表明，这些结构相对于流动的方向也影响滑移程度。滑移长度与其他特性（如近边壁区域的扩散系数变化、体积流量）的相关关系有助于解释纳米 PIV 等手段的实验结果。

实验结果和详尽的模拟与分析工作表明，结合疏水性与粗糙度对表面进行适当修改可产生超疏水表面，减小拖曳力。尽管相关关系已有一定的结果，但没有可预测每一种情况滑移的通用方法。一个比较可行的方法是对粗糙度分层，即在不同范围附值不同的原子粗糙度。模拟更加复杂的流动（适用于化学大分子或生物应用领域），揭示比 Lennard-Jones 更符合实际情况的势流。在更加复杂的边壁条件和相互作用条件下，应用流动的分子动力学模型进行长时间模拟使得计算负担增加。计算机性能的提升和 GPUs（绘图处理器）计算机群的应用，使得研究者能够利用更加符合实际的相互作用模型，通过原子仿真技术，研究历时更长的大型系统。因此，分子动力学模拟对纳米和微型流道设备的设计具有重要作用，对深刻理解纳米级别的流动机理具有重要作用。

由数值模拟和实验研究支撑的纳米技术领域，特别是微米流动和纳米流动系统，对新型材料的设计具有重要作用，可以用于开发特殊用途流管，实现更广泛的技术应用。

本章参考文献

Agrawal A., Park J., Ryu D. Y., Hammond P. T., Russell T. P. and McKinley G. H. (2005). Controlling the location and spatial extent of nanobubbles using hydrophobically nanopatterned surfaces. *Nano Lett.*, **5**, 1751–1756.

Allen M. P. and Tildesley T. J. (1987). Computer Simulation of Liquids. Clarendon Press, Oxford.

Asproulis N. and Drikakis D. (2010a). Boundary slip dependence on surface stiffness. *Phys. Rev. E*, **81**, 061503.

Asproulis N. and Drikakis D. (2010b). Surface roughness effects in micro and nanofluidic devices. *J. Comput. Theor. Nanosci.*, **7**(9), 1825–1830.

Asproulis N. and Drikakis D. (2011). Wall-mass effects on hydrodynamic boundary slip. *Phys. Rev. E*, **84**, 031504.

Barrat J. L. and Bocquet L. (1999). Large slip effect at a nonwetting fluid-solid interface. *Phys. Rev. Lett.*, **82**, 4671–4674.

Baudry J., Charlaix E., Tonck A. and Mazuyer D. (2001). Experimental evidence for a large slip effect at a nonwetting fluid-solid interface. *Langmuir*, **17**(17), 5232–5236.

Berendsen H. J. C. and van Gunsteren W. F. (1986). Practical algorithms for dynamic simulations. In: Molecular Dynamics Simulation of Statistical Mechanical Systems, G. Ciccoti and W. G. Hoover (eds), North Holland, Amsterdam, pp. 43–65.

Biben T. and Joly L. (2008). Wetting on nanorough surfaces. *Phys. Rev. Lett.*, **100**(18), 186103–186104.

Binder K., Horbach J., Kob W., Paul W. and Varnik F. (2005). Molecular dynamics simulations. *J. Phys.: Condens. Matter*, **16**, 429–453.

Bhushan B. (2007). Handbook of Nanotechnology. 2nd edn, Springer, Heidelberg, Germany.

Bhushan B., Wang Y. and Maali A. (2008). Coalescence and movement of nanobubbles studied with tapping mode AFM and tip-bubble interaction analysis. *J. Phys.: Condens. Matter*, **20**(48), art. no. 485004, 10.

Bocquet L. and Barrat J. L. (1993). Hydrodynamic boundary conditions and correlation functions of confined fluids. *Phys. Rev. Lett.*, **70**, 2726–2729.

Bocquet L. and Barrat J. L. (2007). Flow boundary conditions from nano- to micro-scales. *Soft Matter*, **3**, 685–693.

Bonaccurso E., Kappl M. and Butt H. J. (2002). Hydrodynamic force measurements: boundary slip of water on hydrophilic surfaces and electrokinetic effects. *Phys. Rev. Lett.*, **88**, 076103.

Borkent B. M., Dammer S. M., Schonherr H., Vancso G. J. and Lohse D. (2007). Superstability of surface nanobubble. *Phys. Rev. Lett.*, **98**, 204502.

Brooks B. R., Brooks C. L. III, Mackerell A. D. Jr, Nilsson L., Petrella R. J., Roux B., Won Y., Archontis G., Bartels C., Boresch S., Caflisch A., Caves L., Cui Q., Dinner A. R., Feig M., Fischer S., Gao J., Hodoscek M., Im W., Kuczera K., Lazaridis T., Ma J., Ovchinnikov V., Paci E., Pastor R. W., Post C. B., Pu J. Z., Schaefer M., Tidor B., Venable R. M., Woodcock H. L., Wu X., Yang W., York D. M. and Karplus M. J. (2009). CHARMM: the biomolecular simulation program. *Comput. Chem.*, **30**, 1545–1614.

Chao-Hua Xue, Shun-Tian Jia, Zhang Jing, Li-Qiang Tian, Hong-Zheng Chen and Wang Mang (2008). Preparation of superhydrophobic surfaces on cotton textiles. *Sci. Technol. Adv. Mater.*, **9**(3), 035008.

Churaev N. V., Sobolev V. D. and Somov A. N. (1984). Slippage of liquids over lyophobic solid surfaces. *J. Colloid Interface Sci.*, **97**(2), 574–581.

Cieplak M., Koplik J. and Banavar J. R. (1999). Applications of statistical mechanics in subcontinuum fluid dynamics. *Physica A*, **274**, 281–293.

Cieplak M., Koplik J. and Banavar J. R. (2001). Boundary conditions at a fluid-solid interface. *Phys. Rev. Lett.*, **86**, 803–806.

Cottin-Bizonne C., Barrat J. L., Bocquet L. and Charlaix E. (2003). Low-friction flows of liquid at nanopatterned interfaces. *Nature Mater.*, **2**, 237–240.

Cottin-Bizonne C., Barentin C., Charlaix E., Boequet L. and Barrat J. L. (2004). Dynamics of simple liquids at heterogeneous surfaces: molecular dynamics simulations and hydrodynamic description. *Eur. Phys. J. E*, **15**, 427–438.

Cottin-Bizonne C., Cross B., Steinberger A. and Charlaix E. (2005). Boundary slip on smooth hydrophobic surfaces: intrinsic effects and possible artifacts. *Phys. Rev. Lett.*, **94**, 056102.

Craig V. S. J., Neto C. and Williams D. R. M. (2001). Shear-dependent boundary slip in an aqueous Newtonian liquid. *Phys. Rev. Lett.*, **87**, 054504.

de Gennes P. G. (2002). On fluid/wall slippage. *Langmuir*, **18**(9), 3413–3414.

Daniello R. J., Waterhouse N. E. and Rothstein J. P. (2009). Drag reduction in turbulent flows over superhydrophobic surfaces. *Phys. Fluids*, **21**, 085103.

Evans D. J. (1986). Thermal conductivity of the Lennard–Jones fluid. *Phys. Rev. A*, **34**(2), 1449–1453.

Fan X. J., Phan-Thien N., Yong N. T. and Diao X. (2002). Molecular dynamics simulation of a liquid in a complex nano channel flow. *Phys. Fluids*, **14**, 1146–1153.

Feng L., Li S., Li Y., Li H., Zhang L., Zhai J., Song Y., Liu B., Liang L. and Zhu D. (2002). Superhydrophobic surfaces: from natural to artificial. *Adv. Mater.*, **14**, 24.

Galea T. M. and Attard P. (2004). Molecular dynamics study of the effect of atomic roughness on the slip length at the fluid-solid boundary during shear flow. *Langmuir*, **20**, 3477–3482.

Goldstein S. (1938). Modern Development in Fluid Dynamics. Clarendon, Oxford.

Goldstein S. (1969). Fluid mechanics in the first half of this century. *Annual Review of Fluid Mechanics*, **1**, 1–29. doi:10.1146/annurev.fl.01.010169.000245.

Hatzikiriakos G. S. (2011). Wall slip of molten polymers. *Prog. Polym. Sci.*, **37**, 624–643, doi:10.1016/j.progpolymsci. 2011.09.04.

Hatzikiriakos G. S. and Dealy J. M. (1992). Role of slipand fracture in the oscillating flow of a HDPE in a capillary. *J. Rheol.*, **36**, 845–884.

Harting J., Kunert C. and Herrmann H. J. (2006). Lattice Boltzmann simulations of apparent slip in hydrophobic microchannels. *Europhys. Lett.*, **75**, 328–334.

Heinbuch U. and Fischer J. (1989). Liquid flow in pores: Slip, no-slip, or multilayer sticking. *Phys. Rev.*, **40**, 1144–1146.

Holmberg M., Kuhle A., Garnaes J., Morch K. A. and Boisen A. (2003). Nanobubble trouble on gold surfaces. *Langmuir*, **19**(25), 10510–10513.

Holt J. K., Park H. G., Wang Y., Stadermann M., Artyukhin A. B., Grigoropoulos C. P., Noy A. and Bakajin O. (2006). Fast mass transport through sub-2-nanometer carbon nanotubes. *Science*, **312**(5776), 1034–1037.

Honig C. D. F. and Ducker W. A. (2007). No-slip hydrodynamic boundary condition for hydrophilic particles. *Phys. Rev. Lett.*, **98**, 028305.

Horn H. W., Swope W. C., Pitera J. W., Madura J. D., Dick T. J., Hura G. L. and Head-Gordon T. (2004). Development of an improved four-site water model for biomolecular simulations: TIP4P-Ew. *J. Chem. Phys.*, **120**, 9665–9678.

Ishida N., Inoue T., Miyahara M. and Higashitani K. (2000). Nano bubbles on a hydrophobic surface in water observed by tapping-mode atomic force microscopy. *Langmuir*, **16**(16), 6377–6380.

Jabbarzadeh A., Atkinson J. D. and Tanner R. I. (2000). Effect of the wall roughness on slip and rheological properties of hexadecane in molecular dynamics simulation of Couette shear flow between two sinusoidal walls. *Phys. Rev.*, **61**, 690–699.

Jorgensen W. L., Chandrasekhar J., Madura J. D., Impey R. W. and Klein M. L. (1983). Comparison of simple potential functions for simulating liquid water. *J. Chem. Phys.*, **79**, 926–935.

Joseph P. and Tabeling P. (2005). Direct measurement of the apparent slip length. *Phys. Rev.*, **71**, 035303(R).

Karniadakis G. E., Beskok A. and Aluru N. (2005). Microflows and Nanoflows: Fundamentals and Simulation. Springer, New York.

Koplik J. and Banavar J. R. (1988). Molecular dynamics of Poiseuille flow and moving contact lines. *Phys. Rev. Lett.*, **60**, 1282–1285.

Koplik J., Banavar J. R. and Willemsen J. F. (1989). Molecular dynamics of fluid flow at solid-surfaces. *Phys. Fluids*, **1**, 781–794.

Lauga E. and Stone H. (2003). Effective slip in pressure-driven Stokes flow. *J. Fluid Mech.*, **489**, 55–77.

Lauga E., Brenner M. and Stone H. (2005). Ch. 19, Microfluidics: The No-slip Boundary Condition. Springer Handbook of Experimental Fluid Mechanics Cameron Tropea, Alexander L. Yarin, John F. Foss (eds.), Springer, New York.

Li D., Qin-Feng Di, Jing-Yuan Li, Yue-Hong Qian and Hai-Ping Fang (2007). Large slip length over a nanopatterned surface. *Chinese Phys. Lett.*, **24**(4), 1021.

Lide D. R. (2008). CRC Handbook of Chemistry and Physics. 88th edn, American Chemical Society, Washington.

Liu Q.-X., Jiang P. X. and Xiang H. (2006). Molecular dynamics study of the thermal conductivity of nanoscale argon films. *Mol. Simul.*, **32**(8), 645–649.

Maali A., Hurth C., Cohen-Bouhacina T., Couturier G. and Aime J. P. (2006). Improved acoustic excitation of atomic force microscope cantilevers in liquids. *Appl. Phys. Lett.*, **88**, 163504.

Maali A. and Bhushan B. (2008). Nanorheology and boundary slip in confined liquids using atomic force microscopy. *J. Phys.: Condens. Matter*, **20**, 315201.

Maali A., Cohen-Bouhacina T. and Kellay H. (2008). Measurement of the slip length of water flow on graphite surface. *Appl. Phys. Lett.*, **92**, 053101. Doi:10.1063/1.2840717.

Mackerell A. Jr (2004). Empirical force fields for biological macromolecules: overview and issues. *J. Comput. Chem.*, **25**, 1584–1604.

Maynes D., Jeffs K., Woolford B. and Webb B. W. (2007). Laminar flow in a microchannel with hydrophobic surface patterned microribs oriented parallel to the flow direction. *Phys. Fluids*, **19**(9), 093603–0936012.

Murad S., Ravi P. and Powles J. G. (1993). Anisotropic thermal conductivity of a fluid in a system of microscopic slit pores. *Phys. Rev. E*, **48**(5), 4110–4412.

Nagayama G. and Cheng P. (2004). Effects of interface wettability on microscale flow by molecular dynamics simulation. *Int. J. Heat Mass Transf.*, **47**, 501–513.

Neto C., Evans D. R., Bonaccurso E., Butt H.-J. and Craig V. S. J. (2005). Boundary slip in Newtonian liquids: a review of experimental studies. *Rep. Prog. Phys.*, **68**, 2859.

Ou J., Perot B. and Rothstein J. P. (2004). Laminar drag reduction in microchannels using ultrahydrophobic surfaces. *Phys. Fluids*, **16**, 4635–4643.

Ou J. and Rothstein J. P. (2005). Drag reduction and m-PIV measurements of the flow past ultrahydrophobic surfaces. *Phys. Fluids*, **17**, 103606.

Philip J. and Angew Z. (1972). Integral properties of flows satisfying mixed no-slip and no-shear conditions. *Math. Phys.*, **23**, 960.

Pit R., Hervet H. and Leger L. (2000). Direct experimental evidence of slip in hexadecane: solid interfaces. *Phys. Rev. Lett.*, **85**, 980–983.

Priezjev N. (2011). Molecular diffusion and slip boundary conditions at smooth surfaces with periodic and random nanoscale textures. *J. Chem. Phys.*, **135**, 204704.

Rappaport D. C. (1995). The Art of Molecular Dynamics Simulation. Cambridge University Press, Cambridge.

Reyes D. R., Iossifidis D., Auroux P. A. and Manz A. (2002). Micro total analysis systems. 1. Introduction, theory and technology. *Anal. Chem.*, **74**, 2623–2636.

Richardson S. (1973). On the no-slip boundary condition. *J. Fluid Mech.*, **59**(04), 707–719.

Sbragaglia M., Benzi R., Biferale L., Succi S. and Toschi F. (2006). Surface roughness-hydrophobicity coupling in microchannel and nanochannel flows. *Phys. Rev. Lett.*, **97**(20), 204503.

Schmatko T., Hervet H. and Leger L. (2005). Friction and slip at simple fluid-solid interfaces: the roles of the molecular shape and the solid-liquid interaction. *Phys. Rev. Lett.*, **94**(24), 244501.

Schmatko T., Hervet H. and Leger L. (2006). Effect of nanometric-scale roughness on slip at the wall of simple fluids. *Langmuir*, **22**(16), 6843–6850.

Schnell E. (1956). Slippage of water over nonwettable surfaces. *J. Appl. Phys.*, **27** (10), 1149–1152.

Shirtcliffe N. J., McHale G., Atherton S. and Newton M. I. (2010). An introduction to superhydrophobicity. *Adv. Colloid Interface Sci.*, **161**(1–2), 124–138.

Simonsen A. C., Hansen P. L. and Klosgen B. (2004). Nanobubbles give evidence of incomplete wetting at a hydrophobic interface. *J. Colloid Interface Sci.*, **273**(1), 291–299.

Sofos F. D., Karakasidis T. E. and Liakopoulos A. (2009a). Effects of wall roughness on flow in nanochannels. *Phys. Rev. E*, **79**, 026305.

Sofos F., Karakasidis T. E. and Liakopoulos A. (2009b). Transport properties of liquid argon in krypton nanochannels: anisotropy and non-homogeneity introduced by the solid walls. *Int. J. Heat Mass Transf.*, **52**, 735–743.

Sofos F., Karakasidis T. E. and Liakopoulos A. (2010). Effect of wall roughness on shear viscosity and diffusion in nanochannels. *Int. J. Heat Mass Transf.*, **53**, 3839–3846.

Sofos F., Karakasidis T. E. and Liakopoulos A. (2012). Surface wettability effects on flow in rough wall nanochannels. *Microfluidics and Nanofluidics*, **12**(1-4), 25–31.

Sokhan V. P., Nicholson D. and Quirke N. (2002). Fluid flow in nanopores: accurate boundary conditions for carbon nanotubes. *J. Chem. Phys.*, **117**, 8531–8539.

Soong C. Y., Yen T. H. and Tzeng P. Y. (2007). Molecular dynamics simulation of nanochannel flows with effects of wall lattice-fluid interactions. *Phys. Rev. E, Stat. Nonlinear Soft Matter Phys.*, **76**(3), 036303–14.

Sun M. and Ebner C. (1992). Molecular dynamics study of flow at a fluid-wall interface. *Phys. Rev. Lett.*, **69**, 3491–3494.

Taliadourou E., Georgiou G. C. and Alexandrou A. N. (2007). A two dimensional numerical study of the stick-slip extrusion instability. *J. Non-Newtonian Fluid Mech.*, **146**, 30–44.

Tang H. S. and Kaylon D. M. (2008a). Unsteady circular tube flow of compressible polymeric liquids subject to pressure-dependent wall slip. *J. Rheol.*, **52**, 507–525.

Tang H. S. and Kaylon D. M. (2008b). Time-dependent tube flow of compressible suspensions subject to pressure-dependent wall slip: ramifications on development of flow instabilities. *J. Rheol.*, **52**, 1069–1090.

Thompson P. A. and Robbins M. O. (1989). Simulations of contact line motion – slip and the dynamic contactangle. *Phys. Rev. Lett.*, **63**, 766–769.

Thompson P. A. and Robbins M. O. (1990). Shear flow near solids – epitaxial order and flow boundary conditions. *Phys. Rev. A*, **41**, 6830–6837.

Thompson P. A. and Troian S. M. (1997). A general boundary condition for liquid flow at solid surfaces. *Nature*, **389**, 360–362.

Travis K. P., Todd B. D. and Evans D. J. (1997). Departure from Navier-Stokes hydrodynamics in confined liquids. *Phys. Rev. E*, **55**, 4288–4295.

Travis K. P. and Gubbins K. E. (2000). Poiseuille flow of Lennard-Jones fluids in narrow slit pores. *J. Chem. Phys.*, **112**, 1984–1994.

Tretheway D. C. and Meinhart C. D. (2002). Apparent fluid slip at hydrophobic microchannel walls. *Phys. Fluids*, **14**, L9.

Tyrrell J. W. G. and Attard P. (2002). Atomic force microscope images of nanobubbles on a hydrophobic surface and corresponding force – separation data. *Langmuir*, **18**(1), 160–167.

Verlet L. (1967). Computer experiments on classical fluids. I. Thermodynamical properties of Lennard-Jones molecules. *Phys. Rev.*, **159**, 98–103.

Vinogradova O. I. (1995). Drainage of a thin liquid film confined between hydrophobic surfaces. *Langmuir*, **11**(6), 2213–2220.

Vinogradova O. I. and Yakubov G. E. (2003). Dynamic effects on force measurements. 2. Lubrication and the atomic force microscope. *Langmuir*, **19**(4), 1227–1234.

Voronov R. S., Papavassiliou D. V. and Lee L. L. (2006). Boundary slip and wetting properties of interfaces: correlation of the contact angle with the slip length. *J. Chem. Phys.*, **124**, 204701.

Wang Y., Bhushan B., Wang Y. and Maali A. (2009a). Atomic force microscopy measurement of boundary slip on hydrophilic, hydrophobic, and superhydrophobic surfaces. *J.Vac. Sci. Technol. A: Vac., Surf. Films*, **27**(4), 754–760.

Wang Y., Bhushan B. and Zhao X. (2009b). Nanoindents produced by nanobubbles on ultrathin polystyrene films in water. *Nanotechnology*, **20**(4), 045301.

Whitesides G. M. (2006). The origins and the future of microfluidics. *Nature*, **442**, 368–373.

Yang J. W., Duan J. M., Fornasiero D. and Ralston J. (2003). Very small bubble formation at the solid–water interface. *J. Phys. Chem. B*, **107**(25), 6139–6147.

Yang S. (2006). Effects of surface roughness and interface wettability on nanoscale flow in a nanochannel. *Microfluidics Nanofluidics*, **2**(6), 501–511.

Zhu Y. X. and Granick S. (2001). Rate-dependent slip of Newtonian liquid at smooth surfaces. *Phys. Rev. Lett.*, **87**, 096105.